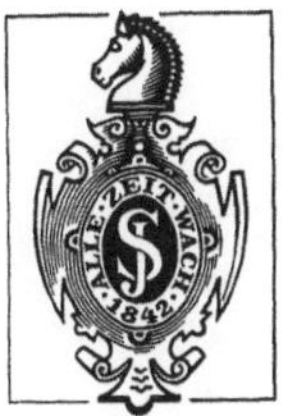

F. S. Weill, G. Coche, R. Costaz, D. Didier,
A. Le Mouel, P. Rohmer

CT-Fibel
Thorax und Abdomen

Übersetzt von Ch. Kujat

Mit einem Geleitwort von P. E. Peters

Mit 288 Abbildungen in 391 Einzeldarstellungen

Springer-Verlag
Berlin Heidelberg New York
London Paris Tokyo
Hong Kong

Prof. Dr. Francis S. Weill
Dr. Gilles Coche
Dr. Rémy Costaz
Dr. Dominique Didier
Dr. Arlette Le Mouel
Dr. Paul Rohmer

Département de Radiologie Générale
Chaire de Radiodiagnostic
Centre Hospitalier Universitaire
F-25030 Besançon

Übersetzer:
Dr. Christian Kujat
Rudolf-Dietz-Straße 17
D-6200 Wiesbaden-Naurod

Titel der französischen Ausgabe:
Précis de scanographie thoracique et abdominale
© Editions Vigot, Paris, 1988

ISBN-13:978-3-540-51642-2   e-ISBN-13:978-3-642-75042-7
DOI: 10.1007/978-3-642-75042-7

CIP-Titelaufnahme der Deutschen Bibliothek
CT-Fibel : Thorax und Abdomen / F. S. Weill ...
Übers. von Ch. Kujat. –
Berlin ; Heidelberg ; New York ; London ;
Paris ; Tokyo ; Hong Kong : Springer, 1990
    Einheitssacht.: Précis de scanographie
    thoracique et abdominale <dt.>
    ISBN-13:978-3-540-51642-2 (Berlin ...)

NE: Weill, Francis S. [Mitverf.]; EST

Geleitwort

Mit dem Namen FRANCIS S. WEILL verbindet alle Welt einen Ultraschallexperten erster Güte. Wer ihn persönlich kennt, weiß auch, daß er in vielen Sprachen zu Hause ist und von Natur und Temperament nie eine langweilige Vorlesung halten kann.

Wenn sich so jemand aufschwingt, um mit seiner Gruppe ein CT-Buch zu schreiben, dann darf man davon ausgehen, daß es anders sein wird als die vielen CT-Bücher auf dem Markt.

Schon mit dem Titel „CT-Fibel" werden positive Assoziationen geweckt. Hat uns nicht vor vielen Jahren die Fibel die Welt der Bücher auf angenehme, ja lustvolle Weise geöffnet? Eine Fibel ist keine Bibel, obwohl das deutsche Wort daher stammt. Aber das gerade will seine Fibel nicht: Nicht die letzten Wahrheiten über das CT, nicht die höchste Autorität, nicht der schwere, ehrfurchtsgebietende Text. Nein, die Fibel wendet sich an den Lernwilligen, um ihm einen behutsamen Einstieg in ein neues Sachgebiet zu geben. Sie will nicht abschrecken, sondern einladen.

Der Stil dieser Fibel ist erfrischend, die Autoren kommen direkt zur Sache. Natürlich kann man in dicken Spezialbüchern mehr Abbildungen und mehr Differentialdiagnose unterbringen, aber das war nicht die Absicht. CT lesen lernen heißt das Ziel – und das wird erreicht!

Der fortgeschrittenere CT-Kundige studiert mit klammheimlichem Vergnügen, was denn nun der Ultraschallexperte WEILL für diagnostische Strategien empfiehlt: Im CT-Buch CT? Im Schallbuch Schall?

Weit gefehlt.

Wer wirklich frei und zugleich virtuos auf der Klaviatur der bildgebenden Verfahren spielen kann, kann unbefangen vom jeweiligen Expertentum die diagnostische Strategie empfehlen, die das Problem für den Patienten mit dem geringsten Aufwand und auf dem schnellsten Wege löst.

Nach der Lektüre dieses Buches sollte man sich ernstlich überlegen, ob man nicht eine Regel aufstellen sollte, die den Experten in einem Gebiet zwingt, eine Fibel in einem anderen Gebiet zu verfassen.

Münster, Frühjahr 1990   P. E. PETERS

Inhaltsverzeichnis

Kapitel 1 Prinzip der Computertomographie – Durchführung der Untersuchung – Anatomische Einführung

F. S. Weill

Die Computertomographie, für deren Entwicklung Hounsfield 1982 den Nobelpreis erhalten hat, beruht auf 3 Grundlagen:

- Röntgenologisches Grundprinzip
- Definition einer Schnittebene durch Rotation einer Röntgenröhre um den Patienten,
- rechnerische Bildrekonstruktion nach Digitalisierung der Strahlenbilder.

Röntgenologisches Grundprinzip in der Computertomographie

Ein Röntgenbild beruht auf der Modulation eines Röntgenstrahls durch den Patienten (Abb. 1.1 und 1.2). Diese Modulation, die von Punkt zu Punkt sehr unterschiedlich ist, ist eng mit der Absorption der Strahlen im Objekt verknüpft. Als Strahlendetektor dient in der konventionellen Radiologie das AgS-Molekül, aus dem nach Auftreffen von Photonen elementares Silber freigesetzt wird.

Auch in der Computertomographie spielen Röntgenröhre, Röntgenstrahlenbündel und Objekt eine Rolle. Der Strahlendetektor in der CT unterscheidet sich jedoch erheblich vom Detektor der konventionellen Radiologie: Der Röntgenfilm mit den AgS-Molekülen (oder der Bildschirm) ist durch einen Kranz von Gasdetektoren ersetzt worden, die – ähnlich wie Stabdosimeter – wie Kondensatoren wirken, die unter der Einwirkung von Photonen ihre Ladung verlieren.

In Abb. 1.2 ist das Prinzip der konventionellen Radiologie schematisch dargestellt. Man erhält durch die unterschiedliche Strahlenabsorption ein lineares Abbild der Absorption, das Strahlenrelief. Dieses Strahlenrelief wird durch den Strahlendetektor (Röntgenfilm, Bildschirm, Bildverstärker) in ein sichtbares Bild umgewandelt.

In der Computertomographie wird das Strahlenrelief durch den Detektorkranz registriert.

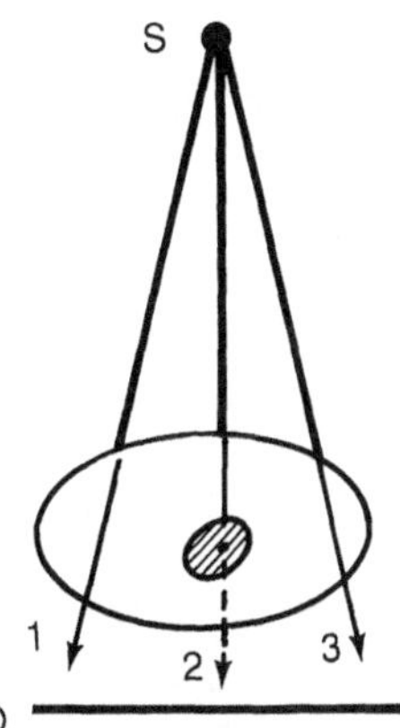

Abb. 1.1. Veränderung eines Röntgenstrahlenbündels durch das Objekt. Die von der Strahlenquelle S ausgehenden Röntgenstrahlen durchdringen das Objekt. Im Objekt findet eine Strahlenabsorption statt, die für die Strahlen *1, 2* und *3* unterschiedlich ist. Das aus dem Objekt austretende Strahlenbündel hat seine Homogenität verloren; es bildet ein Strahlenbild. Der Detektor D kann einem Röntgenfilm, einem Bildschirm, einem Bildverstärker oder dem Detektorkranz bei der Computertomographie entsprechen

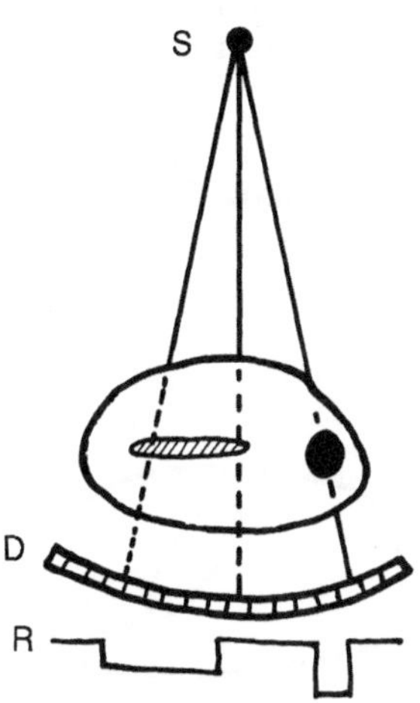

Abb. 1.2. Noch ein anderes Beispiel für die Schwächung eines Röntgenstrahlenbündels. Als Detektor *(D)* dienen bogenförmig angeordnete Xenon-Detektoren, die wie kleine Dosimeter funktionieren. Wenn die Absorption im Objekt gleichmäßig ist, läßt sie sich durch eine Gerade darstellen. Unterschiedliche Dichte im Objekt führt zu unterschiedlicher Strahlenabsorption, so daß das Strahlenbündel seine Homogenität verliert und beim Austritt aus dem Objekt ein „Strahlenbild" *(R)* bildet

Rotation der Röntgenröhre

Um zu verstehen, wie die Rotation der Röntgenröhre zur Bildkonstruktion beiträgt, müssen wir auf ein Beispiel aus der konventionellen Radiologie zurückgreifen: Abb. 1.3 stellt das Schema einer Röntgenaufnahme des Thorax dar, der einen metallischen Fremdkörper enthält. Der Fremdkörper läßt sich durch 2 Aufnahmen exakt lokalisieren, die im Winkel von 90° aufgenommen wurden.

Wenn wir die Röntgenröhre rotieren lassen, bewegt sich das Bild des Fremdkörpers auf dem Bildschirm. Auf der Ebene des Strahlenreliefs ist eine Verlagerung der Absorptionszone zu erkennen (Abb. 1.4). Diese Verlagerung ist bei röhrennahe gelegenen Körpern größer als bei röhrenfern gelegenen.

Aus der Verlagerung der Absorptionszonen je nach Strahlenrichtung läßt sich ein Objekt (hier: Fremdkörper) lokalisieren, ähnlich wie am Ver-

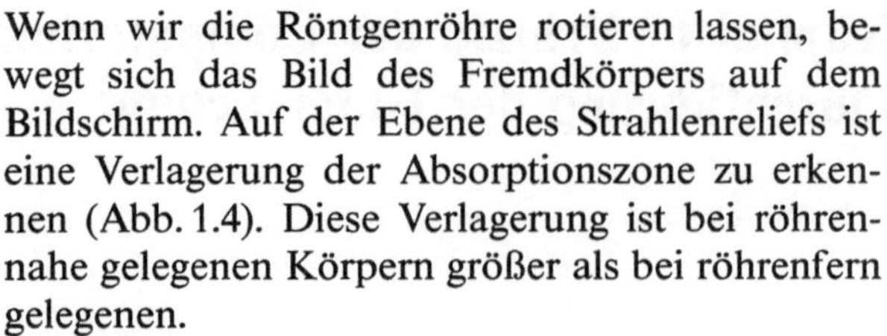

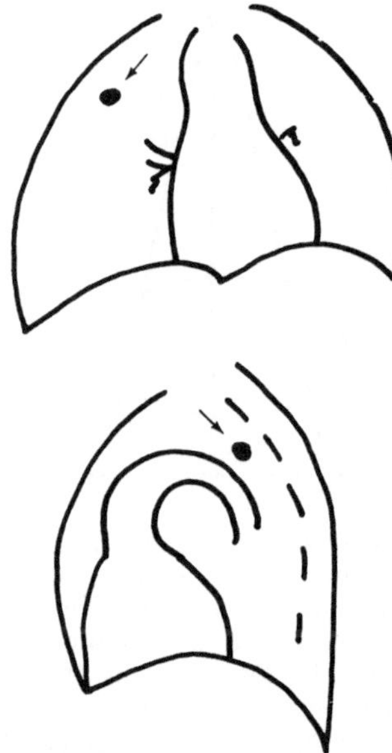

Abb. 1.3. Schematische Darstellung von Röntgenaufnahmen in 2 Ebenen eines Thorax, der einen Fremdkörper *(Pfeil)* enthält. Aufgrund der bekannten Projektionsrichtungen läßt sich der Fremdkörper räumlich exakt zuordnen

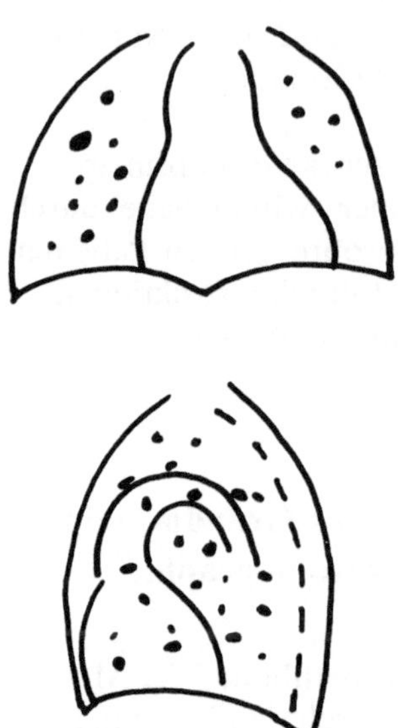

Abb. 1.5. Schematische Darstellung von Röntgenaufnahmen eines Thorax, der multiple Fremdkörper enthält: Durch die orthogonalen Projektionen allein läßt sich eine exakte topographische Zuordnung nicht mehr vornehmen

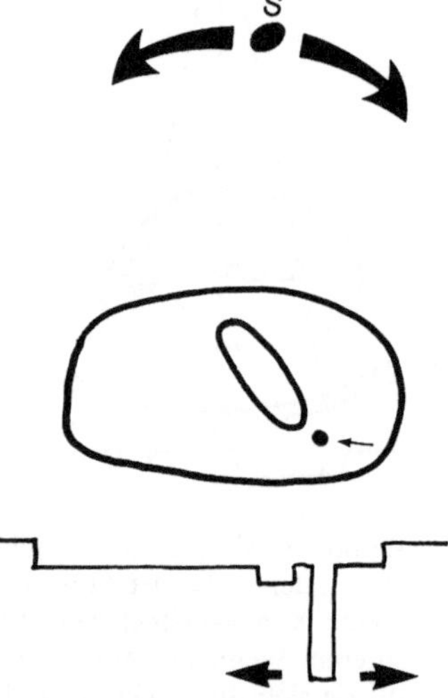

Abb. 1.4. Die Bewegung der Strahlenquelle *S (große Pfeile oben)* bewirkt bei fixiertem Objekt eine Verlagerung des durch den Fremdkörper *(Pfeil)* verursachten Absorptionsmaximums *(Pfeile unten)*

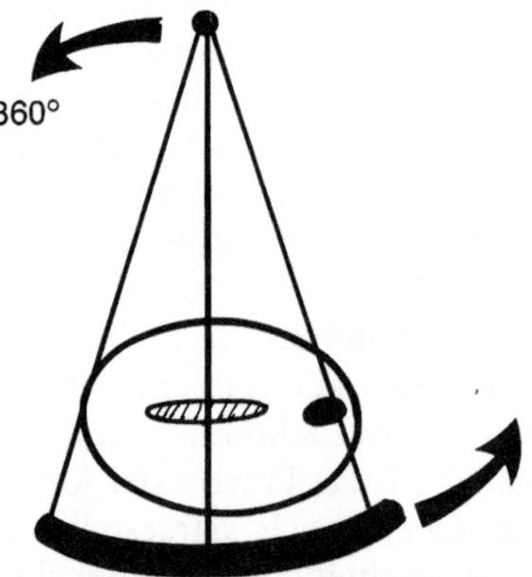

Abb. 1.6. Rotation der Röntgenröhre und des Detektorkranzes um das Objekt *(Pfeile).* Die auf dem Detektorkranz registrierten Absorptionswerte werden für jede Projektion neu ermittelt. Aus zahlreichen Strahlenbildern kann der Computer unter Kenntnis der zugehörigen Projektionswinkel die exakte Lage der absorbierenden Strukturen berechnen

lauf des Schattens eines Baumes zwischen Sonnenaufgang und Sonnenuntergang auf Lage und Höhe des Baumes geschlossen werden kann.

Betrachten wir nun einen Thorax mit multiplen metallischen Fremdkörpern (Abb. 1.5). Selbst mit der sorgfältigsten konventionellen Röntgenuntersuchung wird die exakte Lokalisation all dieser Objekte unmöglich sein.

Die richtige Lokalisation kann von einem Rechner durchgeführt werden. Hierbei werden nicht Röntgenbilder in 2 Ebenen verwendet, sondern zahlreiche Strahlenbilder, die während einer Rotation der Röntgenröhre um 360° auf dem Detektorkranz registriert werden (Abb. 1.6). Während der Rotation wandern die Schatten aller strahlenabsorbierenden Strukturen über den Detektorkranz. Der Rechner ist durch besondere Algorithmen in der Lage, aus der gespeicherten Information jede absorbierende Struktur (in unserem Beispiel die Fremdkörper) in Dichte und Lokalisation exakt darzustellen.

Der Rechner erstellt also eine geographische Karte aller – natürlichen oder künstlichen – strahlenabsorbierenden Strukturen des Objekts aus einer komplexen Analyse der Strahlenreliefs, die während der Rotation der Röntgenröhre gewonnen werden.

Die Empfindlichkeit der Gasdetektoren ist der Empfindlichkeit einer AgS-Emulsion überlegen. Diese Detektoren können minimale Absorptionsunterschiede erfassen, die dem konventionellen Röntgenfilm entgehen würden: Auf der konventionellen Schichtaufnahme des Schädels läßt sich der Liquor cerebrospinalis nicht vom Hirngewebe unterscheiden; dagegen stellt die Computertomographie das Ventrikelsystem deutlich weniger röntgendicht als das Hirngewebe dar. Ebenso werden die Abdominalorgane auf einem konventionellen Röntgenbild oder einer konventionellen Schicht einheitlich grau dargestellt, während die Computertomographie eine detaillierte Analyse ermöglicht (Abb. 1.7).

Von der Messung zum Bild

Der Rechner liefert zunächst kein Bild, sondern eine Reihe von Zahlen, die für jeden Bildpunkt die Absorption der Röntgenstrahlen („Dichte") angeben (Abb. 1.8).

Die Absorption wird in Hounsfield-Einheiten (HE) ausgedrückt. In der Hounsfield-Skala wird die maximale Absorption (Knochen) mit + 1000 HE und die minimale Absorption (Luft) mit − 1000 HE gleichgesetzt. Die Strahlenabsorption von Wasser beträgt 0 HE.

Um die numerischen Werte auf einem Bildschirm darzustellen, wird jedem Zahlenwert ein Bereich einer Grauwertskala zugeordnet. Die maximale Absorption wird weiß dargestellt, die minimale schwarz. Die dazwischenliegenden Absorptionswerte werden in unterschiedlichen Grautönen abgebildet. Das menschliche Auge ist nicht in

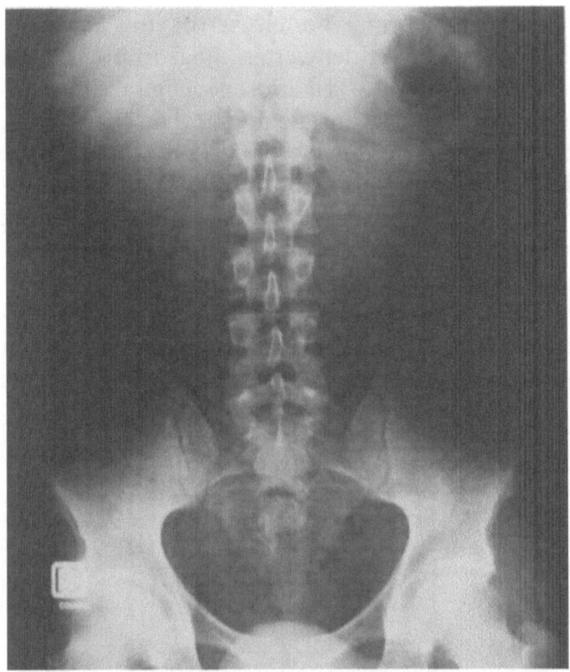

a

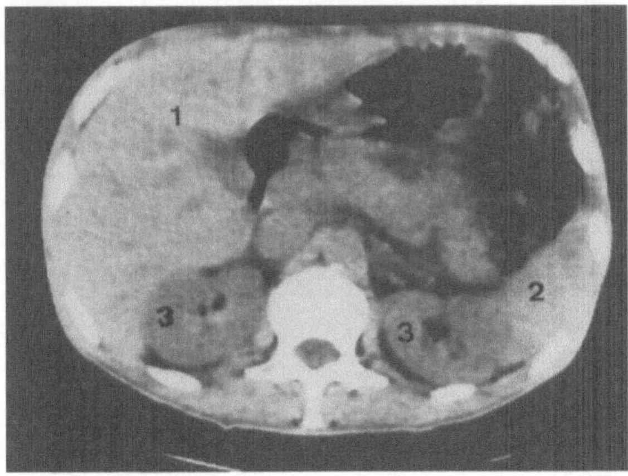

b

Abb. 1.7. a Abdomenübersichtsaufnahme: Leber, Milz und Niere lassen sich nicht abgrenzen. **b** Computertomographisch lassen sich die Bauchorgane vom Fettgewebe eindeutig abgrenzen: Leber *(1)*, Milz *(2)*, Nieren *(3)* sind deutlich erkennbar

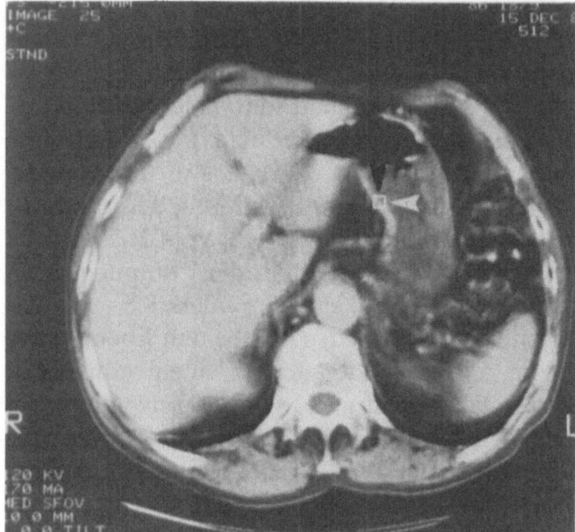

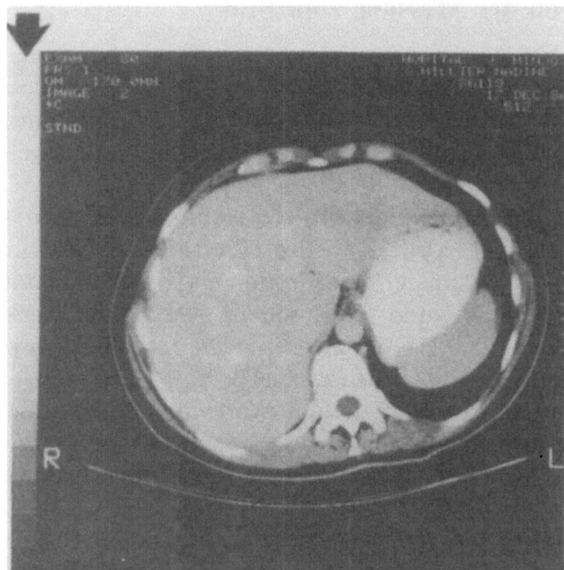

Abb. 1.9. Grauwertskala *(Pfeil)*

◀ **Abb. 1.8 a, b.** Auf dem numerischen computertomographischen Bild **a** stellt jede Zahl einen Absorptionswert für einen Pixel in der Region of interest (ROI) von **b** dar *(Pfeilspitze)*

der Lage, mehr als etwa 20 Grautöne zu unterscheiden. Die verwendete Grauwertskala auf dem Bildschirm besitzt 32 Nuancen.

Das digitalisierte Bild

Eine Digitalisierung besteht darin, das jeweilige Phänomen in Zahlenwerten auszudrücken: So wird die Zeit auf (zeigerlosen) Digitaluhren als Zahl dargestellt, während der Zeiger einer Uhr, der sich langsam, proportional zur Zeit bewegt, die Zeit „analog" ausdrückt. Wie oben schon erwähnt, ist das Computertomogramm digitalisiert. Zur Betrachtung wird der Zahlenwert in Grauwerte kodiert.

Die Zahlenwerte werden auf einer Matrix dargestellt (Abb. 1.10). Die Flächeneinheiten, die mit jeweils einem Zahlenwert besetzt sind, werden als

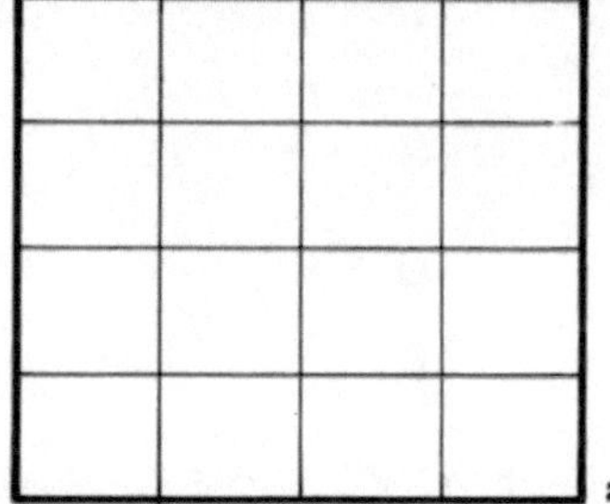

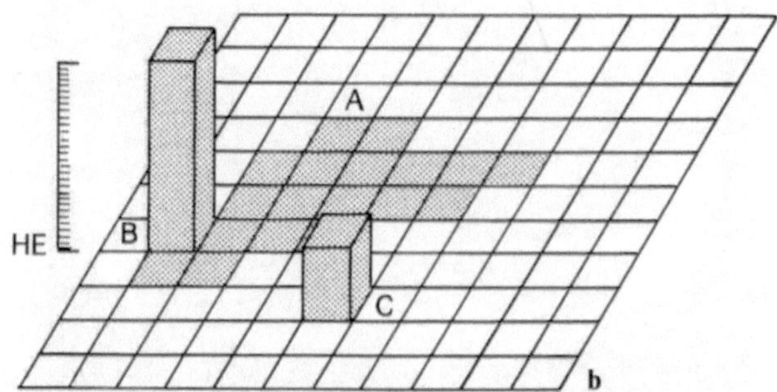

Abb. 1.10 a, b. Matrix und Pixel. **a** Schematische Darstellung einer Matrix (16 Pixel). **b** Mit *A* sind die Pixel markiert, mit denen die Leber dargestellt ist. Es ist leicht einsichtig, daß die Zahl der Pixel erhöht werden muß, um eine Außenkontur zu erhalten, die der tatsächlichen Leberkontur entspricht. Bei *B* und *C* ist eine Grauwertkodierung zweier Pixel dargestellt. Die Höhe der Säulen kodiert die Absorption in Dichteeinheiten (Hounsfield-Einheiten, *HE*)

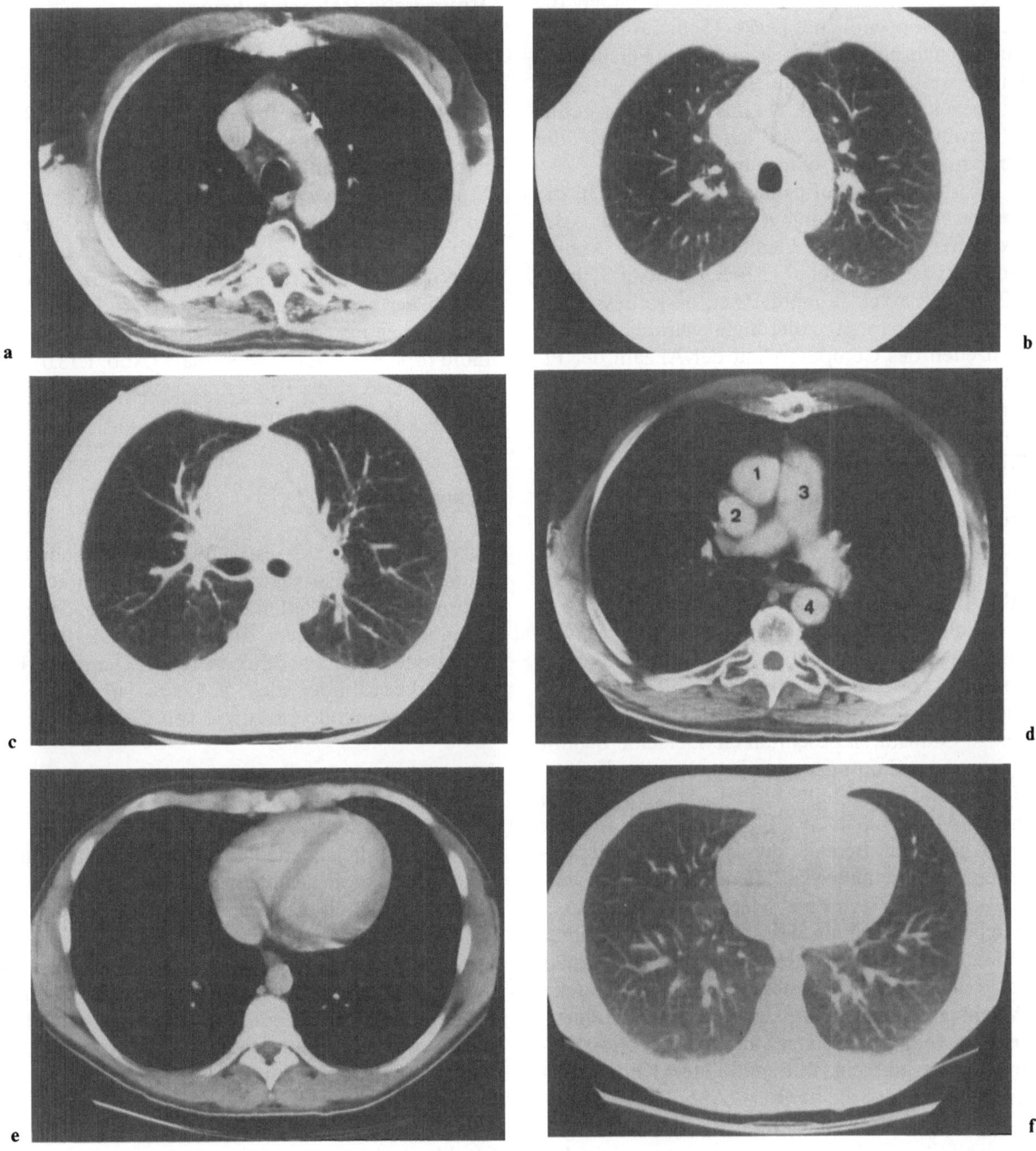

Abb. 1.11 a–f. Bildbearbeitung. **a** und **b** entsprechen einem computertomographischen Schnitt, der mit jeweils unterschiedlichem Bildfenster dargestellt ist. Das gleiche gilt für **c,d** und **e,f**. **a,b** Auf **a** sind knöcherne Strukturen und Aortenbogen zu erkennen. Auf **b** lassen sich knöcherne Strukturen nicht mehr abgrenzen. Die auf **a** nicht erkennbaren Äste der Pulmonalarterie zeigen sich jetzt deutlich. Im Mediastinum läßt sich nur noch die Trachea abgrenzen. **c,d** Auf **c** sind die intrapulmonalen Äste der Pulmonalarterie gut zu erkennen. Das Mediastinum erscheint homogen, lediglich die Hauptbronchien lassen sich abgrenzen. Auf **d** lassen sich in einem anderen Fenster die knöchernen und muskulären Strukturen ebenso abgrenzen wie die Aorta ascendens *(1)*, V. cava superior *(2)*, A. pulmonalis mit ihren Ästen *(3)* und Aorta descendens *(4)*. **e,f** Auf **e** ist die Muskulatur gut abzugrenzen; die knöchernen Strukturen lassen sich dagegen schlechter erkennen. Dargestellt sind auch die beiden Ventrikel, die vom Interventrikularseptum voneinander getrennt sind. Auf **f** sind die Details des Herzens und der Muskeln verschwunden. Zu erkennen sind dagegen die intrapulmonalen Verzweigungen der Pulmonalarterie

„Pixel" bezeichnet. Im Falle der CT haben die Schnitte eine endliche Dicke (Schichtdicke). Es handelt sich also eigentlich nicht um Flächeneinheiten, sondern um Raumeinheiten, die als „Voxel" bezeichnet werden. Da das Bild selbst natürlich zweidimensional ist, hat sich jedoch die Bezeichnung „Pixel" eingebürgert.

Die räumliche Auflösung des Bildes, d. h. die Detailerkennbarkeit, hängt von der Anzahl der Pixel ab. So gibt es Geräte mit einer Matrix von 250 × 250 Pixel, 514 × 514 Pixel oder 1028 × 1028 Pixel. Je mehr Pixel, desto besser die Detailerkennbarkeit. Allerdings werden die Rechenzeiten des Computers mit der Anzahl der Pixel immer größer. Die längeren Rechenzeiten können durch größere Rechnerkapazitäten ausgeglichen werden, wodurch allerdings der Preis des Apparats sehr hoch wird.

Kurz gesagt: Die digitale Information ist in den Matrixelementen gespeichert. Durch die Zuordnung von Grauwerten kann der Dichtewert jedes Pixels bildlich dargestellt werden (Abb. 1.10 b).

Durch die Digitalisierung ist eine Bildbearbeitung möglich, indem entweder auf der Ebene der Kodierung oder der Ebene der Zahlenwerte eingegriffen wird. Man kann sich dabei auf eine oder wenige Graustufen beschränken. Derselbe Schnitt kann so vom kontrastarmen bis zum überkontrastierten Bild dargestellt werden (Abb. 1.11). Eine andere Möglichkeit der Bildbearbeitung ist, nur einen gewissen Bereich der Zahlenwerte darzustellen, und die außerhalb dieses Bereichs liegenden einheitlich schwarz oder weiß abzubilden. Durch die Darstellung der Zahlenwerte, die einer schwachen Strahlenabsorption entsprechen, erhält man eine gute Erkennbarkeit der Weichteile (Weichteilfenster). Die Darstellung der Zahlenwerte, die einer intensiven Strahlenabsorption entsprechen, ergibt ein Bild mit guter Knochenerkennbarkeit (Knochenfenster) (Abb. 1.11). Aus jedem Schnitt lassen sich durch diese Veränderungen vielfältige Informationen gewinnen. Die Interpretation eines Computertomographie-Schnitts wird direkt am Bildschirm vorgenommen. Der Untersucher analysiert jedes Bild sofort. Dokumentiert werden nur die wesentlichen Bilder.

Räumliche Rekonstruktion

Topogramm

Zur Herstellung des Topogramms rotiert die Röhre nicht. Der bereits gelagerte Patient wird mit einer fließbandähnlichen Vorrichtung durch das Strahlenfeld bewegt, so daß er Linie für Linie vom feststehenden Strahlenbündel penetriert (Abb. 1.12) und vom Detektorkranz erfaßt wird. Durch die Summierung der Linien erhält man ein digitalisiertes Summationsbild (Abb. 1.13 a), das zur Festlegung der geplanten Schnittbilder anhand topographischer Merkmale (Abb. 1.13 b) verwendet wird. Das Topogramm wird englisch als „scout-view" bezeichnet.

Rekonstruktion

Aus zahlreichen sukzessiven Transversalschnitten kann der Rechner sagittale, frontale oder schräge Schnittbilder herstellen (Abb. 1.14). Mit Spezialprogrammen können dreidimensionale Rekonstruktionen durchgeführt werden. Derartige Rekonstruktionsbilder des Schädels sind für die wiederherstellende Chirurgie von Bedeutung.

Schichtdicke

Die Schichtdicke jedes einzelnen Schnitts hängt von der Dicke des Röntgenstrahlenbündels ab. Sie variiert zwischen 1,5 mm für feine Schnitte und 10 mm. Die Schnitte werden normalerweise im Abstand von 5-20 mm angefertigt. Die für Rekonstruktionen erforderliche kontinuierliche Schnittfolge ist für den Patienten strahlenbelastend. Daneben ist sie zeitaufwendig und führt zu einer vermehrten Röhrenabnutzung.

Strahlendosis

Die Energiedosis durch einen Computertomographie-Schnitt ist höher als die Dosis eines konventionellen Röntgenbildes. Die Energiedosis des insgesamt untersuchten Körpervolumens ergibt sich aus der Addition der Energiedosen der jeweils strahlenexponierten Volumina. Die Energiedosis einer kompletten computertomographischen Untersuchung überschreitet die Energiedosis einer aus zahlreichen Aufnahmen bestehenden konventionellen Röntgenuntersuchung wie Urographie

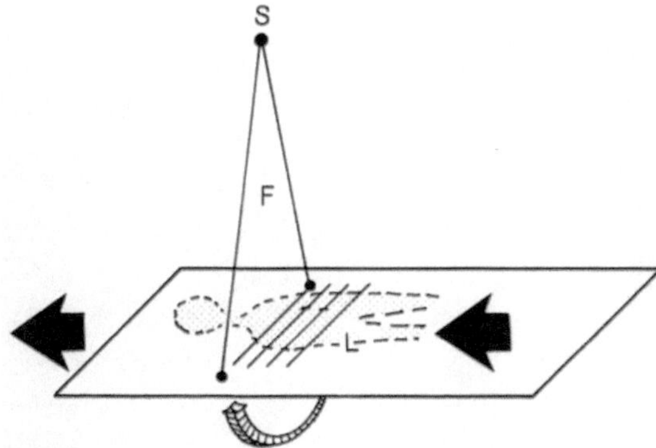

Abb. 1.12. Prinzip einer digitalen Röntgenaufnahme (z. B. Topogramm): Der Tisch mit dem Patienten bewegt sich durch das divergierende, in einer Ebene liegende Strahlenbündel *F (Pfeile)*. Die Information wird Linie für Linie *(L)* registriert und anschließend summiert (Abb. 1.13). *S* Strahlenquelle

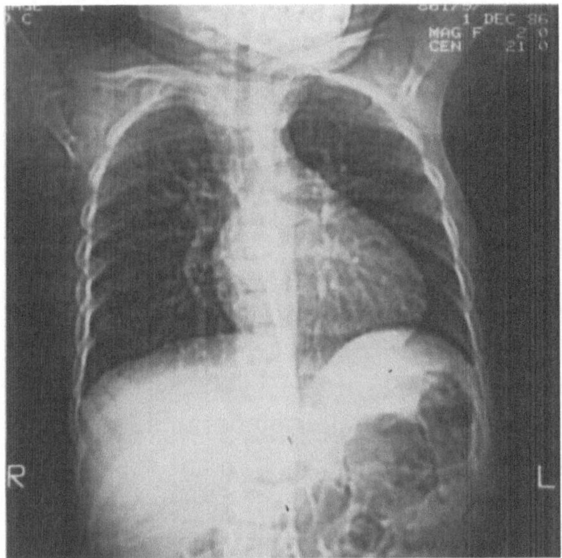

a

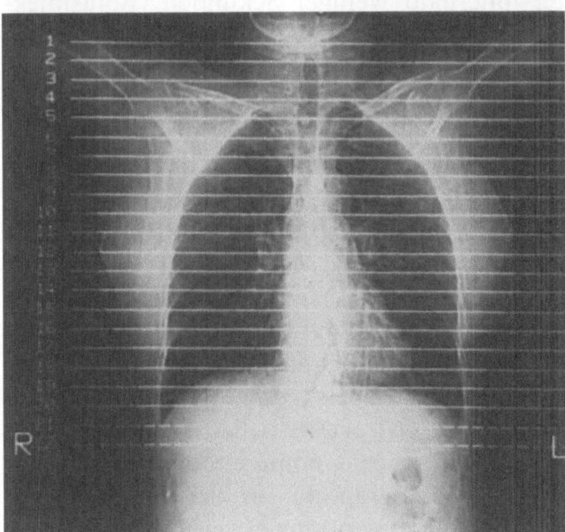

b

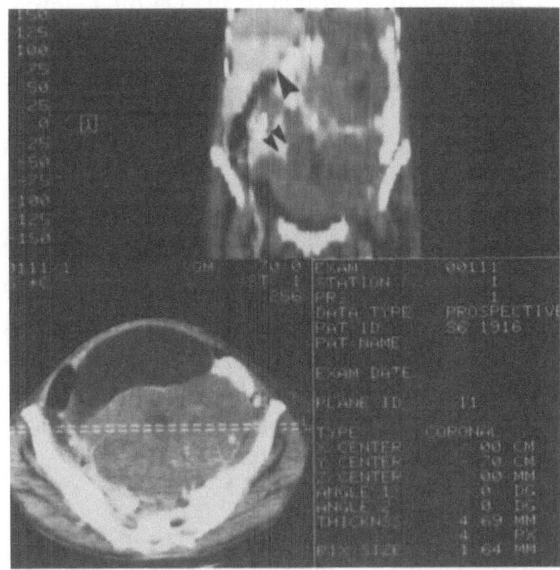

a

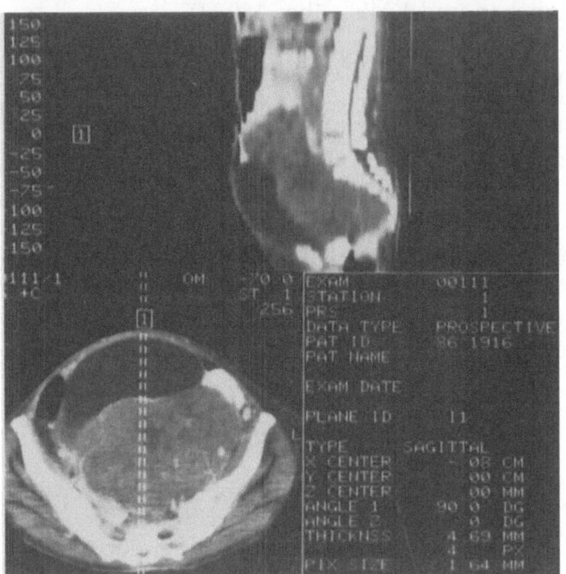

b

Abb. 1.14 a, b. Rekonstruktion. **a** Frontale Rekonstruktion aus Transversalschnitten. Die punktierten Linien markieren die Rekonstruktionsebene. In dieser Ebene addiert der Rechner die Absorptionswerte der einzelnen Transversalschnitte. Das Rekonstruktionsbild ist rechts oben dargestellt. Die Leber *(Pfeilspitze)*, der Tumor *(doppelte Pfeilspitze)* und das Becken sind wie auf einer Abdomenübersichtsaufnahme angeordnet. **b** Sagittale Rekonstruktion: Zu beachten ist die Wirbelsäule

◄ **Abb. 1.13. a** Digitales Röntgenbild des Thorax. Da es sich um ein digitales Röntgenbild handelt, kann eine Nachbearbeitung vorgenommen werden. Die Darstellung könnte sowohl im Knochenfenster als auch im Weichteilfenster erfolgen. **b** Topogramm. Auf diesem digitalisierten Röntgenbild sind die durchgeführten Schnitte eingezeichnet

oder Arteriographie jedoch nicht: Da die Computertomographie oft mehrere dieser Untersuchungen ersetzt, ist sie letztlich weniger strahlenbelastend.

Densitometrie

Der Untersucher kann die Röntgendichte einer Struktur bestimmen, indem er am Bildschirm einen Marker auf diese Struktur setzt und die numerischen Absorptionswerte (in Hounsfield-Einheiten) abruft. Für einige Strukturen gibt es recht charakteristische Dichtewerte:

Seröse Flüssigkeit	0–10 HE
Fließendes Blut	35–45 HE
Solides Gewebe	über 30 HE
Knochen und Kalk	über 150 HE
Fett	−30 – −70 HE
Luft	unter −100 HE

Es handelt sich hier um Anhaltswerte, die von Gerät zu Gerät etwas variieren können.

Wenn die Region of interest (ROI) größer als ein Voxel ist, handelt es sich bei dem angezeigten Wert um einen Durchschnittswert, der sich aus den Einzelwerten der betreffenden Voxel ergibt. Bei Fettlebern wird also nicht der Wert von reinem Fett registriert, sondern eine mittlere Dichte,

die sich aus der Dichte von Fett und der Dichte von Lebergewebe ergibt. Dieser sog. Partialvolumeneffekt beeinflußt nicht nur die Dichtemessung, sondern auch das Bild.

Größere Absorptionsunterschiede führen zu Artefakten (Abb. 1.16). Sie kommen besonders bei sehr stark absorbierenden Strukturen (Metall, unverdünntes Röntgenkontrastmittel) oder bei sehr schwach absorbierenden Strukturen (Luft) vor.

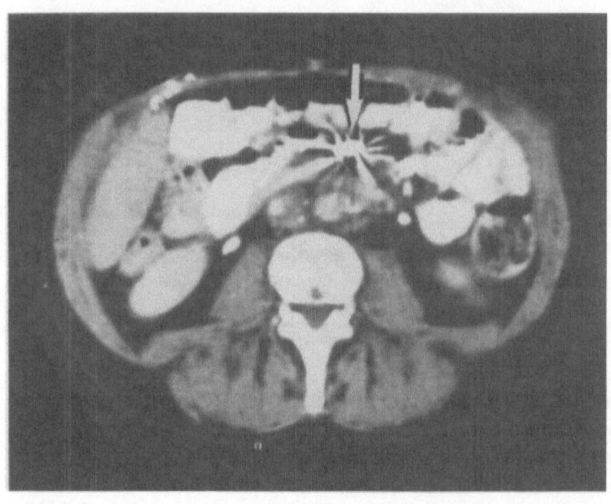

Abb. 1.16. Artefakt durch große Dichteunterschiede. Der metallische Clip ist mit einem Pfeil markiert

Dynamische Computertomographie (Angio-CT)

Die rasche Injektion von intravenösem Kontrastmittel innerhalb weniger Sekunden (Bolusinjektion) führt zur sukzessiven Dichteanhebung im stromabwärts gelegenen venösen System, im rechten Herzen, in der Lunge, im linken Herzen, im arteriellen Gefäßsystem und schließlich in den einzelnen Organen (z. B. Leber, Milz, Niere). Das Kontrastmittel wird über die Nieren ausgeschieden, so daß das harnableitende System ebenfalls kontrastiert wird (Abb. 1.17).

Der Anstieg, die Persistenz und der Abfall der Dichte nach einer Kontrastmittelinjektion erfolgt in den verschiedenen Organen (und Tumoren) unterschiedlich. Auch die pathologischen Prozesse haben oft ein charakteristisches Dichteverhalten in der dynamischen Computertomographie (Angiocomputertomographie). In der Leber erfolgt die Dichteanhebung normalerweise schnell, inten-

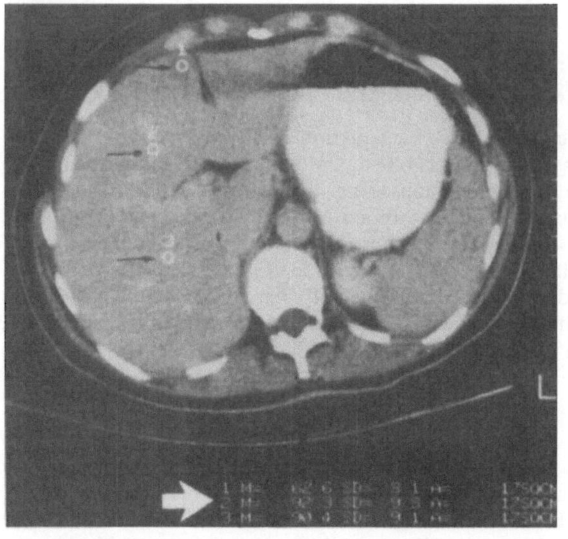

Abb. 1.15. Dichtemessung. Die angezeigten Dichtewerte *(großer Pfeil)* gelten für die Region of interest *1, 2* oder *3 (kleine Pfeile).* Der Buchstabe *M* weist darauf hin, daß es sich um Mittelwerte handelt

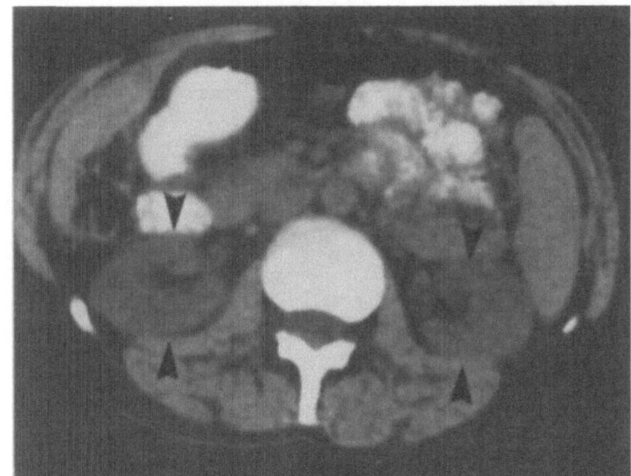

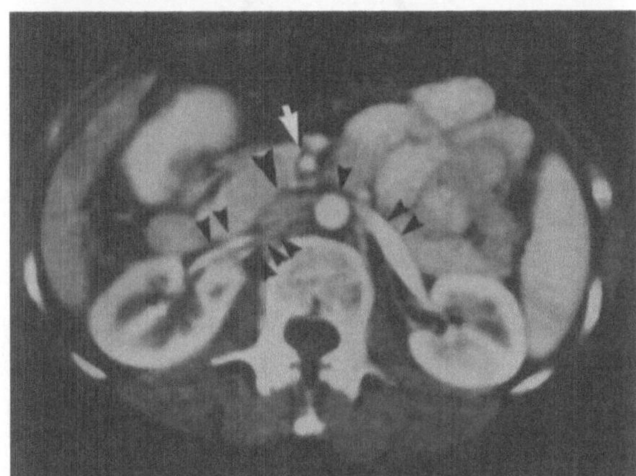

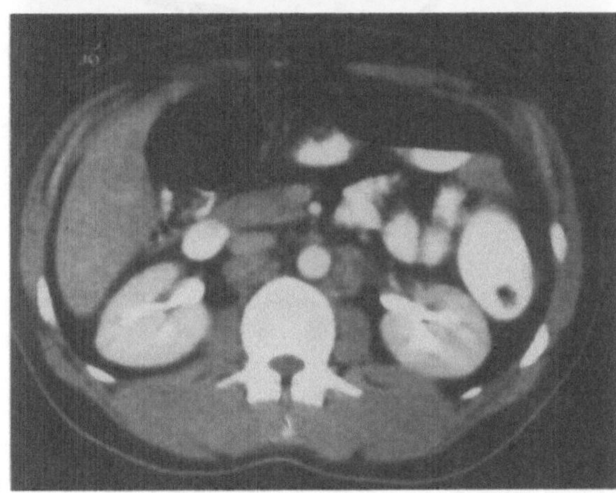

Abb. 1.17a–c. Dynamische Computertomographie (Angio-CT). **a** Schnitt beider Nieren *(Pfeilspitzen)* vor Kontrastmittelinjektion. **b** Während die Nierenrinde bereits kontrastiert ist, zeigt das Nierenmark noch keine Dichteanhebung. Kontrastierung von Aorta *(Pfeilspitze)*, Nierenvenen *(doppelte Pfeilspitzen)*, rechter Nierenarterie *(dreifache Pfeilspitze)* und Mesenterialarterie *(weißer Pfeil)*. Die V. cava *(große Pfeilspitze)* ist noch nicht kontrastiert, da sich nicht kontrastiertes Blut aus der unteren Körperhälfte mit kontrastreichem Nierenvenenblut mischt. Auch die Milz zeigt eine deutliche Dichteanhebung. **c** Eine spätere Aufnahme zeigt eine gleichförmige Kontrastierung des Nierenparenchyms und eine kräftige Kontrastierung der Nierenkelche und des Nierenbeckens

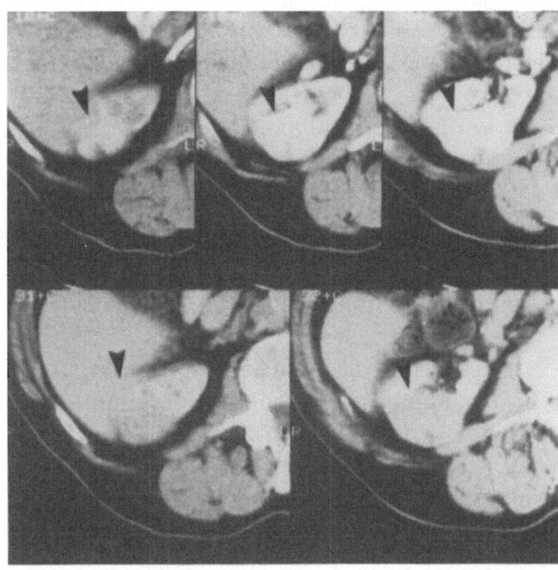

Abb. 1.18. Dynamische CT eines malignen Nierentumors *(Pfeilspitze)*. Die untere Bildreihe zeigt frühe Aufnahmen, die obere Bildreihe spätere Aufnahmen dieser Angio-CT-Serie

siv und kurzdauernd. Ein Leberhämangiom weist dagegen eine verzögerte und länger anhaltende Dichteanhebung auf. Es ist daher wichtig, das Kontrastmittelverhalten einer Läsion nach Bolusinjektion zu studieren. Wenn die kontrastmittelbedingte Dichteanhebung rasch und kurzdauernd ist, kann man eine Serie von Bildern anfertigen, ähnlich wie arteriographische Serienaufnahmen. Beispielsweise könnte ein Schnitt pro Sekunde gemacht werden (dynamische bzw. Angio-CT, Abb. 1.18).

Durchführung der Untersuchung

Trotz des hohen technologischen Standards, den ein CT-Gerät aufweist, handelt es sich um ein radiologisch-klinisches Verfahren. Abhängig vom vermuteten pathologischen Prozeß bestimmt der Untersucher Lage, Schichtdicke und Schnittfolge (5, 10 oder 15 mm) der Schnitte, wobei er sich an externen anatomischen Merkmalen des Patienten und an Orientierungspunkten des Topogramms orientiert.

Der Patient sollte für die Untersuchung des Abdomens nüchtern sein. Um die Darmschlingen zu kontrastieren, muß er vor der Untersuchung wasserlösliches Kontrastmittel zu sich nehmen. Für Untersuchungen des kleinen Beckens wird eine entsprechende Kontrastierung von Rektum und Sigma vorgenommen. Nach intravenöser Kontrastmittelinjektion kann sich manchmal die Injektion eines Antiallergikums als notwendig erweisen.

Im Verlauf der Untersuchung muß der Radiologe anhand der durchgeführten Schnitte weitere Entscheidungen treffen:

- ergänzende Schnitte, evtl. mit besserer Auflösung,
- Kontrastmittelinjektion,
- dynamische Studie,
- Lageänderung des Patienten (z. B. Seitenlage),
- Untersuchung benachbarter Regionen (z. B. Abdomen in Ergänzung zur Thoraxuntersuchung,
- sukzessive Schnitte für Rekonstruktionen in anderen Ebenen.

Nach Möglichkeit ist es jedoch zu vermeiden, mehrere Regionen an einem Tag zu untersuchen: Nach mehreren Kontrastmittelinjektionen ist die Dichte des Gewebes nämlich nicht mehr nativ zu bestimmen. Vergleichende Untersuchungen der Dichte vor und nach Kontrastmittelgabe sind dann unmöglich, die dynamische CT wird möglicherweise völlig verfälscht. Daher sollten die Untersuchungen von Thorax und Abdomen an verschiedenen Tagen durchgeführt werden.

Schließlich betrachtet der Untersucher die Bilder am Bildschirm, wählt die beste Bildbearbeitung, macht densitometrische Messungen oder Rekonstruktionen, ehe die wichtigsten Bilder auf Röntgenfilmen dokumentiert werden. Die CT erfordert die engagierte und permanente Anwesenheit eines Arztes.

Anatomische Einführung

Einige abdominale (Abb. 1.7, 1.8) und thorakale (Abb. 1.11) Schnitte wurden bereits dargestellt. Auf den folgenden Seiten werden anstelle einer anatomischen Einführung weitere abdominale Schnittbilder präsentiert (Abb. 1.20 und 1.21). Betrachten Sie zunächst jedoch Abb. 1.19, die das Prinzip von Schnittbildern schematisch darstellt.

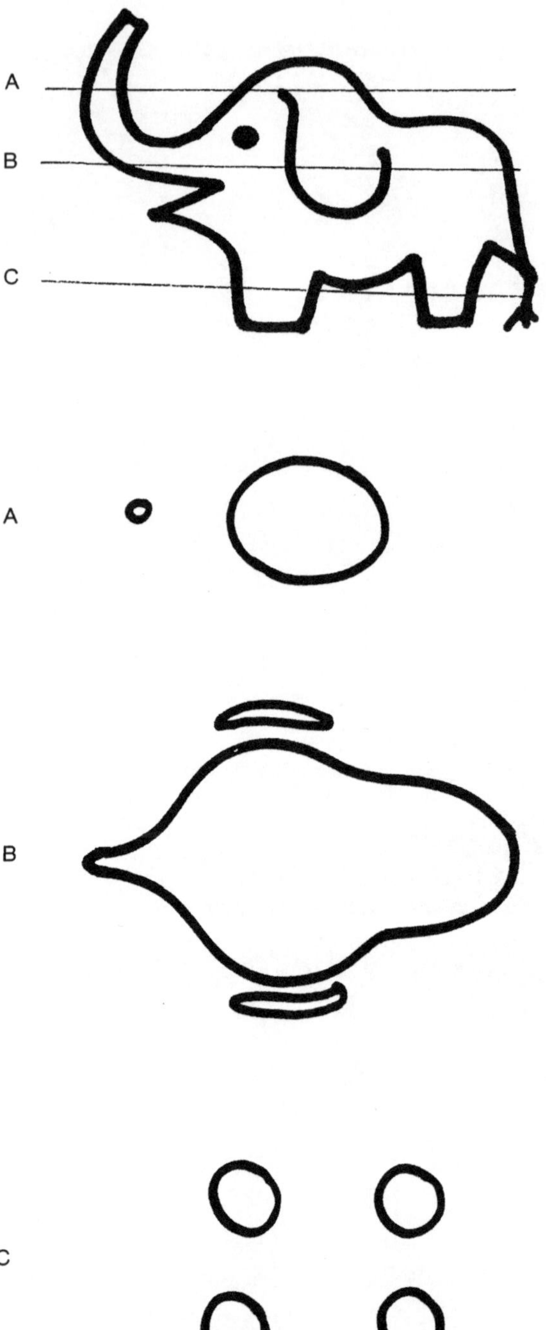

Abb. 1.19. Prinzip des Schnittbildes: 3 schematische Schnitte durch einen Elefanten. Zu beachten ist auf *A* das Schnittbild des Rüssels, auf *B* das Schnittbild der Ohren und auf *C* das Schnittbild des Schwanzes

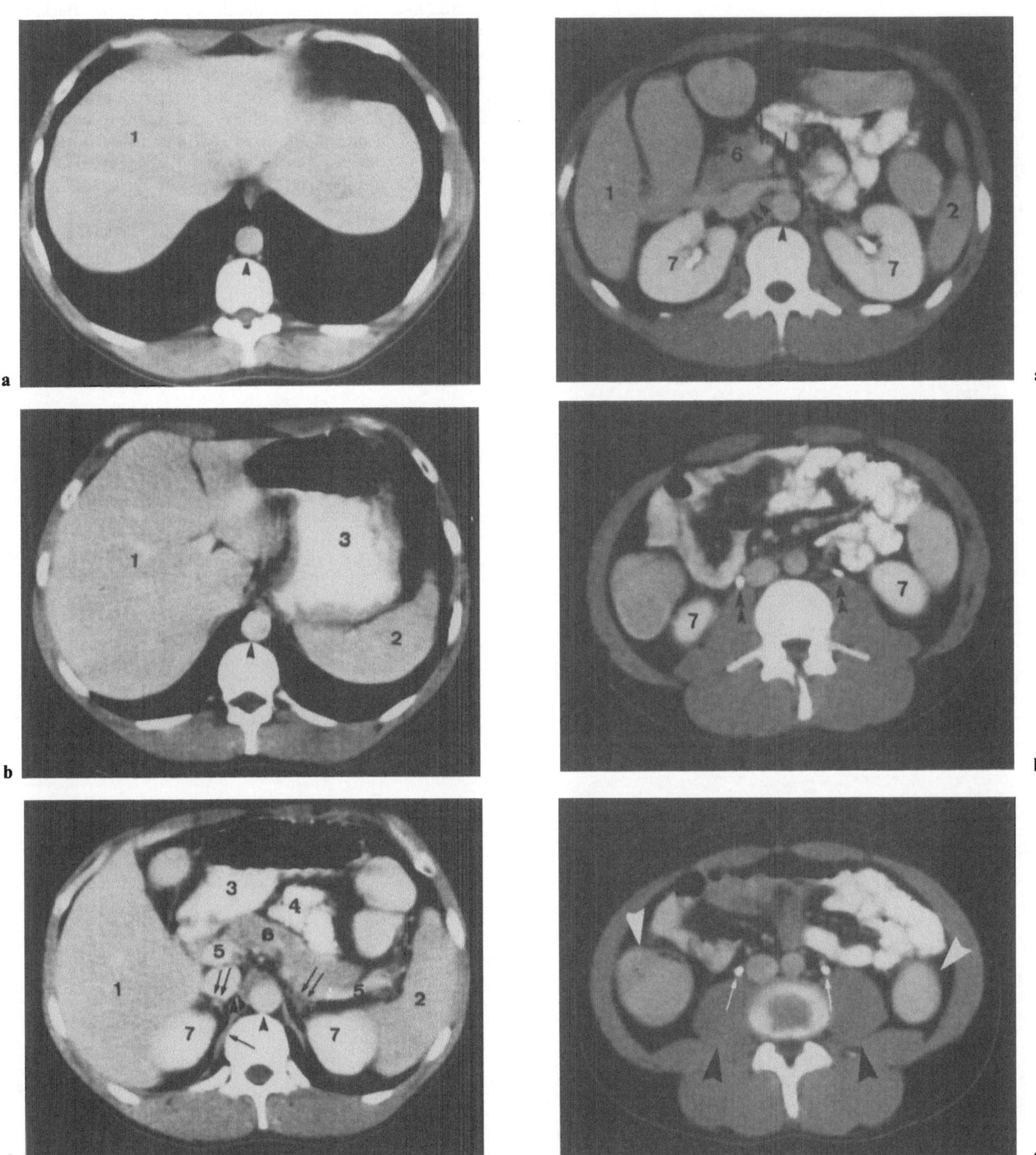

Abb. 1.20a–c. Drei Schnitte durch den Oberbauch. Von kranial nach kaudal sind dargestellt: **a** Leberkuppel *(1)*, **b** Leber *(1)*, Milz *(2)*, kontrastierter Magen *(3)*, **c** Leber *(1)*, Milz *(2)*, Magen *(3)*, Flexura duodenojejunalis *(4)*, V. portae *(5)*, Pankreas *(6)*, Nieren *(7)*. Aorta und V. cava sind durch *Pfeilspitzen* markiert. Der *einzelne Pfeil* markiert den rechten Zwerchfellschenkel, die *Doppelpfeile* die Nebennieren

Abb. 1.21a–c. Drei Schnitte durch das mittlere Abdomen. **a** Leber *(1)*, unterer Pol der Milz *(2)*, Pankreaskopf *(6)* mit A. und V. mesenterica *(Pfeile)*, Nieren *(7)*, Aorta *(Pfeilspitze)*, V. cava und V. renalis sinistra *(Doppelpfeil)*. **b** Aorta, V. cava, Ureteren *(Pfeilspitzen)*, M. psoas, Nieren *(7)*. **c** Dieser Schnitt geht durch Colon ascendens und descendens *(weiße Pfeilspitzen)* und die Ureteren *(Pfeile)*. Zu beachten sind die Querschnitte von Aorta und V. cava zwischen den Ureteren. Die *schwarze Pfeilspitze* markiert den M. psoas

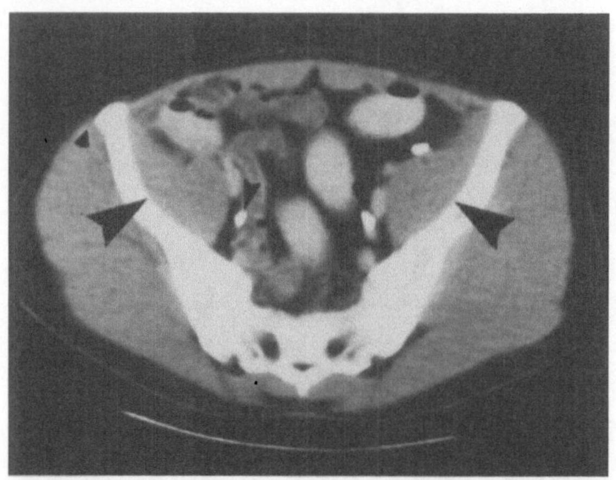

a

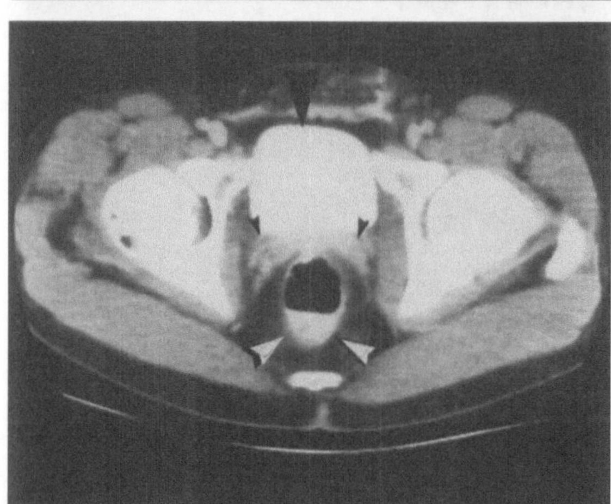

b

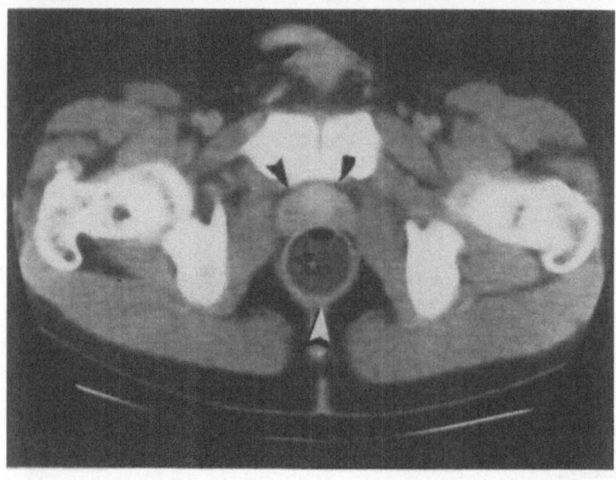

c

Abb. 1.22a-c. Drei Schnitte durch ein männliches Becken. Von oben nach unten sind zu erkennen: **a** Darmbein, Sakroiliakalgelenke, M. iliacus *(Pfeilspitze)*. **b** Hüftgelenke, Harnblase *(große Pfeilspitze)*. Dorsal liegt das Rektum *(weiße Pfeilspitzen)*, das neben Kontrastmittel eine große Luftblase enthält. Zwischen Harnblase und Rektum liegen die Samenbläschen *(kleine schwarze Pfeilspitzen)*. **c** Hinter der Symphyse ist die Prostata zu erkennen *(schwarze Pfeilspitze)*. Dorsal davon liegt das Rektum *(weiße Pfeilspitze)*

Kapitel 2   Thorax, Lunge, Herz, Pleura

D. Didier

Technik

Zur computertomographischen Untersuchung des Thorax wird zunächst ein Topogramm angefertigt. Danach werden als erstes Nativschnitte und später Schnitte nach intravenöser Kontrastmittelinjektion gemacht. Auf die erste Serie kann man gelegentlich verzichten. Für die zweite Serie werden mehrere Bolusinjektionen von jeweils 20 ml Kontrastmittel nach jeweils 3–4 Schnitten durchgeführt bis zu einem maximalen Gesamtvolumen von 120–180 ml. Für die Untersuchung vaskulärer Strukturen ist die dynamische Computertomographie aussagekräftiger. Hierzu wird ein größerer Bolus einmalig mit hoher Injektionsgeschwindigkeit (mittels Injektionspumpe oder von Hand) injiziert. Danach werden Schnitte in Abständen von 2 s angefertigt. Derartige Serien werden durch die Belastbarkeit der Röntgenröhre limitiert.

Die Schichtdicke beträgt 5–10 mm, die Schnittfolge meist 10 mm. Für sehr dünne Schnitte von 1–2 mm bestehen besondere Indikationen.

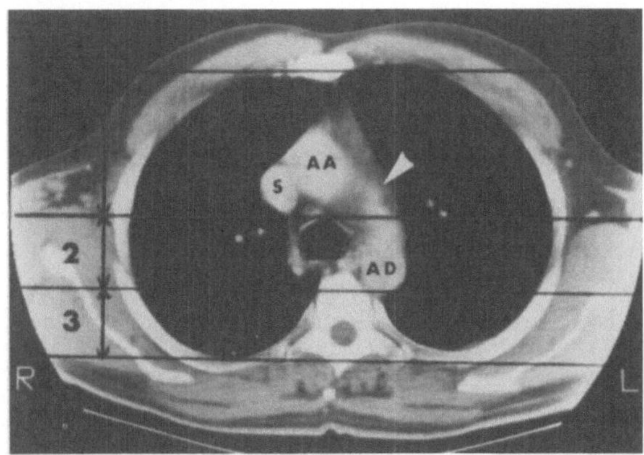

Abb. 2.1. Einteilung des Mediastinums auf einem computertomographischen Schnitt durch den unteren Abschnitt der Trachea und das „aortopulmonale Fenster" *(Pfeilspitze)*. *1* vorderes, *2* mittleres, *3* hinteres Mediastinum, *AA* Aorta ascendens, *AD* Aorta descendens, *S* V. cava superior

Computertomographische Anatomie des Thorax

Die Schnittbildanatomie des Thorax ist sehr komplex. Es empfiehlt sich, auf die ersten Seiten dieses Buches zurückzugreifen, wenn sich ein besonderes radiologisch-klinisches Problem ergibt.

Mediastinum

Das Mediastinum besteht aus vaskulären Strukturen, Lymphknoten, Nerven, Herz und Tracheobronchialsystem. Man kann eine Einteilung in drei Abschnitte vornehmen: vorderes, mittleres und hinteres Mediastinum (Abb. 2.1 und 2.2).

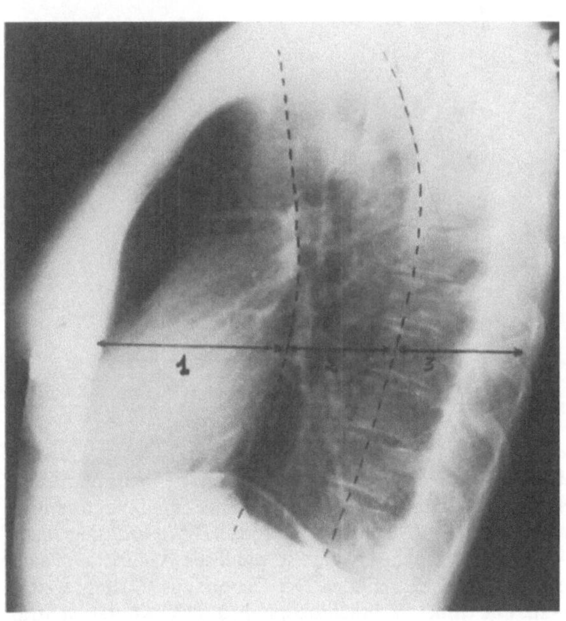

Abb. 2.2. Einteilung des Mediastinums auf einer seitlichen Thoraxaufnahme. *1* vorderes, *2* mittleres, *3* hinteres Mediastinum

– Das vordere Mediastinum wird nach dorsal durch die Vorderwand der Trachea und den Herzhinterrand begrenzt.
– Das mittlere Mediastinum wird nach dorsal durch eine Linie begrenzt, die 1 cm dorsal der Wirbelkörpervorderkante verläuft.
– Das hintere Mediastinum liegt dorsal dieser Linie.

Vaskuläre Strukturen des Mediastinums, Herz

Die kranialsten Schnitte des Thorax zeigen beidseits der Trachea die großen supraaortalen Gefäße, die nach Kontrastmittelinjektion besonders leicht zu erkennen sind (Abb. 2.3 und 2.21):

– Arterielle Gefäße: Truncus brachiocephalicus, A. carotis sinistra, Aa. subclaviae.
– Venöse Gefäße: Vv. subclaviae, Vv. jugulares, V. brachiocephalica dextra et sinistra.

Ein etwas weiter kaudal gelegener Schnitt zeigt ventral und rechts der Trachea den Aortenbogen (Abb. 2.4 und 2.52) und die V. cava superior, die am Zusammenfluß der Vv. brachiocephalicae beginnt (Abb. 2.1).

Noch weiter kaudal stellt sich die Trachealbifurkation dar, die dorsal von Aorta und V. cava liegt. Die Aorta descendens liegt im hinteren Me-

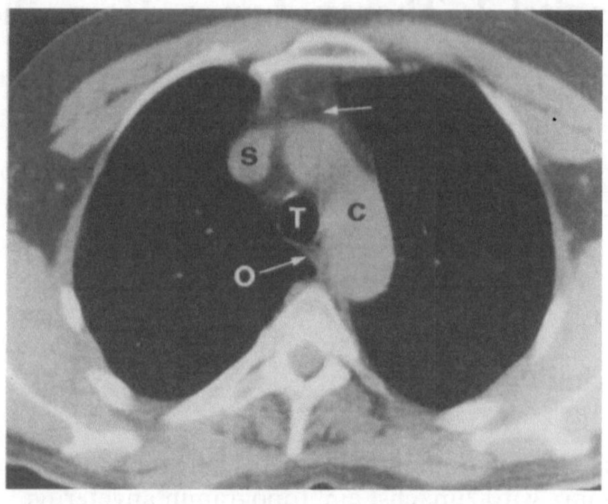

Abb. 2.4. Der Aortenbogen *(C)* wendet sich links der Trachea *(T)* und des Ösophagus *(O)* nach dorsal. Die V. cava superior *(S)* liegt ventral-rechts der Trachea. Das mediastinale Fettgewebe mit seinem negativen Dichtewert ist hier gut erkennbar *(Pfeil)*

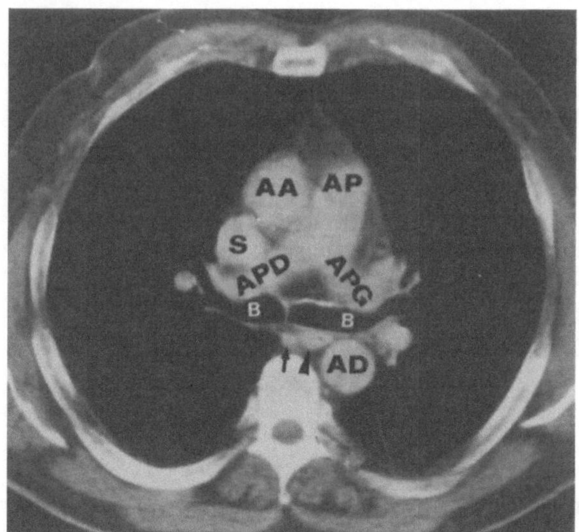

Abb. 2.5. Schnitt durch den Truncus pulmonalis *(AP)* und seine beiden Äste. Die A. pulmonalis dextra *(APD)* verläuft ventral des rechten Hauptbronchus *(B)*, während die A. pulmonalis sinistra *(APG)* oberhalb des linken Hauptbronchus verläuft. Der Ösophagus ist ventral der Wirbelsäule zu erkennen *(Pfeilspitze)*. Rechts des Ösophagus liegt die V. azygos *(Pfeil)*. *AA* Aorta ascendens, *AD* Aorta descendens, *S* V. cava superior

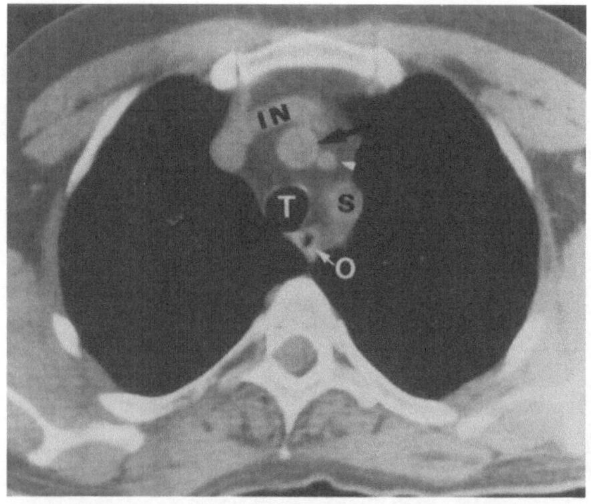

Abb. 2.3. Schnitt durch den Ursprung der supraaortalen Gefäße. Der Truncus brachiocephalicus *(Pfeil)* liegt ventral der Trachea *(T)*. Die linke A. carotis *(Pfeilspitze)* liegt lateral-ventral der Trachea, während die linke A. subclavia sich lateral der Trachea befindet. Der Ösophagus *(O)* liegt weiter dorsal. Die linke V. brachiocephalica *(IN)* kreuzt ventral des Truncus brachiocephalicus nach rechts, um sich mit der rechten V. brachiocephalica zur V. cava superior zu verbinden

Abb. 2.6. Schnitt durch die Aortenwurzel *(Ao)*. Der rechte ▶ Ventrikel *(VD)* liegt ventral der Aorta. Rechts davon liegt der rechte Vorhof *(OD)*. In Höhe der Grenze zwischen rechtem Vorhof und rechtem Ventrikel verläuft die A. coronaria dextra *(Pfeil)*, die aus dem rechts anterioren Sinus Valsalvae entspringt. Die Klappentaschen der Aortenklappe sind manchmal sichtbar *(Pfeilspitze)*. *OG* linker Vorhof, *VG* linker Ventrikel, *AD* Aorta descendens

diastinum. Sie verläuft anterolateral der Wirbel-
körper. Dieser Schnitt liegt etwas unterhalb des
Aortenbogens und oberhalb der Pulmonalarterie.
Oft ist hier die Einmündung der V. azygos in die
V. cava zu erkennen. Die V. azygos verläuft ober-
halb des rechten Hauptbronchus (s. Abb. 2.14).

Weiter kaudal stellt sich der Truncus pulmonalis dar, der mit seinen Ästen, der rechten und linken A. pulmonalis, ein nach dorsal offenes „V"
bildet (Abb. 2.5).

Die ersten Zentimeter der beiden Koronararterien sind manchmal erkennbar. Diese Arterien
entspringen aus dem rechten bzw. linken Sinus
Valsalvae. Etwas tiefer sind die Aortenwurzel sowie die oberen Abschnitte des Herzens zu sehen
(Abb. 2.6).

Weiter kaudal werden die vier Herzhöhlen angeschnitten: Der rechte Ventrikel liegt anterior.
Der linke Ventrikel mit seinem deutlich dickeren
Myokard ist vom rechten Ventrikel durch das Septum interventriculare getrennt. Da die Drücke im
linken Ventrikel höher sind als im rechten, wölbt
sich das Septum gegen den rechten Ventrikel vor.
Die beiden Vorhöfe, die jeweils rechts dorsal der
zugehörigen Ventrikel liegen, sind durch das Septum interatriale voneinander getrennt (Abb. 2.7).

Nach Kontrastmittelinjektion in Bolusform lassen sich das Myokard und auch das interatriale
und interventrikuläre Septum im Herzen leicht abgrenzen. Der Herzbeutel mit den normalerweise
dicht nebeneinanderliegenden parietalen und viszeralen Blättern des Perikards stellt sich als
1–2 mm starke Linie zwischen dem subepikardia-
len und dem mediastinalen Fettgewebe dar. Das
subepikardiale Fett trennt das Myokard vom viszeralen Blatt des Perikards (Abb. 2.8).

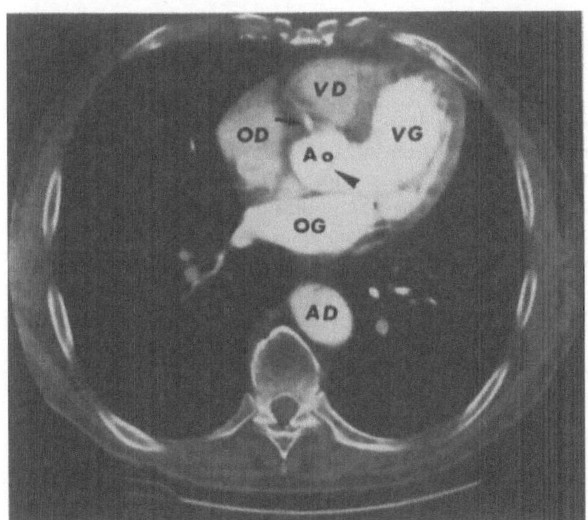

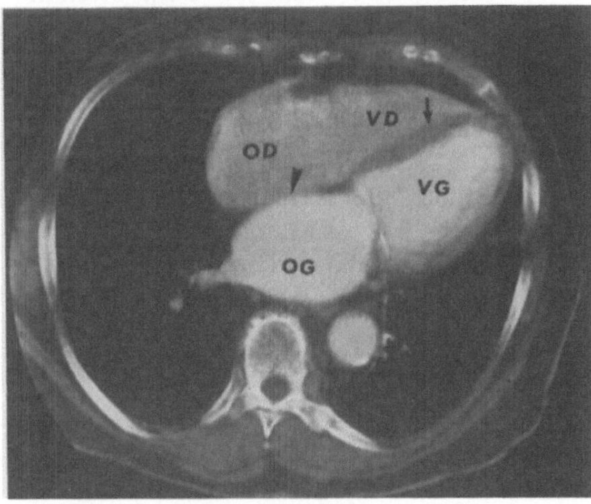

Abb. 2.7. Schnitt durch die 4 Herzhöhlen. Der rechte Vorhof *(OD)* und der im Schnittbild dreieckige rechte Ventrikel
(VD) liegen ventral des linken Vorhofes *(OG)* und des linken Ventrikels *(VG)*. Das linksventrikuläre Myokard läßt
sich besonders gut im Septum interventriculare *(Pfeil)* nach
Kontrastmittelinjektion erkennen. Hier läßt sich die Dicke
des Myokards messen. Das Septum interatriale ist viel dünner *(Pfeilspitze)*

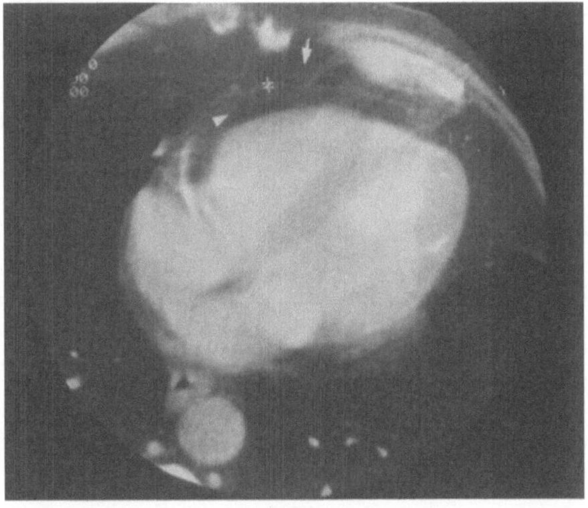

Abb. 2.8. Schnitt durch das Herz. Das Perikard ist als dünne Linie von 1 bis 2 mm Dicke zu erkennen *(＊)*. Es liegt
zwischen subepikardialem Fett *(Pfeilspitze)* und Fettgewebe
des vorderen Mediastinums *(Pfeil)*

Mediastinale Lymphknoten

Im Mediastinum werden zwei große Gruppen von
Lymphbahnen unterschieden. Die viszeralen
Lymphwege drainieren die Mediastinalorgane,
die parietalen Lymphbahnen drainieren die Thoraxwand und das Zwerchfell.

Die Lymphgefäße sind im Computertomogramm nicht erkennbar. Erkennbar sind dagegen die Lymphknoten, wenn sie von Fettgewebe umgeben sind. Sie stellen sich als runde oder ovaläre Strukturen mit glatter Begrenzung dar. Ihre Dichte entspricht der Dichte von Muskelgewebe. Durch Kontrastmittelinjektionen läßt sich ihre Dichte nicht anheben. Der maximale Durchmesser von normalen mediastinalen Lymphknoten beträgt 10 mm (im oberen Mediastinum 5 mm).

Man unterscheidet folgende Lymphknotenstationen:

Supraaortale Etage:
- paratracheale Lymphknoten,
- mediastinale Lymphknoten,
- Lymphknoten der hinteren Thoraxwand,
- Lymphknoten der Aa. mammariae internae.

Etage des Aortenbogens:
- Lymphknoten in der Baréty-Loge (rechts paratracheal), dorsal der V. cava superior und kaudal des Aortenbogens (Abb. 2.14),
- Lymphknoten ventral des Aortenbogens.

Etage zwischen Unterrand des Aortenbogens und Oberrand der linken Pulmonalarterie (s. Abb. 2.1):
- anterior links gelegene mediastinale Lymphknoten,
- paratracheale Lymphknoten,
- anterior rechts gelegene mediastinale Lymphknoten.

Etage der Hauptkarina:
- Zu erkennen sind die 3 großen Lymphknoten der Trachealbifurkation.

Etage des Herzens:
- Zu erkennen sind lediglich die parietalen Lymphknoten (ventral im Verlauf der Aa. mammariae internae, dorsal an der Thoraxwand).

Tracheobronchialsystem (Abb. 2.3–2.5, 2.9, 2.10)

Die Trachea, die zum mittleren Mediastinum gehört, liegt ventral von Ösophagus und Wirbelsäule (s. Abb. 2.52). In Höhe des 4. oder 5. Brustwirbels teilt sie sich in 2 Hauptbronchien, die von den entsprechenden Gefäßen begleitet werden (Abb. 2.9). Die V. azygos überquert den rechten Hauptbronchus vor der Einmündung in die V. cava (s. Abb. 2.47). Oberhalb des linken Hauptbronchus verlaufen Aortenbogen und linke Pulmonalarterie (s. Abb. 2.5).

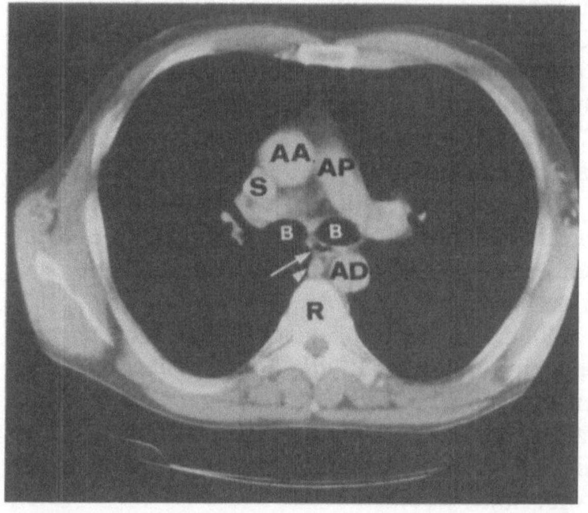

Abb. 2.9. Schnitt in Höhe des 4. oder 5. BWK. Dargestellt sind die beiden Hauptbronchien *(B)* und der direkt dahinterliegende Ösophagus *(Pfeil)*. Dorsal des Ösophagus, rechts der Aorta descendens *(AD)* und unmittelbar ventral der Wirbelsäule *(R)* liegt die V. azygos *(Pfeilspitze)*. *AP* A. pulmonalis, *AA* Aorta ascendens, *S* V. cava superior

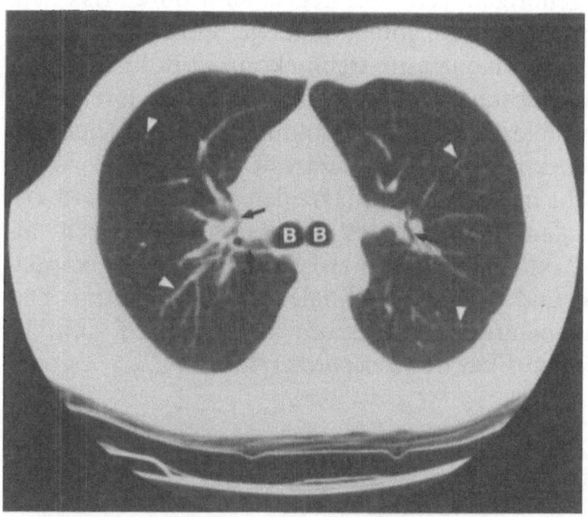

Abb. 2.10. Darstellung im Lungenfenster. In der Lunge sind Gefäßstrukturen zu erkennen *(Pfeilspitzen)*, die quer, längs oder schräg angeschnitten sind. Diese Gefäße sind bis auf einen 5 mm breiten Saum in der Peripherie der Lungenlappen erkennbar. Die Bronchien *(Pfeile)* lassen sich nur hilusnah abgrenzen. Aufgrund der dünnen Bronchuswände lassen sich Bronchien in der Peripherie nicht vom Lungengewebe differenzieren

Thorakaler Ösophagus (Abb. 2.9, 2.52)

Der Ösophagus liegt im mittleren Mediastinum. Von anderen Strukturen des Mediastinums ist er durch umgebendes Fettgewebe abgegrenzt. Oft enthält er Luft, was seine Identifizierung erleichtert. Während der Ösophagus im oberen Mediastinum (bis zum 5. Brustwirbel) direkt dorsal der hinteren Trachealwand liegt, wendet er sich weiter kaudal mehr nach dorsal hinter den linken Hauptbronchus und den linken Vorhof. In Höhe seines Zwerchfelldurchtritts (11./12. Brustwirbel) liegt er präaortal.

Ductus thoracicus

Der Ductus thoracicus bildet die Endstrombahn der abdominalen Lymphwege. Er verläuft rechts der Aorta thoracalis, bevor er in die V. subclavia sinistra einmündet (Pirogoff-Konfluenz).

Thymus

Die Thymusloge (s. Abb. 2.14) hat die Form eines Dreiecks mit nach ventral gerichteter Spitze. Nach lateral wird sie durch die Pleura begrenzt. Die Basis des Dreiecks liegt unmittelbar ventral der Aorta ascendens. Der Thymus macht eine fettige Involution durch, die im Alter von 40 Jahren abgeschlossen ist. Bei jüngeren Individuen, besonders bei Kindern, kann der Thymus als gelappte Struktur mit Dichtewerten, die etwa den Werten von Muskulatur entsprechen, im vorderen Mediastinum zu erkennen sein.

Lunge

Lungenparenchym

Die Beurteilung eines computertomographischen Bildes setzt die Kenntnis der Anatomie der Lungenlappen und -segmente voraus. Diese Elemente setzen sich wiederum aus Lobuli zusammen, bei denen es sich um Gruppen von Lungenacini handelt, die sich um eine zentrolobuläre Arterie und den korrespondierenden Bronchiolus gruppieren. Die Lobuli sind durch Bindegewebe voneinander getrennt, das zusammen mit Lymphbahnen und Lungenvenen das Interstitium bildet.

Die Darstellung der Lungen hängt vom gewählten Fenster ab. Im Lungenfenster lassen sich

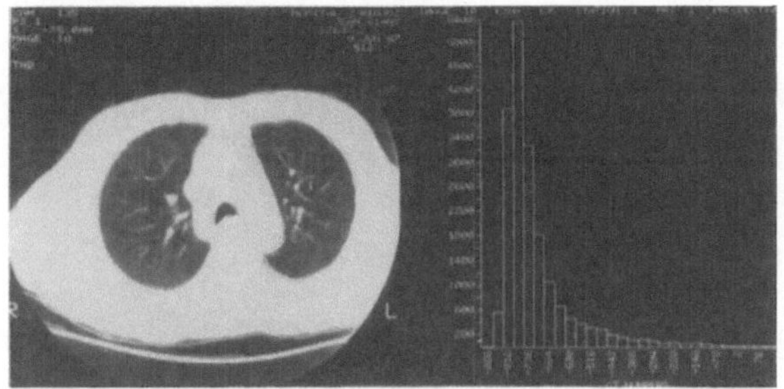

Abb. 2.11. Histogramm der Pixelverteilung in einer Region of interest *(linkes Bild)*, die die gesamte linke Lunge umfaßt. Das Histogramm zeigt eine normale Verteilung der Dichtewerte der Lunge mit einem Dichtegipfel bei ungefähr -800 HE *(rechtes Bild)*

die Äste und Aufzweigungen der Lungenarterien und -venen erkennen. Sie lassen sich bis etwa 5 mm von der Thoraxwand entfernt verfolgen. In 1-mm-Schichttechnik sind die feinsten Äste zu erkennen: die zentrolobulären Arterien und Venen, die in den interlobulären Septen verlaufen. Das interstitielle Gewebe ist zu zart, um im Normalfall erkennbar zu sein. Nur die größten Bronchien stellen sich dar.

In Rückenlage sind die dorsalen Lungengefäße besonders deutlich zu erkennen.

Durch die Quantifizierung der Dichte von normalem Lungengewebe kann eine Aussage zur Struktur der Lunge (diffuse Strukturverminderung oder -verdichtung) gemacht werden. Dazu fertigt man Histogramme an, die die Verteilung der Dichtewerte in der „region of interest" (ROI) zeigen. Die Dichtewerte der Lunge liegen zwischen -500 und -900 HE, wobei der Gipfel etwa bei -800 HE liegt. Eine Dichtepeak unter -900 HE oder über -500 HE ist pathologisch (Abb. 2.11).

Lungenhili

In Höhe der Lungenhili sind Bronchien, Arterien und Venen leicht zu identifizieren, insbesondere nach Kontrastmittelinjektion (Abb. 2.5 und 2.9).

Pleura

Auf dickeren Schnitten grenzen sich das parietale und viszerale Blatt der Pleura nicht von der Thoraxwand ab. Die Abgrenzung gelingt jedoch manchmal in 1-mm-Schichttechnik. Die Interlobärfissuren können - insbesondere bei Schnittdicken von 1 mm - als dünne, dichte Linien abgegrenzt werden, die von einer Schicht Lungenpa-

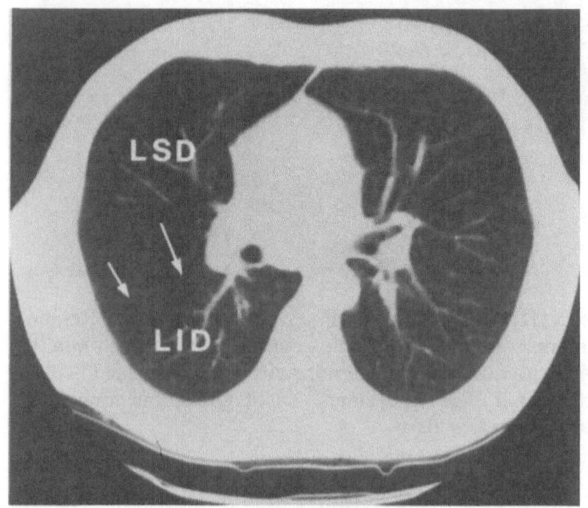

Abb. 2.12. Der große Lappenspalt rechts *(Pfeil)* ist als dünne Linie gerade eben erkennbar. Dorsal des Lappenspaltes liegt der rechte Unterlappen *(LID)*, ventral der rechte Oberlappen *(LSD)*

renchym ohne erkennbare Gefäßstruktur umgeben sind (Abb. 2.12). Ihre Abgrenzung ist für die Diagnose von Parenchymveränderungen hilfreich. Akzessorische Fissuren wie die der V. azygos sind praktisch immer darstellbar.

Thoraxwand

Die knöchernen und muskulären Strukturen der Thoraxwand sind leicht erkennbar. Die Beurteilung der oberen Thoraxapertur ist auf Transversalschnitten schwierig: Die tangential angeschnittenen Strukturen von Pleurakuppel, extrapleuralem Fett und supraklavikulärer Thoraxbegrenzung sind schwierig voneinander abzugrenzen.

Auch das Zwerchfell ist oft schwer von den benachbarten Strukturen zu unterscheiden, weil die Dichte von Muskeln etwa der Dichte von Leber und Milz entspricht. Besser läßt sich das Zwerchfell erkennen, wenn eine Fettschicht vorhanden ist oder die Dichte der Leber durch eine Parenchymverfettung herabgesetzt ist.

Die Insertionen des Zwerchfells sind mit Ausnahme der stets gut erkennbaren Zwerchfellschenkel nicht abzugrenzen (Abb. 2.13 a). Die Zwerchfellschenkel inserieren lateral des M. psoas und M. quadratus lumborum und lateral der Lendenwirbelkörper 1–3. Sie umgreifen die thorakoabdominale Aorta von vorn. Dorsal der Zwerchfellschenkel liegt der sehr wichtige retrokrurale Raum, der eine Verbindung zwischen Thorax

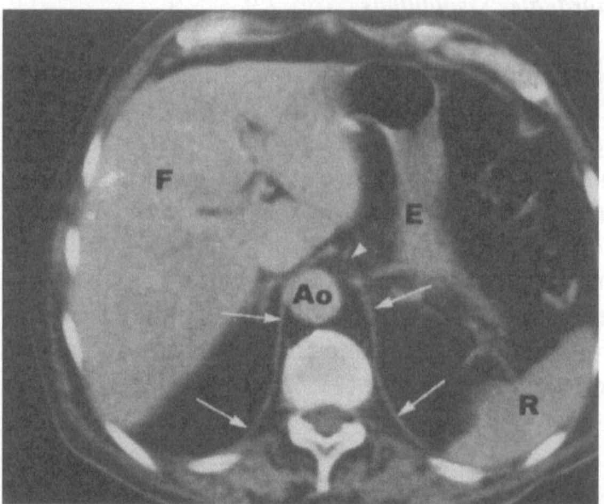

a

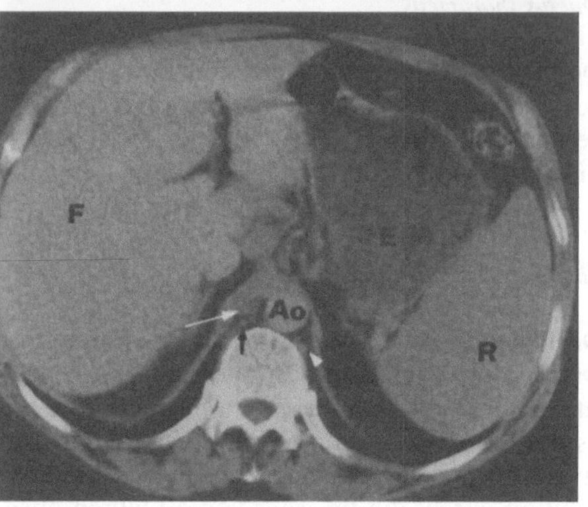

b

Abb. 2.13. a Schnitt durch die untersten Thoraxabschnitte. Aufgrund der Konvexität des Zwerchfells sind bereits Bauchorgane erkennbar: Leber *(F)*, Milz *(R)* und Magen *(E)*. Die Zwerchfellschenkel inserieren lateral an den Faszien des M. quadratus lumborum und des M. psoas und an den Wirbelkörpern. Sie konvergieren nach vorn, umfassen die Aorta von ventral und begrenzen die Ösophagusöffnung des Zwerchfells *(Pfeilspitze)*. **b** Die Zwerchfellschenkel sind hier etwas dicker. Dorsal der Zwerchfellschenkel liegt der Retrokruralraum, in dem Aorta thoracoabdominalis *(AO)*, V. azygos *(weißer Pfeil)*, V. hemiazygos *(Pfeilspitze)* und Ductus thoracicus *(schwarzer Pfeil)* liegen

und Abdomen darstellt. Er enthält retroperitoneales Fettgewebe, Aorta thoracoabdominalis, V. azygos, Ductus thoracicus und Lymphknoten (Abb. 2.13 b).

Erkrankungen des Thorax

Tumoren und andere mediastinale Raumforderungen

Die verschiedenen Mediastinaltumoren sind in Tabelle 2.1 zusammengefaßt. Tabelle 2.2 zeigt ihre topographische Klassifikation.

Die meisten Mediastinaltumoren stellen sich computertomographisch uncharakteristisch dar. Die Diagnose beruht auf

- Anamnese und Klinik (z. B. Myasthenie),
- Topographie (ein Aortenaneurysma ist niemals im vorderen unteren Mediastinum zu sehen; ein Neurinom niemals im mittleren Mediastinum),
- Bildanalyse (Verdrängung benachbarter Organe und Gefäße, Relation zum Ösophagus, Dichte – s. Abb. 2.17, 2.18, 2.20 –, besondere Dichtecharakteristika wie Verkalkungen in Teratomen, Fett in Hamartomen, Flüssigkeit in bronchogenen Zysten).

Tabelle 2.1. Tumoren und Pseudotumoren im Mediastinum

Vom Lymphgewebe ausgehende Tumoren:
   Lymphom, Lymphknotenmetastase, entzündliche
   Lymphknotenvergrößerung (Tuberkulose, Sarkoidose,
   virale und bakterielle Infektionen), Castleman-Tumor
Von den Bronchien ausgehende Tumoren:
   Bronchialkarzinom, Hamartom, Hamartochondrom,
   Fibrom, Leiomyom
Ösophagustumoren:
   Ösophaguskarzinom, Divertikel, Leiomyom, Megaösophagus
Zystische Tumoren:
   Pleuroperikardiale Zyste, bronchogene Zyste, Dermoidzyste (zystisches Teratom), Thymuszyste, Echinokokkuszyste, Pankreaspseudozyste, zystisches Lymphangiom, paraösophageale Zyste, neuroenterische Zyste, nekrotisierter Tumor, Abszeß, zystische Erweiterung des Ductus thoracicus
Fettgewebe enthaltende Tumoren:
   Lipom, Liposarkom, pseudotumoröse Fettansammlung, Lipomatose, Thymuslipom, Neurofibrom, Teratom
	Embryonale Tumoren:
	   Teratom, Seminom, Choriokarzinom
	Hypervaskularisierte Tumoren:
	   Angiom, Lymphangiom, Hämangiom, Angiofibrom, Hämangioperizytom, retrosternale Struma, Nebenschilddrüsenadenom, Castleman-Tumor
	Von Schilddrüse, Nebenschilddrüse oder Thymus ausgehende Tumoren:
	   Retrosternale Struma, ektopes Nebenschilddrüsenadenom, Thymustumor
	Mesenchymale Turmoren:
	   Lipom, Fibrom, Fibrosarkom, Chondrom, Myom, Myxom
	Pseudotumoren des Mediastinums:
	   Aortenaneurysma, Aorten- oder Venenektasie, Aortendissektion, Hernien, diffuse mediastinale Erkrankungen (Karzinose, Fibrose, Lipomatose). Herz- und Perikardtumoren
	Neurogene Tumoren:
	   Schwannom, Neurofibrom, Ganglioneurom, Paragangliom

Tabelle 2.2. Lokalisation der wichtigsten Raumforderungen des Mediastinums

	Vorderes Mediastinum	Mittleres Mediastinum	Hinteres Mediastinum
Oberes Drittel	Endothorakale Struma Nebenschilddrüsentumor Aneurysma der Aorta ascendens	Aneurysma des Aortenbogens Aneurysma der vom Aortenbogen abgehenden Gefäße Lymphknotenvergrößerungen Endothorakale Struma	
Mittleres Drittel	Thymustumoren	Lymphknotenvergrößerungen Dilatation der V. azygos	
Unteres Drittel	Pleuroperikardiale Zyste Tumoren des Herzens und des Perikards Morgagni-Hernie Fettbürzel im vorderen kardiophrenischen Winkel	Hiatushernie Dilatation des linken Vorhofes	
Alle 3 Etagen	Embryonale Tumoren (Teratom, Seminom) Thymustumoren Lymphome Sternumtumoren	Bronchogene Zyste Tumoren und Fehlbildungen des Ösophagus	Wirbeltumoren und paravertebrale Flüssigkeitsansammlungen Bochdalek-Hernie Aneurysma der Aorta descendens

Auch die Form der Raumforderung kann zur Diagnose beitragen: Die Thymusloge z. B. hat die Form eines Dreiecks. Ihre Vergrößerung oder Abrundung ist pathologisch (s. Abb. 2.19).

Wichtige Informationen liefert das Dichteverhalten nach Kontrastmittelinjektion. Lymphknoten zeigen praktisch keine Dichteanhebung. Auch Zysten nehmen das Kontrastmittel nicht auf. Das Lumen eines Aneurysmas weist dagegen eine intensive Dichteanhebung nach Kontrastmittelinjektion auf. Die Dichteanhebung maligner Tumoren ist oft intensiv und inhomogen (s. Abb. 2.30, 2.33, 2.34).

Ausgehend von einer ganzen Reihe von Informationen kann die Diagnose präzisiert werden. Die letzte Sicherheit zur endgültigen Diagnose fehlt jedoch oft, so daß der Histologie letztlich eine entscheidende Rolle zukommt.

Vergrößerte Lymphknoten

Lymphknotenvergrößerungen stellen die häufigsten Raumforderungen im mittleren Mediastinum dar. In den auf S. 16 beschriebenen Lokalisationen sind pathologische Lymphknoten zu erwarten. Zahl und Größe sind die Kriterien für die Dignität der Lymphknoten. Mehr als 5 erkennbare Lymphknoten in einer Lymphknotengruppe

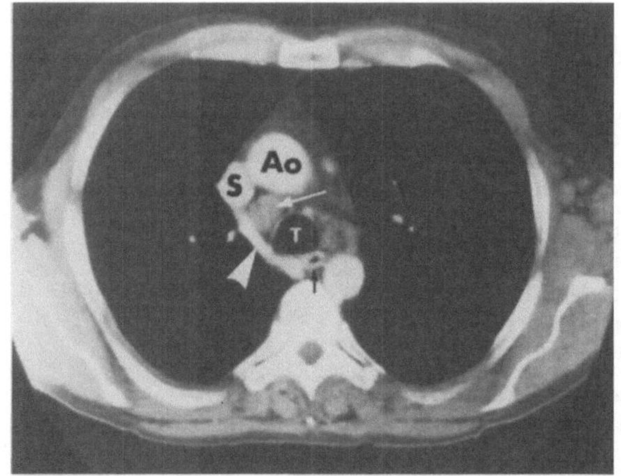

Abb. 2.14. Vergrößerter Lymphknoten *(weißer Pfeil)* von 20 mm Durchmesser, der auf konventionellen Röntgenaufnahmen des Thorax nicht zu erkennen ist. Er liegt in der Barety-Loge, die ventral durch V. cava superior *(S)* und Aorta *(AO)* und dorsal durch Trachea *(T)* und V. azygos *(Pfeilspitze)* begrenzt wird. Der Ösophagus ist durch einen *schwarzen Pfeil* markiert. Dieser Lymphknoten wurde beim Staging eines Bronchialkarzinoms entdeckt. Es handelte sich um einen entzündlich vergrößerten Lymphknoten, nicht um eine Metastase

Tabelle 2.3. Die wichtigsten Ursachen vergrößerter mediastinaler Lymphknoten

Bronchialtumor
Hodgkin- oder Non-Hodgkin-Lymphom
Ösophaguskarzinom
Metastase
Sarkoidose
Tuberkulose
Histoplasmose
Pneumonie, bakteriell oder viral
Pneumokoniose
Castleman-Tumor

sind suspekt. Der Maximaldurchmesser eines normalen Lymphknotens im mittleren und unteren Mediastinum beträgt 10 mm, im oberen Mediastinum 5 mm. Computertomographisch ist nur die Lymphknotenvergrößerung erkennbar, nicht notwendigerweise jedoch ein Lymphom oder eine Lymphknotenmetastase: Einerseits kommen Mikrometastasen auch in normal großen Lymphknoten vor, andererseits finden sich auch bei Karzinomen begleitende entzündliche Lymphknotenvergrößerungen (Abb. 2.14). In Tabelle 2.3 ist die Ätiologie von vergrößerten Lymphknoten dargestellt.

Vor allem folgende Indikationen sind im Gedächtnis zu behalten:

Diagnose und Ausdehnung von Hodgkin- und Non-Hodgkin-Lymphomen. Computertomographisch kann das Stadium der Erkrankung bestimmt werden. Das hat auf die therapeutische Strategie einen entscheidenden Einfluß. Auch der Therapieerfolg läßt sich kontrollieren. Bestimmte morphologische Charakteristika legen die Verdachtsdiagnose von Lymphomen nahe: Im allgemeinen handelt es sich um multiple, große Lymphknoten in allen drei Mediastinalkompartimenten. Sie wachsen verdrängend und gehen oft mit einer Beeinträchtigung der Thymusloge einher. Die Dichte der meist homogen strukturierten Lymphome ist im Zentrum oft etwas erhöht (Abb. 2.15, 2.16). Begleitend finden sich oft retroperitoneale Lymphknoten und eine Splenomegalie.

Lymphknotenbefall bei Ösophagus- und Bronchialtumoren. Diese Tumoren werden auf S. 24 und S. 27 dargestellt.

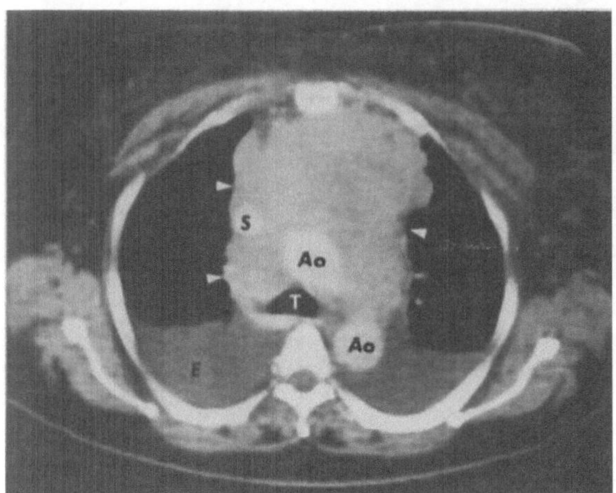

Abb. 2.15. Non-Hodgkin-Lymphom. Voluminöse, konfluierende Lymphome *(Pfeilspitzen)* komprimieren und verdrängen Mediastinalorgane. *Ao* Aorta ascendens und descendens, *T* Trachea, *S* V. cava superior, *E* Pleuraerguß

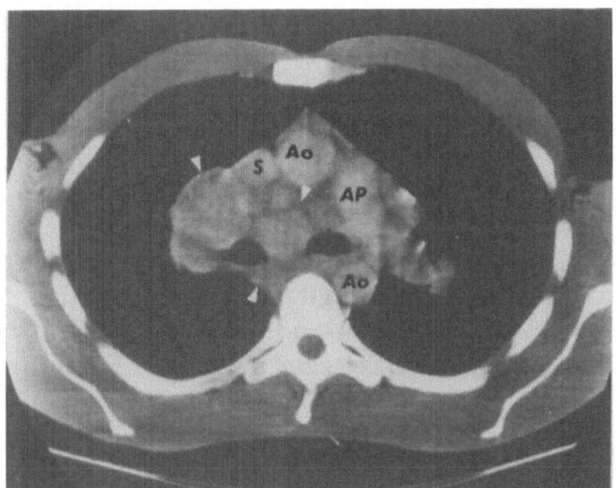

Abb. 2.16. Morbus Hodgkin. In allen Lymphknotenstationen des mittleren Mediastinums finden sich ausgedehnte Lymphknotenvergrößerungen. Sie bewirken eine Einengung des rechten Hauptbronchus. *Ao* Aorta, *S* V. cava superior, *AP* A. pulmonalis

Tumoren des vorderen Mediastinums

Häufig werden diese Tumoren auf Thoraxübersichtsaufnahmen im Rahmen von Routineuntersuchungen, Vorsorgeuntersuchungen oder arbeitsmedizinischen Untersuchungen entdeckt.

Pseudotumoröse Fettansammlungen im vorderen kardiophrenischen Winkel. Diese Veränderung ist die häufigste Ursache einer Raumforderung im vorderen kardiophrenischen Winkel. Auf der Übersichtsaufnahme zeigt sich eine Verschattung des

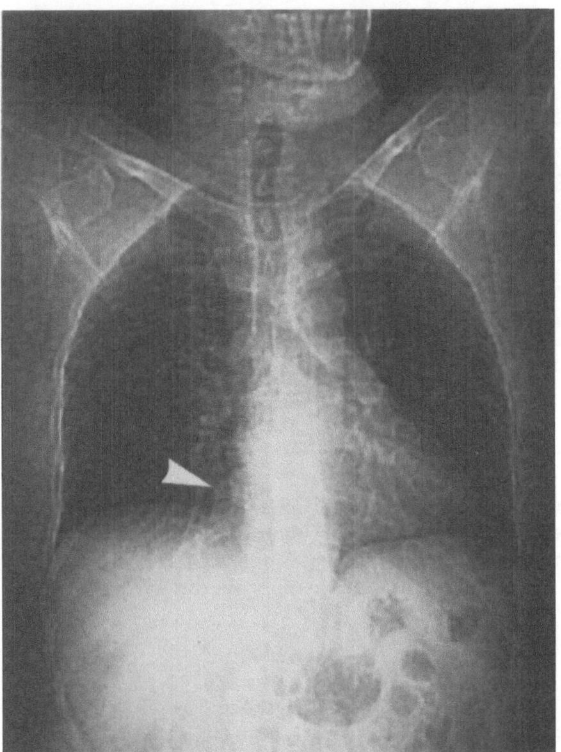

a

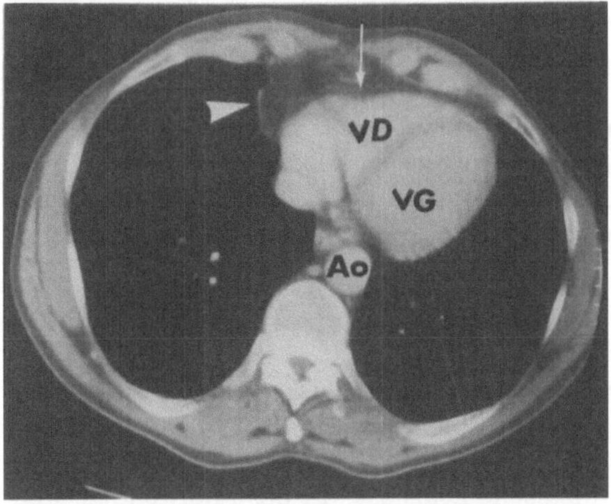

b

Abb. 2.17. a Verschattung des rechten kardiophrenischen Winkels auf einer Übersichtsaufnahme *(Pfeilspitze)*. Da der rechte Herzrand nicht abgrenzbar ist *(Silhouettenzeichen)*, muß der Prozeß im vorderen Mediastinum liegen. **b** Computertomographie des gleichen Patienten. Die Raumforderung im vorderen Mediastinum *(Pfeilspitze)* weist die Dichte von Fett auf (−140 HE). Es handelt sich um eine pseudotumoröse Fettansammlung im vorderen Mediastinum. Die Raumforderung wird nach dorsal vom Perikard *(Pfeil)* begrenzt. Dorsal des Perikards wiederum findet sich subepikardiales Fettgewebe, das das viszerale Blatt des Perikards vom Myokard des rechten Ventrikels *(VD)* trennt. *VG* linker Ventrikel, *Ao* Aorta

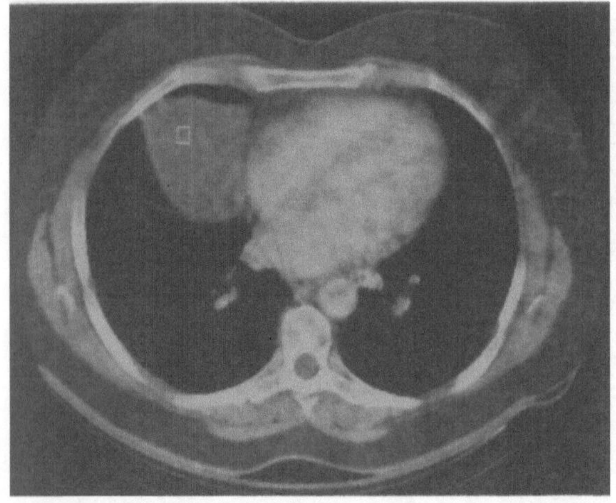

Abb. 2.18. Rundliche Raumforderung im rechten kardiophrenischen Winkel. Die Struktur liegt unmittelbar neben dem Perikard und weist Dichtewerte um 0 HE auf. Es handelt sich um das typische Bild einer pleuperikardialen Zyste

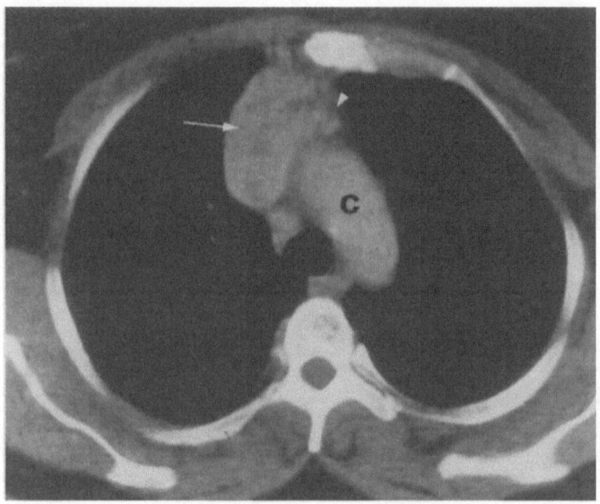

Abb. 2.19. Malignes Thymom: Im vorderen oberen Mediastinum findet sich ein solider, heterogen strukturierter Tumor *(Pfeil)*, der die Thymusloge deformiert und ventral des Aortenbogens *(C)* liegt. Der Tumor scheint rechts gut begrenzt zu sein. Er infiltriert jedoch das mediastinale Fettgewebe *(Pfeilspitze)*

kardiophrenischen Winkels. Computertomographisch ist am Fettgehalt ohne weiteres zu erkennen, daß es sich nicht um einen Tumor handelt (Abb. 2.17 a, b).

Pleuroperikardiale Zysten. Diese Raumforderung liegt meist im rechten kardiophrenischen Winkel (70%). Pleuroperikardiale Zysten sind rund und glatt begrenzt. Sie weisen eine Dichte zwischen 0 und 20 HE auf (Abb. 2.18).

Thymustumoren

Thymustumoren und Myasthenie: In 65% der Fälle ist eine Myasthenie mit einer Thymushyperplasie vergesellschaftet. Die Thymushyperplasie ist eine histologische Diagnose, die nicht notwendigerweise mit einer Thymusvergrößerung einhergehen muß. In 10% der Myasthenien liegt ein Thymom vor.

Thymom: Die häufigsten Thymustumoren sind die lymphoepithelialen Thymome. Fast immer liegen sie in der Thymusloge. Sie breiten sich lokoregional per continuitatem aus. Die Dignität läßt sich letztlich nur histologisch erfassen. Ein computertomographisches Argument für Benignität ist die fehlende Infiltration des umgebenden Fettgewebes. Thymustumoren verursachen eine Deformierung der Thymusloge, die ihre typische Dreieckform verliert. Daneben verdrängen sie die benachbarte Pleura. Wenn der Tumor glatt begrenzt ist

und keine Unregelmäßigkeit der Kapsel (Kapseldurchbruch) zeigt, ist er mit großer Wahrscheinlichkeit benigne. Die Diagnose eines infiltrierenden Thymoms beruht auf der Darstellung einer Tumorinvasion ins mediastinale Fettgewebe (Abb. 2.19) oder in benachbarte Organe (Pleura, Perikard, Lunge, große Gefäße, Herz). Die Diagnose eines – abgegrenzten und infiltrierenden – Thymustumors muß stets zur operativen Exploration und Entfernung des Tumors führen.

Die übrigen Thymustumoren werden hier nur gestreift:

- Lymphome in der Thymusloge sind meist mit mediastinalen Lymphknotenvergrößerungen vergesellschaftet (Abb. 2.15).
- Die Lipome des Thymus weisen partiell negative Dichtewerte auf.
- Thymuszysten sind gut abgegrenzte Strukturen mit einer Dichte zwischen 0 und 20 HE. Bei intrazystischen Blutungen finden sich höhere Dichtewerte.
- Vaskuläre Tumoren (Angiome, Hämangiome, Lymphangiome) weisen mit Ausnahme der Lymphangiome eine ausgeprägte Dichteanhebung nach intravenöser Kontrastmittelinjektion auf. Dieses Verhalten findet sich jedoch auch bei anderen vaskularisierten Tumoren (intrathorakale Strumen, ektope Nebenschilddrüsentumoren, ektope Phäochromozytome).

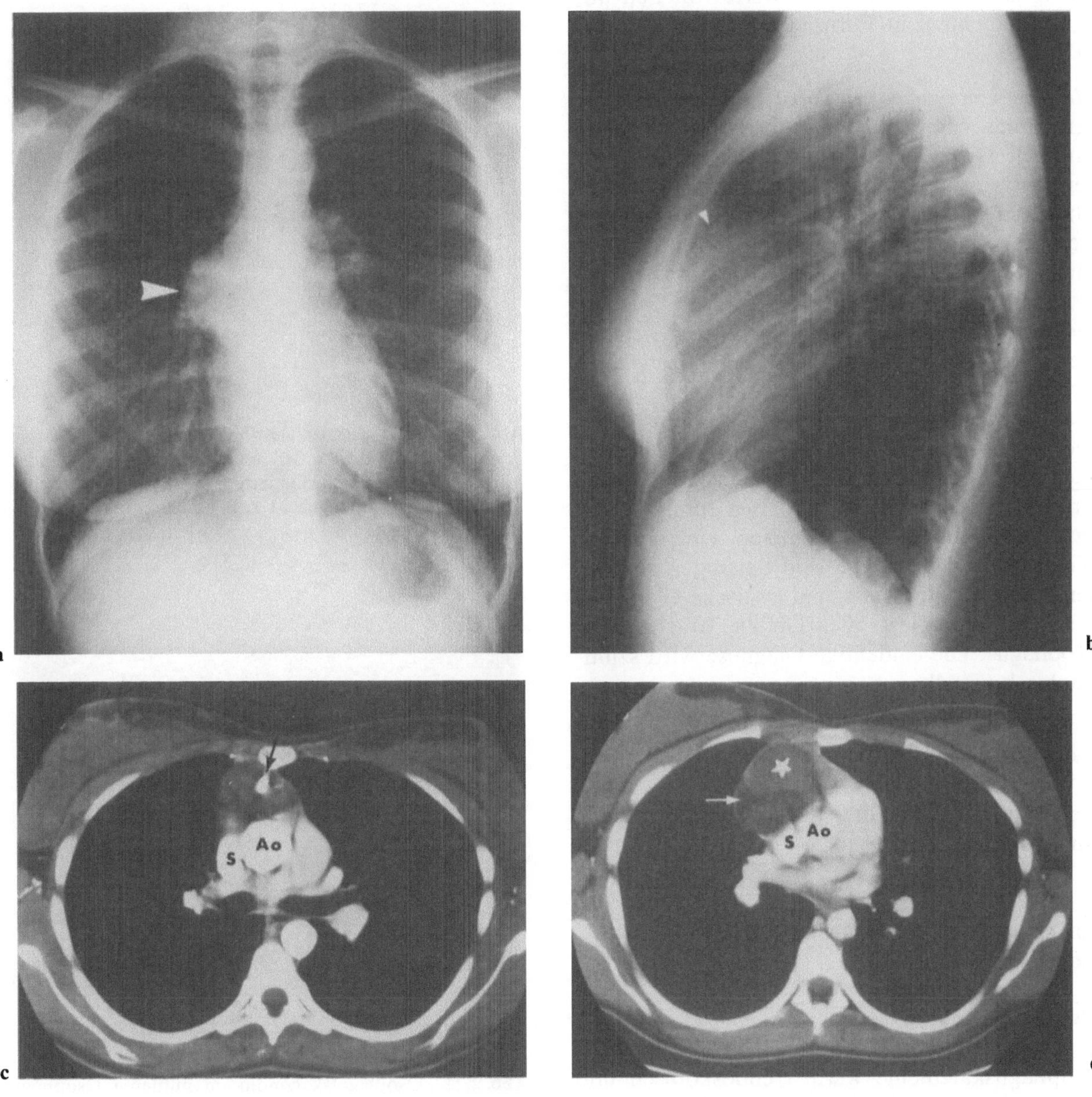

Embryonale Tumoren. Diese Tumoren manifestieren sich vor allem bei jungen Erwachsenen. Ihr Ursprung sind embryonale Zellen, die ihre Entwicklung im Mediastinum unterbrochen haben.

Gutartige Teratome (Dermoidzysten): Diese Tumoren werden von ektodermalem Gewebe gebildet (Haare, Tagdrüsen, Nerven). Sie können jedoch auch Gewebe mesodermalen Ursprungs (Knochen, Zähne, Fett, Muskeln) oder endodermalen (Drüsengewebe) Ursprungs enthalten. Die Computertomographie zeigt einen von einer mehr oder weniger dicht hypervaskularisierten Wand umgebenen Tumor, dessen Inhalt teils solide, teils

Abb. 2.20. a Raumforderung in der mittleren Etage des vorderen Mediastinums *(Pfeilspitze)* auf einer Thoraxübersichtsaufnahme. **b** Auf der Seitaufnahme ist zu erkennen, daß die Raumforderung retrosternal liegt. Daneben ist eine kalkdichte Verschattung in Form eines Zahnes *(Pfeilspitze)* zu erkennen. **c,d** Die computertomographischen Schnitte durch den Thorax zeigen, daß der Tumor die Aorta ascendens *(Ao)* und die V. cava superior *(S)* nach dorsal verdrängt. Der Tumor besteht aus Geweben mit sehr unterschiedlichen Dichtewerten: Kalkdichte (362 HE) in einem Zahn *(schwarzer Pfeil)*, Flüssigkeitsdichte (0 HE), Fettdichte (−48 HE) *(weißer Pfeil)*. Diese Zusammensetzung weist auf ein teilweise zystisch zerfallenes Teratom hin

flüssig ist und partiell Dichtewerte von Fett und Kalk (manchmal in Form eines Zahns) aufweist (Abb. 2.20).

Maligne embryonale Tumoren (Teratokarzinome, Seminome, embryonale Karzinome, Chorionkarzinome): Diese Tumoren unterscheiden sich von den gutartigen Tumoren durch ihren invasiven Charakter mit schlecht definierten Grenzen sowie Kompression und Invasion von benachbarten Organen. Sie kommen nur bei Männern vor.

Endothorakale Struma. Meist handelt es sich um die retrosternale Ausdehnung einer zervikalen Struma. Selten erstrecken sich Strumen bis ins mittlere oder sogar dorsale Mediastinum (20%). Die Diagnose beruht auf einem densitometrischen Nachweis der Kontinuität mit einer zervikalen Struma. Diese stark vaskularisierten Tumoren weisen nach Kontrastmittelinjektion eine kräftige Dichteanhebung auf. Sie sind heterogen strukturiert und enthalten Kalk und zystische Elemente. Sie verdrängen die großen Gefäße, Trachea und Ösophagus. Die eindeutige Diagnose wird szintigraphisch gestellt.

Aneurysmen

Sie kommen in allen drei Abschnitten des Mediastinums vor (s. S. 37).

Tumoren des mittleren Mediastinums (außer Lymphome)

Ösophaguskarzinom

Ösophaguskarzinome werden endoskopisch und konventionell-radiologisch diagnostiziert. Ihre Ausdehnung läßt sich jedoch computertomographisch besser erfassen. Ein Ösophagustumor stellt sich computertomographisch als intraluminale Raumforderung oder als meist asymmetrische Wandverdickung des Ösophagus dar, so daß das Ösophaguslumen exzentrisch liegt. Der prästenotische Ösophagusanteil ist dilatiert (Abb. 2.21 und 2.22).

Wichtig sind Zeichen der lokoregionalen Invasion: Die Invasion des Tracheobronchialsystems stellt sich als Vorwölbung ins Tracheal- oder Bronchiallumen dar (Abb. 2.23); die Bronchialwand kann verdickt sein.

Eine ösophagotracheale Fistel ist zu diagnostizieren, wenn sich nach peroraler Kontrastierung

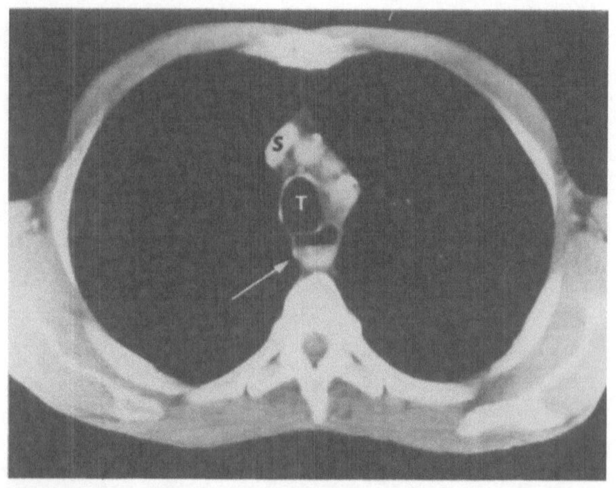

Abb. 2.21. Ösophaguskarzinom. Das Computertomogramm in Höhe der großen supraaortalen Gefäße und der V. cava *(S)* zeigt einen dilatierten Ösophagus oberhalb des Tumors. Der Ösophagus ist z. T. mit Kontrastmittel angefüllt. *T* Trachea

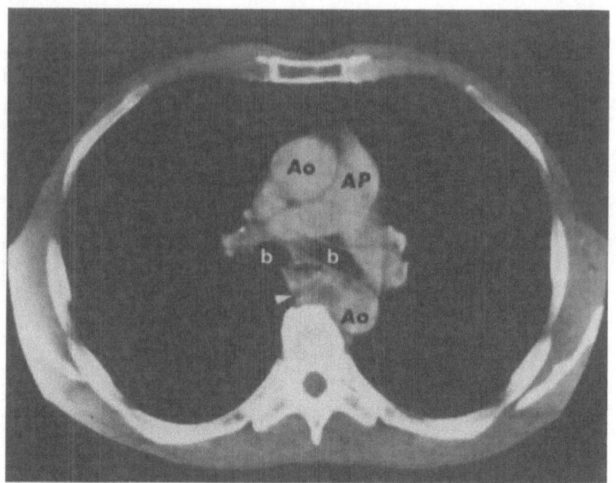

Abb. 2.22. Ösophaguskarzinom im mittleren Ösophagusdrittel. Die heterogen strukturierte, solide Raumforderung *(Pfeilspitze)* liegt unmittelbar dorsal der Hauptbronchien *(b)*. Der Tumor grenzt an den linken Hauptbronchus. Sichere Zeichen der Tumorinvasion liegen hier jedoch nicht vor. Dagegen findet sich zwischen Tumor und Aorta kein Fettsaum über mehr als ein Viertel der Aortenzirkumferenz, so daß der dringende Verdacht auf eine Tumorinfiltration der Aorta besteht. *AP* A. pulmonalis

des Ösophagus mit wasserlöslichem Kontrastmittel der Bronchialbaum darstellt. Eine einfache Verdrängung des Tracheobronchialsystems darf nicht als Zeichen der Tumorinfiltration gewertet werden. Ein Fettgewebssaum zwischen Aorta descendens und Tumor weist darauf hin, daß der Tumor im Gesunden von der Aorta abgesetzt werden

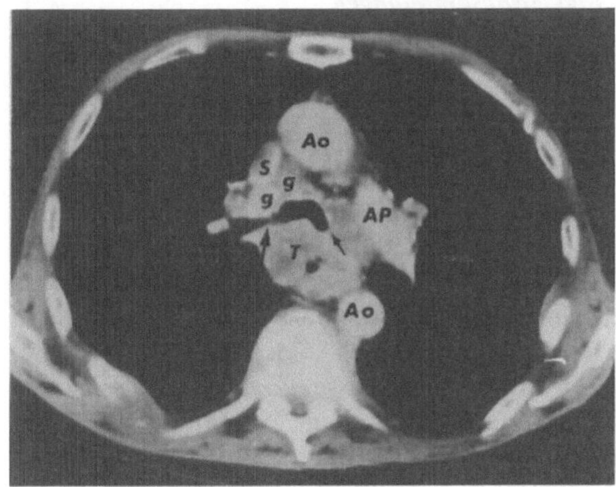

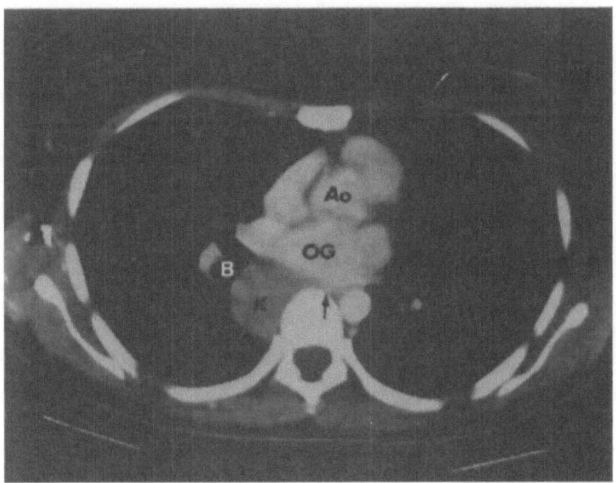

Abb. 2.23. Ösophaguskarzinom. Der inoperable Tumor *(T)* hat zu einer Invasion der Hauptbronchien *(Pfeile)* und des Mediastinums geführt. Zu erkennen sind Lymphknotenmetastasen *(g)*. *Ao* Aorta, *AP* A. pulmonalis

Abb. 2.24. Bronchogene Zyste *(K)*. Die Läsion liegt neben dem rechten Bronchus intermedius *(B)* und dem Ösophagus *(Pfeil)*. Sie befindet sich im mittleren Mediastinum dorsal des linken Vorhofes *(OG)*. Die Zyste wird von einer dünnen Wand umgeben. Die Dichtewerte dieser Zyste entsprechen solidem Gewebe (80 HE), was auf viskösen Zysteninhalt hinweist, z. B. Bronchialschleim. *Ao* Aorta ascendens

kann. Wenn der Fettgewebssaum zwischen Aorta und Tumor aufgebraucht ist, stellt die Ausdehnung des befallenen Aortensegments ein weiteres wichtiges Kriterium dar: Wenn mehr als 90 Winkelgrad der Aorta nicht sicher vom Tumor abzugrenzen sind, ist eine Infiltration dieses Gefäßes wahrscheinlich.

Eine Invasion des Tumors in den linken Vorhof muß ebenso wie ein mediastinaler Lymphknotenbefall abgeklärt werden.

In der Tumornachsorge spielen die gleichen Kriterien für die Rezidivdiagnostik eine Rolle.

Bronchogene Zysten

Es handelt sich um kongenitale bronchopulmonale Malformationen, die vom embryonalen Darm ausgehen. Diese klinisch stummen Veränderungen werden oft auf routinemäßig angefertigten Thoraxübersichtsaufnahmen entdeckt. Sie liegen meist im mittleren Mediastinum, können jedoch auch im vorderen oder hinteren Mediastinum vorkommen. Ihre Lage ist durch engen Kontakt entweder mit dem Ösophagus oder mit einem Bronchus charakterisiert. Vorzugsweise sind sie in der Gegend des Lig. triangulare lokalisiert (Abb. 2.24). Computertomographisch findet sich meist eine solitäre rundliche Raumforderung mit glatter Begrenzung, die eine Dichteanhebung nach Kontrastmittelinjektion zeigt. Einige dieser Zysten, die seröse Flüssigkeit enthalten, weisen Dichtewerte

um 0 HE auf. Andere dieser Zysten enthalten visköse und eingedickte Flüssigkeit, die Bronchialschleim vergleichbar ist und manchmal punktförmige Verkalkungen enthält. In diesem Fall finden sich Dichtewerte zwischen 30 und 80 HE. Auch Komplikationen wie intrazystische Blutungen oder Infektionen des Zysteninhalts können eine Dichteanhebung verursachen.

Tumoren des hinteren Mediastinums

Es handelt sich vor allem um neurogene Tumoren, deren Histologie im Kindes- und Erwachsenenalter differiert (Tabelle 2.4).

Schwannome (oder Neurinome) sind Tumoren mit langsamem Wachstum, die oft im Rahmen einer Neurofibromatose (von Recklinghausen) entdeckt werden. Computertomographisch finden sich rundliche Tumoren im kostovertebralen Winkel, die gelegentlich mit einem vergrößerten Neuroforamen vergesellschaftet sind. Diese Tumoren sind gut abzugrenzen. Ihre Dichte liegt meist zwischen 30 und 50 HE. Nur selten werden geringere Dichtewerte (gelegentlich unter 0 HE) aufgrund des Fettgehalts dieser Tumoren registriert. Nach KM-Injektion findet sich entweder eine homogene Dichteanhebung der Tumoren, eine periphere Dichteanhebung oder auch eine heterogene Dichteanhebung durch Nekrosezonen (Abb. 2.25).

Bei Kindern handelt es sich meist um Ganglioneurome, Ganglioneuroblastome oder Sympatho-

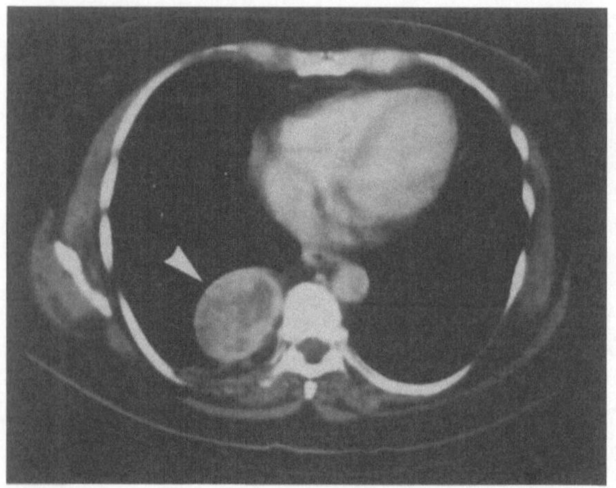

Abb. 2.25. Neurinom rechts paravertebral *(Pfeilspitze)*. Der Tumor ist heterogen strukturiert. Er weist niedrige Dichtewerte auf (33 HE), die Nekrosen entsprechen. Daneben finden sich nach Kontrastmittelinjektion auch höhere Dichtewerte (100 HE), was hypervaskularisierten Arealen entspricht

Tabelle 2.4. Neurogene Tumoren

Neurogene Tumoren im Erwachsenenalter
Tumoren der Nervenscheiden
　Schwannom (Neurinom), Neurofibrom,
　Neurofibrosarkom
Tumoren, die von den Nervenzellen ausgehen:
　Sehr selten

Neurogene Tumoren des Kindes
Tumoren, die von Nervenzellen ausgehen
a) sympathisches Nervensystem
　– Ganglioneurom (benigne)
　– Ganglioneuroblastom (maligne)
　– Sympathoblastom (maligne)
b) Paragangliome
　– Sezernierendes oder nichtsezernierendes Phäochromozytom
　– Chemodektom
Tumoren der Nervenscheiden:
　selten vor dem 10. Lebensjahr

---

blastome. Das Aussehen dieser Tumoren ist sehr variabel. Durch Nekrosezonen ist die Struktur oft heterogen. Verkalkungen finden sich besonders häufig bei Neuroblastomen.

Diffuse Erkrankungen des Mediastinums

Bei den diffusen Mediastinalerkrankungen handelt es sich einerseits um Ansammlungen von Flüssigkeit oder Luft, andererseits um infiltrierende diffuse Prozesse (Lipomatose, Fibrose, Karzinose).

Flüssigkeitsansammlungen

Mediastinale Flüssigkeitsansammlungen sind entweder hämorrhagischer oder infektiöser Genese.

Ein Hämomediastinum (s. Abb. 2.67) tritt nach Thoraxtraumen auf (Rippenfrakturen, Aortenruptur, Venenverletzung). Gelegentlich handelt es sich um iatrogene Veränderungen, z. B. die Verletzung einer großen Vene während der Plazierung eines zentralen Venenkatheters. Es tritt jedoch auch nach der Ruptur eines Aneurysmas auf oder im Verlauf einer Aortendissektion. Die Flüssigkeitsansammlung führt zu einer Verbreiterung des Mediastinums. Die Durchsetzung des Fettgewebes mit Flüssigkeit verursacht ein heterogenes Aussehen. Die Dichte eines frischen Hämatoms ist erhöht.

Auch infizierte Flüssigkeitsansammlungen weisen eine erhöhte Dichte auf. Abszesse sind oft von einer Wand umgeben, die nach intravenöser Kontrastmittelinjektion eine deutliche Dichteanhebung zeigt. Der Nachweis von Gasblasen sichert die Diagnose des Abszesses. Eine infektiöse Mediastinitis kann von einer Infektion benachbarter Organe ausgehen, gelegentlich auch von einem weit entfernten Infektionsherd, z. B. einem Zahnwurzelabszeß (Abb. 2.26). Ursache kann jedoch auch eine hämatogene Superinfektion eines Hä-

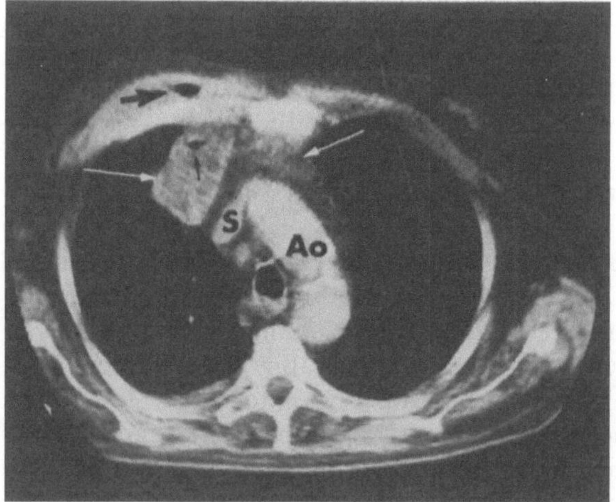

Abb. 2.26. Mediastinitis als Folge eines Zahnwurzelabszesses. Zu erkennen ist eine Infiltration des Fettgewebes des vorderen Mediastinums *(weiße Pfeile)*. Die Flüssigkeitsansammlung weist nach Kontrastmittelinjektion eine Dichteanhebung auf. Ventral der V. cava superior *(S)* ist ein hypervaskularisiertes Areal mit einer Luftblase *(kleiner schwarzer Pfeil)* zu erkennen. Diese Befundkonstellation spricht für einen Abszeß. Daneben existiert ein Thoraxwandabszeß mit einer Gasblase *(großer schwarzer Pfeil)*

momediastinums oder eine iatrogene Verletzung (endoskopisch, chirurgisch) sein.

Raumforderungen im Mediastinum, die gleichzeitig Flüssigkeit und Luft enthalten, weisen meist auf eine Ösophagusruptur hin. Die Ursache der Ösophagusruptur ist entweder iatrogen (Endoskopie) oder traumatisch. Bei der Ösophagusruptur handelt es sich um eine schwerwiegende Erkrankung, die eine sofortige Intervention notwendig macht, wenn ein Pneumomediastinum nachgewiesen ist. Das Pneumomediastinum ist zunächst nur minimal und auf den Ort der Ruptur beschränkt. Computertomographisch läßt es sich gut darstellen.

Diffus infiltrierende Prozesse

Die mediastinale Lipomatose wird entweder zufällig entdeckt oder im Rahmen der Abklärung einer pseudotumorösen Vergrößerung des Mediastinalschattens auf der Thoraxübersichtsaufnahme. Sie tritt vor allem auf bei hochgradiger Adipositas, langdauernder Kortikosteroidtherapie oder M. Cushing. Computertomographisch ist die Lipomatose völlig homogen strukturiert. Ihre Dichtewerte sind negativ.

Fibrose und Karzinomatose des Mediastinums stellen die beiden anderen infiltrierenden Mediastinalprozesse dar. Die Fibrose resultiert meist aus einer chronischen Infektion, insbesondere einer granulomatösen Entzündung. Auch nach perkutaner Strahlentherapie kommt es zur Ausbildung einer Mediastinalfibrose. Computertomographisch findet sich dabei eine diffuse Infiltration des Mediastinums. Charakteristisch sind zusätzliche Verkalkungen. Letztlich läßt sich die Fibrose jedoch von einer Karzinomatose des Mediastinums nicht sicher abgrenzen. Die Karzinomatose wird bei einem neoplastischen Prozeß in unmittelbarer Nachbarschaft oder im Ursprungsgebiet der Lymphgefäße beobachtet (Ösophagus, Lunge, Mamma). Die endgültige Diagnose wird histologisch gestellt.

Bronchialtumoren

Die Beurteilung der Ausdehnung von Bronchialtumoren, deren verschiedene histologische Typen in Tabelle 2.5 zusammengefaßt sind, stellt eine wichtige Indikation der Computertomographie dar. Die Computertomographie hat in der diagnostischen Strategie ihren Platz nach den konventionellen Röntgenaufnahmen des Thorax und der Bronchoskopie, jedoch vor möglicherweise notwendig werdenden invasiven Techniken wie Angiographie, Mediastinoskopie und explorativer Thorakotomie. Die konventionelle Tomographie liefert keine Zusatzinformation.

Tabelle 2.5. Bronchialtumoren

1. Plattenepithelkarzinom (40–60%)
   Meist sind diese Tumoren zentral lokalisiert.
   Sie weisen eine etwas bessere Prognose auf
2. Adenokarzinom (9–20%)
   Alveolarzellkarzinom
3. Neuroendokrine Tumoren (8–30%)
   In Abhängigkeit von der Dignität werden 4 histologische Stadien unterschieden:
   - Funktionelle noduläre Hyperplasie (benigne)
   - Karzinom mittlerer Dignität: Karzinoide Grad I
   - Atypische Karzinoide Grad II mit mäßiger Malignität
   - Anaplastische, kleinzellige Karzinome mit hoher Malignität
4. Andere Karzinome
   Großzellige Karzinome
   Riesenzellkarzinome

Computertomographische Morphologie des Tumors

Ein Bronchialtumor kann peripher oder zentral lokalisiert sein. Die peripheren Bronchialkarzinome sind meist rund oder ovalär. Sie weisen eine mehr oder weniger unregelmäßige Begrenzung auf (Abb. 2.27). Gelegentlich finden sich radiale Ausziehungen. Die Tumoren können homogen strukturiert sein. Nicht selten finden sich jedoch heterogene Bilder, die durch intratumorale Nekrosezonen zustandekommen. Diese Nekrosezonen enthalten Flüssigkeit oder Luft. Intratumorale Verkalkungen sind selten und nicht spezifisch.

Die Größe und die Begrenzung von zentralen Bronchialtumoren sind meist schwierig zu beurteilen (Abb. 2.28). Der Tumor kann sich endobronchial und/oder peribronchial ausbreiten. Nach Injektion von Kontrastmittel läßt sich der Tumor von begleitenden Lungenarealen mit gestörter Ventilation durch eine unterschiedliche Dichteanhebung abgrenzen (Abb. 2.30). Andererseits läßt

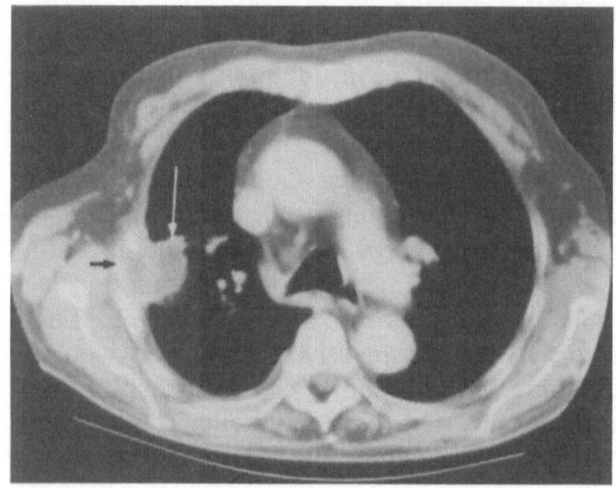

Abb. 2.27. Plattenepithelkarzinom im rechten Lungenober-
lappen *(weißer Pfeil)*. Der Tumor ist unregelmäßig begrenzt.
Eine Tumorausbreitung auf Pleura und Thoraxwand ist
ebenso erkennbar wie eine Osteolyse der benachbarten
Rippe *(schwarzer Pfeil)*

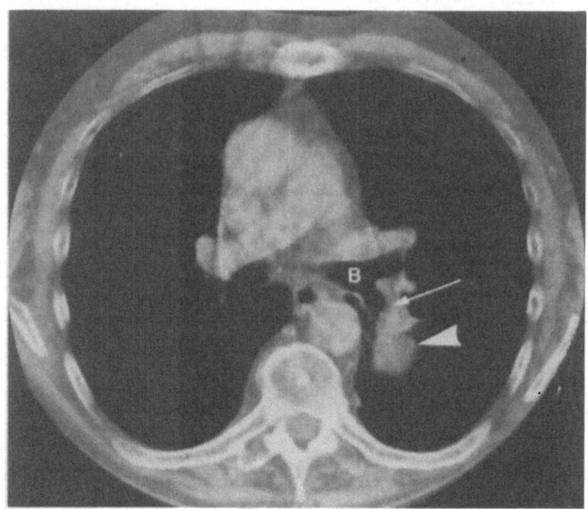

Abb. 2.28. Plattenepithelkarzinom des linken Oberlappenbronchus *(Pfeilspitze)*. Der Tumor ragt in das Bronchiallumen *(weißer Pfeil)*. *B* linker Hauptbronchus

sich im atelektatischen Lungenparenchym ein
„Flüssigkeitsbronchogramm" darstellen, das
durch ins Lumen der Bronchien sequestrierte
Flüssigkeit verursacht wird (Abb. 2.31). Durch eine Sekundärinfektion können Atelektasen jedoch
auch eine Dichte aufweisen, die der Dichte des
Tumors sehr nahe kommt.

Lokoregionale Tumorausbreitung

Zunächst muß der Abstand des Tumors von der
Hauptcarina bestimmt werden, da davon die Re-
sektionsmöglichkeit abhängt.

Lymphknotenmetastasen

Die Grenzen der Computertomographie in der
Beurteilung von Lymphknoten wurden bereits
dargestellt (S. 20). Das einzige Kriterium, das auf
eine Metastasierung hinweist, ist die Größe der
Lymphknoten: Bei Lymphknoten mit einer Größe
von mehr als 20 mm handelt es sich wahrscheinlich um Metastasen. Lymphknoten von weniger
als 10 mm (im oberen Mediastinum und paratracheal 5 mm) sind als normal anzusehen. Dabei
muß berücksichtigt werden, daß computertomographisch normale Lymphknoten Mikrometastasen enthalten können. Andererseits erstrecken sich
manche Lymphknoten vorwiegend in der Längs-
achse des Körpers, so daß ihre Größe auf Transversalschnitten unterschätzt wird. Gelegentlich haben sehr große Lymphknoten auch eine entzündliche Ursache.

Vergrößerte Lymphknoten dürfen nicht mit
Gefäßen oder normalen perikardialen Rezessus
verwechselt werden (Abb. 2.29, 2.30, 2.32). Besondere Aufmerksamkeit ist auf die verschiedenen

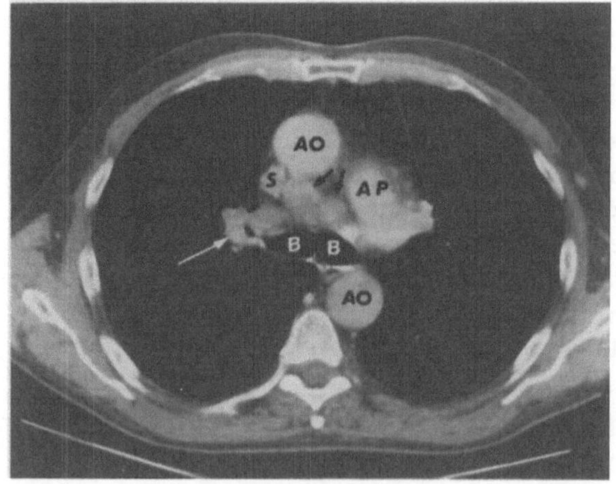

Abb. 2.29. Bronchialkarzinom am rechten Lungenhilus
(weißer Pfeil) mit peribronchialer Ausbreitung und Einengung des Bronchiallumens *(B)*. Vergrößerte Lymphknoten sind rechts paratracheal zu erkennen (Baréty-Loge) und
im Bereich der Trachealbifurkation *(schwarze Pfeile)*.
Ao Aorta ascendens und descendens, *S* V. cava superior,
AP A. pulmonalis

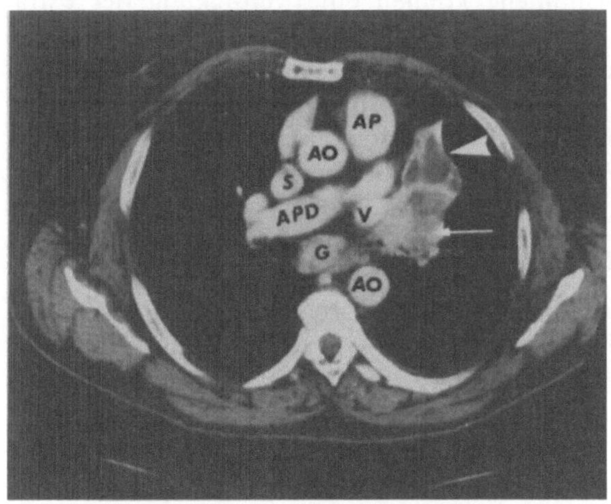

mediastinalen Lymphknotenstationen einschließlich der kontralateralen Hilusregion zu richten.

Gelegentlich liegt eine so beträchtliche Lymphknotenvergrößerung vor, daß die Lymphknoten nicht mehr vom Tumor selbst abzugrenzen sind.

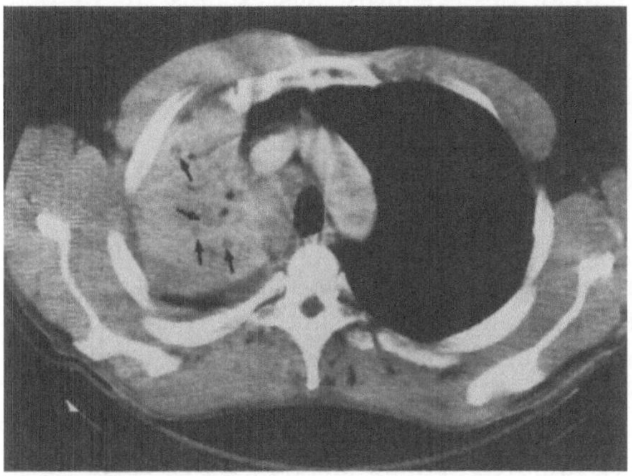

◄ **Abb. 2.30.** Oberlappenkarzinom links. Der Tumor *(weißer Pfeil)* ist von der durch die Obstruktion des linken Oberlappenbronchus bedingten Atelektase *(Pfeilspitze)* leicht abzugrenzen. Subkarinal findet sich ein vergrößerter Lymphknoten *(G)*. *APD* rechte A. pulmonalis, *AP* Truncus pulmonalis, *Ao* Aorta ascendens und descendens, *S* V. cava superior, *V* linke obere Lungenvene

◄ **Abb. 2.31.** Oberlappenatelektase rechts als Folge eines Plattenepithelkarzinoms des rechten Oberlappenbronchus. Das kollabierte Lungenparenchym weist ein Flüssigkeitsbronchogramm auf. Dieser Befund entspricht ins Bronchiallumen sequestrierter Flüssigkeit *(schwarze Pfeile)*

Tumorinvasion in Gefäße, Ösophagus, Perikard und Herz

Die Vorwölbung des Tumors in ein Gefäßlumen (V. cava superior, A. pulmonalis, Vv. pulmonales) zeigt eine Gefäßinvasion an (Abb. 2.33 und 2.34). Ein Verschluß einer Lungenarterie manifestiert

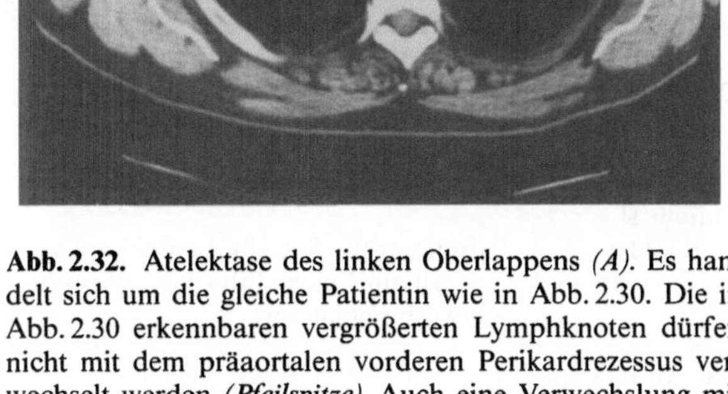

Abb. 2.32. Atelektase des linken Oberlappens *(A)*. Es handelt sich um die gleiche Patientin wie in Abb. 2.30. Die in Abb. 2.30 erkennbaren vergrößerten Lymphknoten dürfen nicht mit dem präaortalen vorderen Perikardrezessus verwechselt werden *(Pfeilspitze)*. Auch eine Verwechslung mit dem Sinus transversus dorsal der Aortenwurzel *(weißer Pfeil)* sollte nicht vorkommen. Es handelt sich um normale Perikardduplikaturen

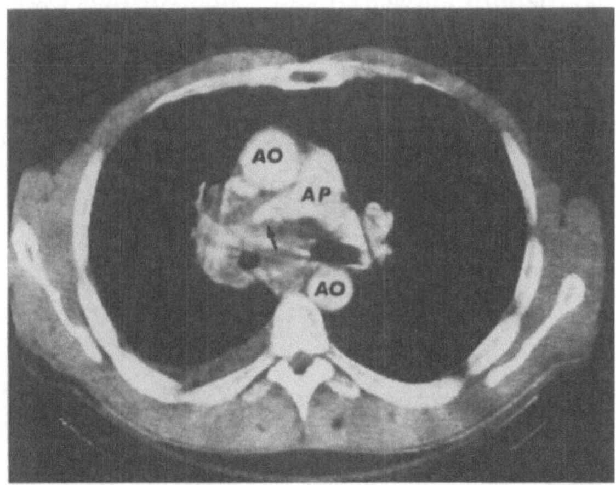

Abb. 2.33. Plattenepithelkarzinom des rechten Hauptbronchus. Zu erkennen ist eine Tumorinfiltration des Mediastinums und der rechten Pulmonalarterie, in die sich ein Tumorzapfen vorwölbt *(Pfeil)*. *AP* A. pulmonalis, *Ao* Aorta ascendens und descendens

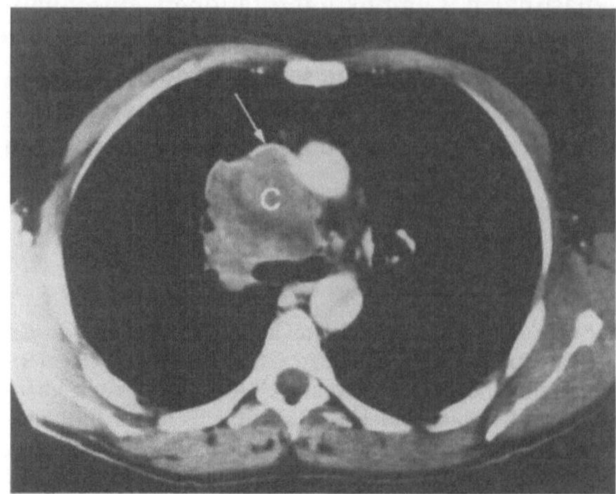

Abb. 2.34. Kleinzelliges Karzinom *(C)*. Zu erkennen ist eine Invasion des Mediastinums. Der Tumor führt zu einer erheblichen Einengung des Lumens der V. cava superior *(Pfeil)*

sich je nach Lokalisation als aufgehobene Zirkulation eines Segments, eines Lappens oder einer Lunge. Ein Verschluß der V. cava superior manifestiert sich als obere Einflußstauung. Computertomographisch sind multiple erweiterte Gefäße im Umgehungskreislauf zu erkennen. Eine Tumorinvasion in den linken Vorhof ist an einer Vorwölbung des Tumors ins Cavum des linken Vorhofs zu erkennen. Eine Aufhebung des Fettsaums zwischen linkem Vorhof und Tumor reicht für die Diagnose der Tumorinfiltration nicht aus. Das gleiche gilt für das Perikard, das einen reaktiven Perikarderguß aufweisen kann, und für den Ösophagus.

Mediastinale Tumorausdehnung

Eine mediastinale Tumorinfiltration muß vermutet werden, wenn das mediastinale Fettgewebe in der Nachbarschaft des Tumors und entlang der Bronchien und Gefäßen obliteriert ist.

Invasion von Pleura oder Thoraxwand

Eine Pleuraverdickung weist nicht unbedingt auf eine Tumorinvasion hin, ist jedoch prognostisch ungünstig. Gelegentlich handelt es sich um einen reaktiven, entzündlichen Pleuraerguß. Wenn allerdings eine Tumorvorwölbung in die mit Erguß angefüllte Pleurahöhle zu erkennen ist, kann von einer Tumorinvasion ausgegangen werden.

Für die Beurteilung der Thoraxwandinfiltration gelten die gleichen Merkmale: Entzündliche Phänomene können eine Verdickung der extrapleuralen Weichteile bewirken. Eine Tumorinvasion kann angenommen werden, wenn der Tumor die Thoraxwand überschreitet, die parietalen Muskeln infiltriert oder eine Osteolyse an Rippen, Wirbeln oder Sternum bewirkt (Abb. 2.27).

Metastasensuche

Zur Diagnostik evtl. vorhandener Lungenmetastasen muß das Parenchym beider Lungen mit einer geeigneten Fenstereinstellung untersucht werden. Aufgrund der hohen Inzidenz von Nebennierenmetastasen (38%) sollte die Computertomographie die Nebennierenregionen mit erfassen. Daneben müssen Metastasen der Knochen, der Leber und des Gehirns ausgeschlossen werden. Dazu kann man auf andere Techniken zurückgreifen (Sonographie der Leber, Knochenszintigraphie).

TNM-Klassifikation der Bronchialtumoren

Aufgrund dieser Diagnostik kann der Tumor klassifiziert werden. Die TNM-Klassifikation ist heute Voraussetzung für eine sinnvolle Therapie, insbesondere für chirurgische Eingriffe (s. Tabelle 2.6). Die Stadien I und II profitieren von einer Resektion (Lobektomie oder Pneumektomie). Auch einige Tumoren im Stadium III mit begrenzter Inva-

Tabelle 2.6. Klassifikation der Bronchialkarzinome

Latenter Tumor	
TX N0 M0	Zytologischer Nachweis von Tumorzellen. Kein mikroskopisch erkennbarer Tumor, keine Lymphknoten- oder Fernmetastasen
Stadium I	
T1 N0 M0	Tumordurchmesser bis 3 cm Keine Lymphknotenmetastasen, keine Fernmetastasen
T1 N1 M0	Mit Lymphknotenbefall am Lungenhilus oder peribronchial homolateral
T2 N0 M0	Tumordurchmesser 3–5 cm Keine Lymphknoten- oder Fernmetastasen
Stadium II	
T2 N1 M0	Tumorgröße 3–5 cm. Lymphknotenbefall am Lungenhilus oder peribronchial homolateral
Stadium III	
T3	Tumordurchmesser über 5 cm.
N2	Mediastinaler Lymphknotenbefall
M1	Fernmetastasen

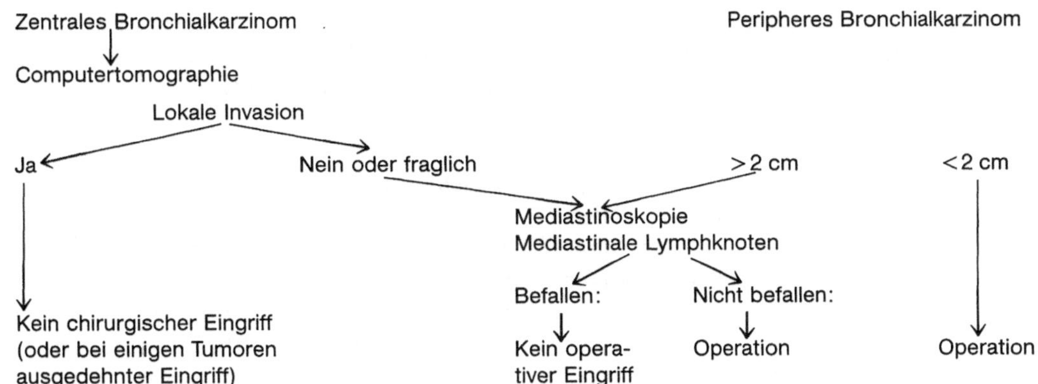

Abb. 2.35. Therapeutisches Vorgehen bei Bronchialkarzinomen in Abhängigkeit von Lokalisation und Tumorausdehnung (nach Coulomb)

sion und einige T3-Tumoren können von einem chirurgischen Eingriff profitieren. In Abb. 2.35 ist die therapeutische Strategie in Abhängigkeit vom Tumorstadium schematisch dargestellt.

Pathologische Bronchialveränderungen (außer Bronchialtumoren)

Bronchiektasen

Computertomographisch stellen sich Bronchiektasen als verbreiterte Bronchien mit verdickter Wand dar. Bei der zystischen Bronchiektasie können einzelne, oft gruppierte Hohlräume zu erkennen sein. Die Computertomographie, insbesondere in 1-mm-Schichttechnik, ist dabei, die klassische Bronchographie auf diesem Gebiet zu verdrängen.

Lungenemphysem

Das Lungenemphysem ist durch eine Erweiterung der Lufträume distal der Bronchioli terminales charakterisiert. Die Bronchial- und Alveolarwände sind dabei destruiert.

Die computertomographische Diagnose eines Emphysems beruht auf dem Nachweis eines avaskulären Raums im Lungenparenchym, der die Dichte von Luft aufweist. Diese Zone ist von einer dünnen Linie begrenzt (Abb. 2.36). Die Empfindlichkeit der Computertomographie erlaubt schon die Diagnose eines beginnenden Emphysems. Um ausgedehnte Emphyseme zu diagnostizieren, sind

Histogramme hilfreich (s. S. 17). Der Gipfel der Dichteverteilung liegt im negativeren Bereich als normal und geht gegen –1000 HE. Zwei Emphysemtypen werden unterschieden, das primäre und das sekundäre Emphysem:

– Das primäre Emphysem stellt sich einerseits als panlobuläres Emphysem dar, das vor allem in den Unterlappen und beim α_1-Antitrypsin-Mangel vorkommt. Die andere Form des primären Emphysems ist das zentrolobuläre Emphysem, das als Komplikation einer chronischen Bronchitis auftritt und vor allem die Oberlappen betrifft. Das subpleural lokalisierte Emphysem (paraseptales Emphysem) weist subpleural lokalisierte Emphysemblasen auf. Diese Form des Emphysems ist verantwortlich für rezidivierende Pneumothoraces.
– Das sekundäre Emphysem ist meist durch eine Vernarbung bedingt, vor allem nach Tuberkulose oder Silikose.

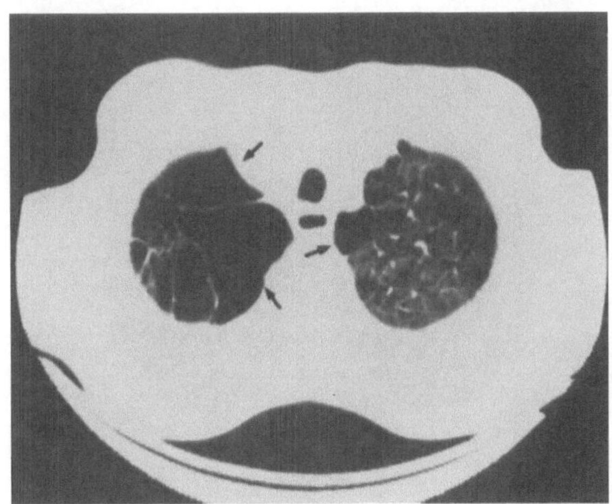

Abb. 2.36. Emphysem beider Lungenspitzen *(schwarze Pfeile)*. Zu erkennen sind strukturlose Areale, die die Dichtewerte von Luft aufweisen

In der Emphysemdiagnostik spielt die Computertomographie vor allem eine Rolle beim bullösen Emphysem und beim rezidivierenden Pneumothorax, insbesondere zur Klärung der Frage, ob und welche emphysematös-bullös veränderten Gewebeanteile operativ entfernt werden können. Andere Indikationen zur Computertomographie stellen die Abklärung einer vermehrten Strahlentransparenz sowie die Abklärung chronisch-obstruktiver Lungenerkrankungen dar.

Lungenerkrankungen

Solitäre oder multiple Lungenrundherde

Bei den solitären Rundherden weist eine höhere Dichte auf eine benigne Genese hin. Die Spezifität dieses Phänomens ist jedoch zu gering, um auf die Biopsie verzichten zu können. Wichtigere computertomographische Hinweise sind der Nachweis von Fettgewebe oder Kalk. Diese Strukturen deuten auf ein Hamartom hin. Auch die Begrenzung des Knotens ist ein wichtiger Faktor. Unregelmäßige Begrenzungen, Spiculae oder Nabelbildung sind Kriterien, die auf eine maligne Genese hinweisen.

Die Computertomographie ist der konventionellen Radiologie einschließlich Tomographie in der Darstellung von Lungenrundherden überlegen. Es lassen sich sogar Metastasen mit einem Durchmesser von weniger als 3 mm nachweisen.

Bei der Suche nach Lungenmetastasen sollte regelmäßig eine Computertomographie durchgeführt werden (Abb. 2.37).

Atelektasen

Jede Hypoventilation führt zu einer Retraktion und Verdichtung des betreffenden Lungensegments oder -lappens. Zentral sind bronchogene Aufhellungslinien (Luftbronchogramm) zu erkennen. Atelektasen haben verschiedene Ursachen. Die meisten sind mechanisch bedingt, z. B. durch eine tumor- oder fremdkörperbedingte Bronchialobstruktion, eine Bronchuskompression, eine schleimbedingte Obstruktion oder eine Lungenkompression durch einen Pleuraerguß. Kleinere Atelektasen treten in der Folge eines Lungeninfarkts auf. Die Computertomographie spielt nur dann eine Rolle, wenn die Ätiologie der Atelektase unklar ist.

Interstitielle Lungenerkrankungen

Computertomographisch kann eine interstitielle Lungenerkrankung diagnostiziert werden, wenn eine Verdickung der Interlobulärsepten vorliegt. Meist handelt es sich um eine Vermehrung des interstitiellen Bindegewebes unterschiedlicher Ursache (Sarkoidose, Kollagenose, Silikose, allergische Erkrankungen). Selten liegt eine Lymphangitis carcinomatosa zugrunde, häufiger ein interstitiel-

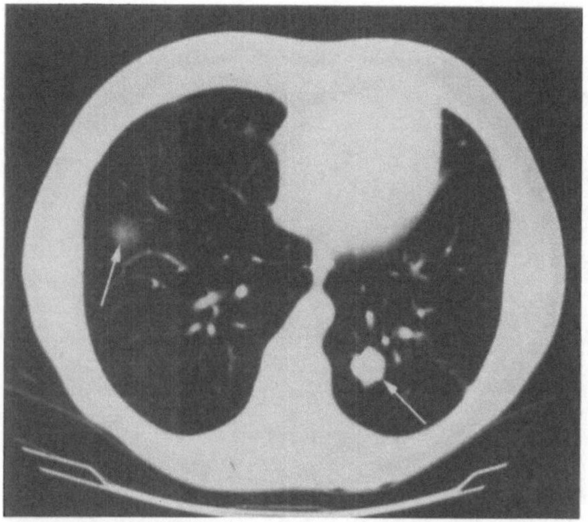

Abb. 2.37. Lungenmetastasen *(weiße Pfeile)*. Diese Metastasen wurden beim routinemäßigen Staging eines Kolonkarzinoms entdeckt

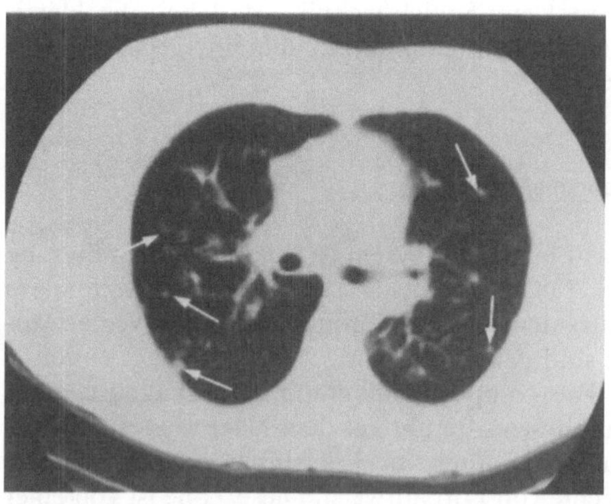

Abb. 2.38. Interstitielle Strukturverdichtungen bei Sarkoidose. Multiple kleine Knötchen *(Pfeile)* finden sich in beiden Lungen

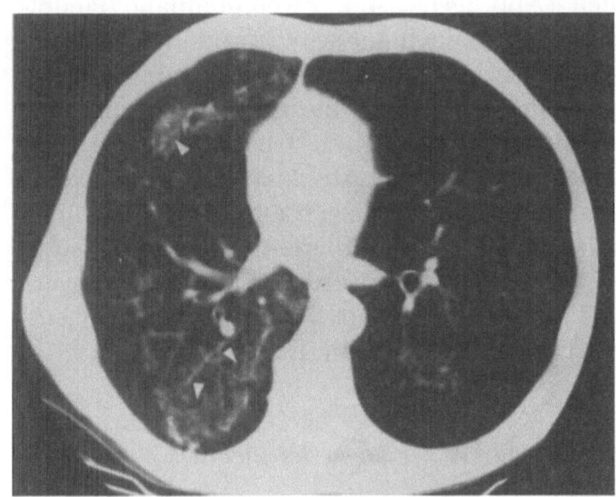

Abb. 2.39. Interstitielles Syndrom bei Lungenfibrose. Retikuläre Strukturverdichtung *(Pfeilspitzen)*

les Ödem. In 1-mm-Schichttechnik ist die Verdikkung des interstitiellen Gewebes hervorragend zu erkennen, so daß die Diagnose einfach zu stellen ist. Zur Abklärung der Ätiologie trägt die Computertomographie jedoch nicht bei. Zu achten ist auf Begleitzeichen (Rundherde, retikuläre Strukturen, Lymphknotenvergrößerungen bei Sarkoidose) (Abb. 2.38, 2.39).

Alveoläre Lungenerkrankungen

Computertomographisch kann eine alveoläre Lungenerkrankung diagnostiziert werden, wenn

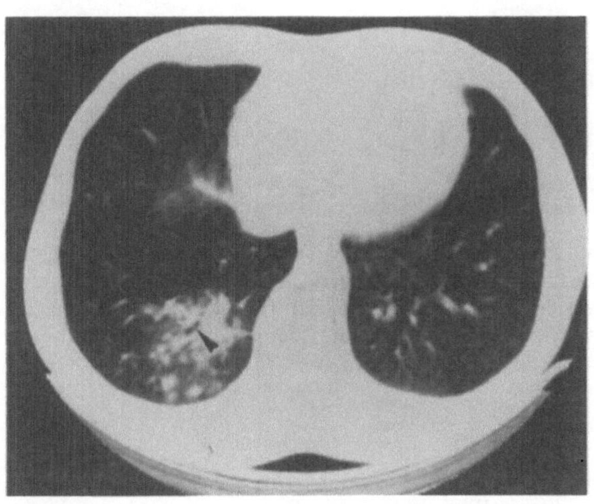

Abb. 2.40. Alveoläres Syndrom des rechten Unterlappens bei Pneumonie. Flau begrenzte Verdichtungen mit Luftbronchogramm *(Pfeilspitze)*

eine Verdichtung und Auffüllung der Alveolen mit Flüssigkeit zu erkennen ist. In diesem Fall ist ein Luftbronchogramm sichtbar. Ätiologisch kommen verschiedene Erkrankungen in Betracht (Ödem, alveoläre Proteinose, infektiöse Pneumonie). Auf die Computertomographie greift man bei alveolären Erkrankungen nur zurück, wenn die Genese unklar ist oder andere zugrundeliegende Erkrankungen, wie Bronchialkarzinom oder Alveolarzellkarzinom, vermutet werden. Alveoläre Lungenerkrankungen weisen konfluierende, flau begrenzte Verdichtungen auf. Zu erkennen sind Luftbronchogramm und peribronchiale Strukturverdichtungen (Abb. 2.40).

Gefäßerkrankungen

Die Lungenembolie wird durch eine Pulmonalangiographie oder eine Lungenszintigraphie abgeklärt. Das gleiche gilt für vaskuläre Fehlbildungen. Nur in außergewöhnlichen Fällen wird die Computertomographie hier zu Rate gezogen.

Erkrankungen der Pleura, der Thoraxwand und des Zwerchfells

Pleuraerkrankungen

Pneumothorax

Der Pneumothorax stellt sich als luftdichte Zone zwischen Thoraxwand und Pleura visceralis dar. Die normal vaskularisierte Lunge ist mehr oder weniger komprimiert. In der Diagnostik des Pneumothorax hat die Computertomographie nur bei den lokalisierten Formen und in Zweifelsfällen ihre Berechtigung.

Pleuraerguß

Freier Pleuraerguß. Ein freier Pleuraerguß sammelt sich in den abhängigen Thoraxpartien. Wenn der Patient auf dem Rücken liegt, findet sich also eine sichelförmige Flüssigkeitsansammlung ventral der dorsalen Thoraxwand (Abb. 2.41). Nach Kontrastmittelinjektion kommt es zu einer Dichteanhebung der Pleura. Der Pleuraerguß ändert seine Dichte dagegen nicht. Computertomographisch lassen sich sehr kleine Pleuraergüsse darstellen, die der konventionellen Radiologie entgehen.

Freie Ergüsse können sich bis in die Fissuren erstrecken. Die dem Erguß benachbarten Lungenabschnitte sind oft kollabiert. Sie können ein Luftbronchogramm aufweisen.

Gekammerte Ergüsse. Es handelt sich um Flüssigkeitsansammlungen, die einerseits von Thoraxwand oder Mediastinum, andererseits von der mehr oder weniger verdickten Pleura visceralis begrenzt sind. Tumoröse und hämorrhagische Ergüsse können eine erhöhte Dichte aufweisen. Die verdickte Pleura parietalis und visceralis bei gekammerten Ergüssen läßt sich durch die Dichteanhebung nach Kontrastmittelinjektion eindeutig darstellen (Abb. 2.41, 2.42). Zwerchfellnahe Pleuraergüsse sind manchmal schwierig von subphrenischen Abszessen abzugrenzen. Pleuraempyeme zeigen eine erhöhte Dichte und eine Verdickung der benachbarten Pleura. Charakteristisch sind Gasblasen im oberen Abschnitt der Flüssigkeitsansammlung. Diese Gasansammlung darf nicht mit versehentlich insufflierter Luft nach Pleurapunktion verwechselt werden. Die dem Empyem benachbarten Lungenabschnitte weisen gelegentlich eine dichtere Struktur auf.

Tumoren und Verdickungen der Pleura

Benigne Pleuraerkrankungen. Das Pleuralipom ist durch die Dichtewerte von Fett charakterisiert (Abb. 2.43). Pleuraverdickungen und -verkalkungen nach Asbestexposition und Tuberkulose sind leicht erkennbar (Abb. 2.44). Wenn die Verdickung der Pleura im Verlauf zunimmt oder unregelmäßige Begrenzungen auftreten, ist eine maligne Entartung anzunehmen, so daß eine Pleurabiopsie zu empfehlen ist.

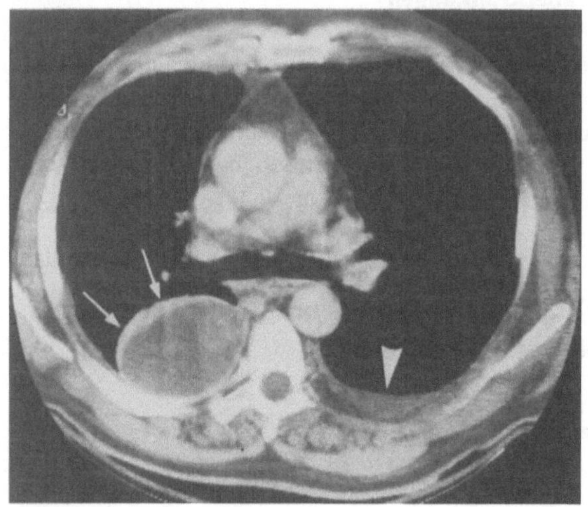

Abb. 2.41. Gekammerter Pleuraerguß rechts *(Pfeile).* Die verdickten Pleurablätter zeigen nach Kontrastmittelinjektion eine Dichteanhebung. Links ist ein frei auslaufender, sichelförmiger Pleuraerguß zu erkennen *(Pfeilspitze)*

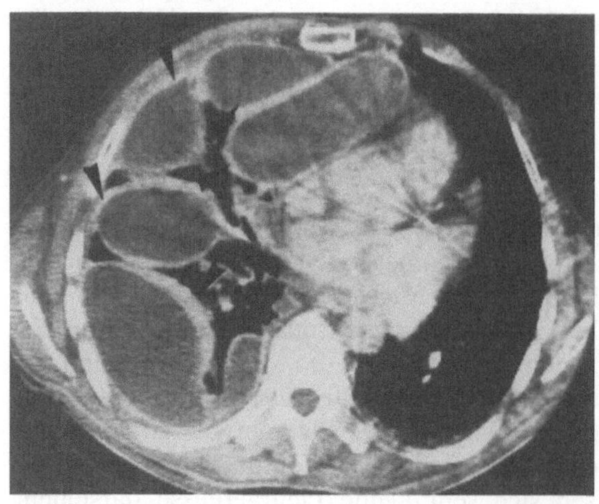

Abb. 2.42. Multiple gekammerte Pleuraergüsse *(Pfeilspitzen)*

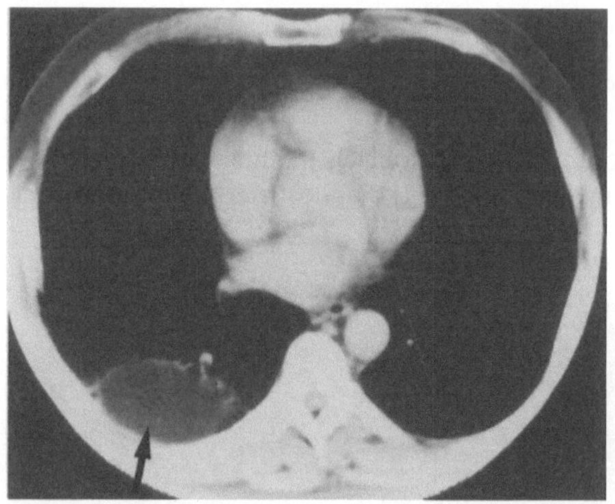

Abb. 2.43. Pleuralipom. Der Tumor *(Pfeil)* weist bei Dichtemessungen typische Fettwerte auf (–52 HE). Die Begrenzung des Tumors bildet mit der Thoraxwand einen spitzen Winkel, was auf die parietale oder pleurale Genese hinweist

Abb. 2.46. Pleurametastasen *(schwarze Pfeilspitzen)* bei einem kleinzelligen Karzinom. Gleichzeitig finden sich ein rechtsseitiger Pleuraerguß *(E)*, eine Dystelektase des benachbarten Lungenparenchyms *(weißer Pfeil)* und eine Lymphknotenmetastase der retrosternalen Lymphknotengruppe rechts *(weiße Pfeilspitze)* ▶

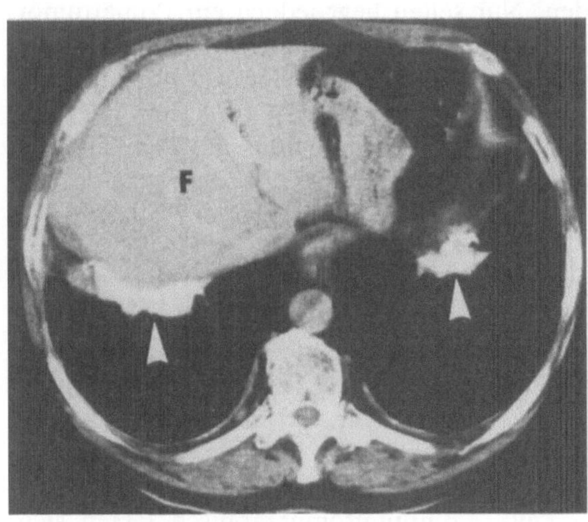

Abb. 2.44. Verkalkungen der diaphragmalen Pleura bei Asbestose *(Pfeilspitzen). F* Leber

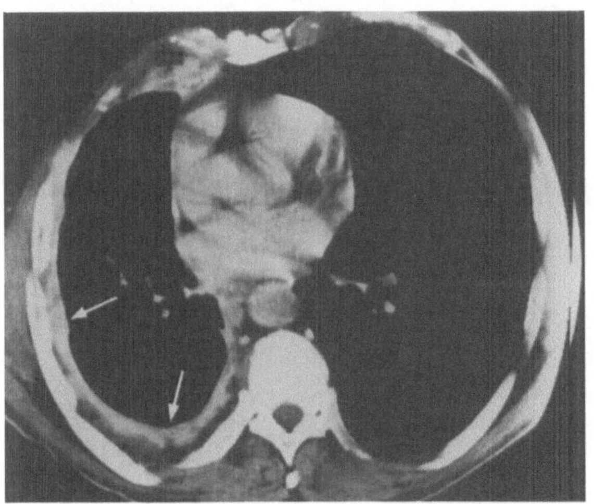

Abb. 2.45. Pleuramesotheliom rechts. Verdickungen und solide Knoten in der Pleura *(Pfeile)*

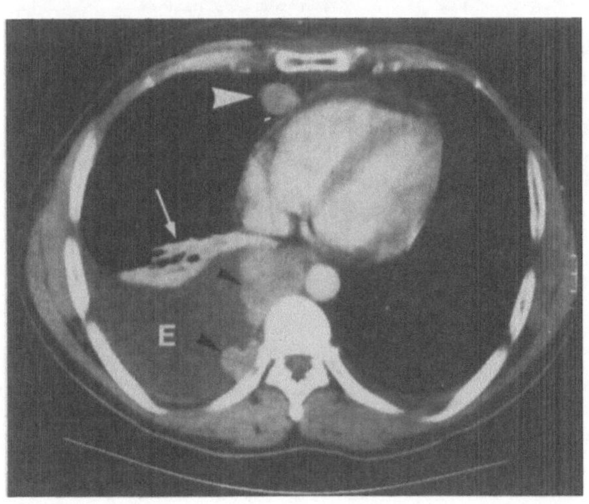

Maligne Pleuraerkrankungen. Mesotheliome treten insbesondere bei Personen mit Asbestanamnese auf. Computertomographisch finden sich an der Thoraxwand solide, bandförmige oder knotige Strukturen mit unregelmäßiger Begrenzung (Abb. 2.45). Gelegentlich ist eine Ausbreitung des Tumors bis ins Mediastinum, ins Perikard oder in die Thoraxwand zu erkennen (Muskeln, Rippen, Sternum, Wirbelsäule). Pleurametastasen anderer Tumoren können sich ganz ähnlich darstellen, so daß die Pleurabiopsie ohne Kenntnis des Primärtumors unverzichtbar ist. Knoten, die der Thoraxwand aufsitzen und mit einer Verdickung der Pleura und einem Pleuraerguß einhergehen, sind verdächtig auf Pleurametastasen (Abb. 2.46).

Veränderungen der Thoraxwand

Fehlbildungen der Thoraxwand

Deformationen der Thoraxwand, z. B. Trichterbrust (Pectus excavatum), lassen sich auf den transversalen computertomographischen Schnitten besser beurteilen als auf konventionellen Röntgenaufnahmen. Dies gilt insbesondere für die Beurteilung des Ausmaßes der Sternumdepression und der Mediastinalkompression.

Entzündliche und infektiöse Erkrankungen

Computertomographisch lassen sich die Grenzen von Thoraxwandabszessen (Tuberkulose, Aktinomykose) gut darstellen. Bei diesen Abszessen finden sich in der Thoraxwand Flüssigkeitsansammlungen, die gelegentlich Gasblasen enthalten. Im Knochenfenster läßt sich das Ausmaß einer Infiltration benachbarter knöcherner Strukturen abschätzen. Bei der Spondylodiszitis zeigen die computertomographischen Schnitte die Osteolyse der Wirbelkörper, die Veränderungen der Bandscheibe und die paravertebrale Abszeßausbreitung.

Tumoren

Lipome und Neurinome haben wir bereits kennengelernt. Thoraxwandtumoren muskulären, ossären und vaskulären Ursprungs lassen sich ebenfalls darstellen. Computertomographisch können die Begrenzung, die Dichte (Knochen, Knorpel), die Vaskularisation (Angiome) und das Verhältnis zu Pleura, Lunge und Mediastinum dargestellt

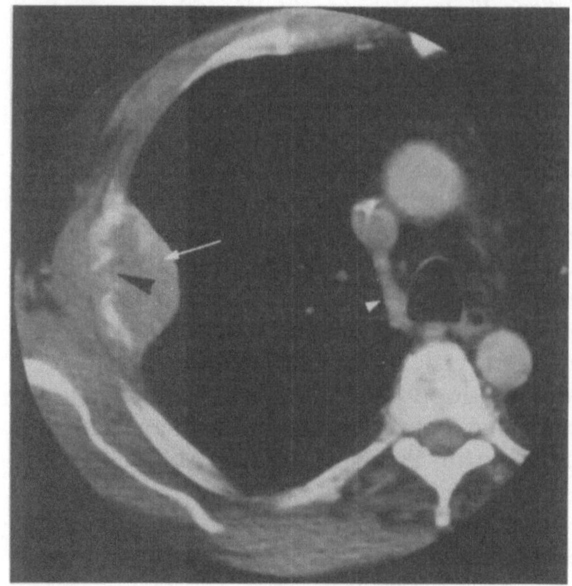

Abb. 2.47. Rippenmanifestation eines multiplen Myeloms. Der Tumor *(Pfeil)* hat zur Invasion der Weichteile und der Pleura geführt. Daneben hat er eine Osteolyse *(Pfeilspitze)* verursacht. Die Einmündung und der Verlauf der V. azygos oberhalb des rechten Hauptbronchus bis zur V. cava superior sind auf diesem Schnitt gut erkennbar *(weiße Pfeilspitze)*

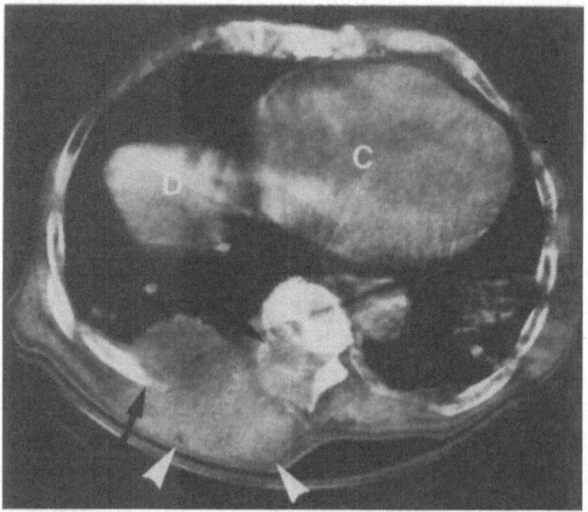

Abb. 2.48. Ossäre Metastasen eines Hypernephroms in Rippen und Wirbel *(Pfeile)*. Die Metastasen greifen auf Weichteile und Muskeln *(Pfeilspitzen)* über

werden. Nur selten liegt jedoch ein Primärtumor vor. Meist handelt es sich um eine generalisierte Erkrankung (multiples Myelom) (Abb. 2.47), um Knochenmetastasen (Abb. 2.48) oder um die Ausdehnung eines Lungentumors auf die Thoraxwand.

Zwerchfellveränderungen

Vom Zwerchfell ausgehende Tumoren sind selten. Die Hiatushernie zeigt sich computertomographisch als umschriebene, luft- oder kontrastmittelenthaltende Struktur im hinteren Mediastinum. Sie liegt ventral-lateral der Aorta descendens (Abb. 2.49). Computertomographisch lassen sich auch die seltenen Bochdalek-Hernien (dorsal) oder Morgagni-Hernien (ventral) darstellen.

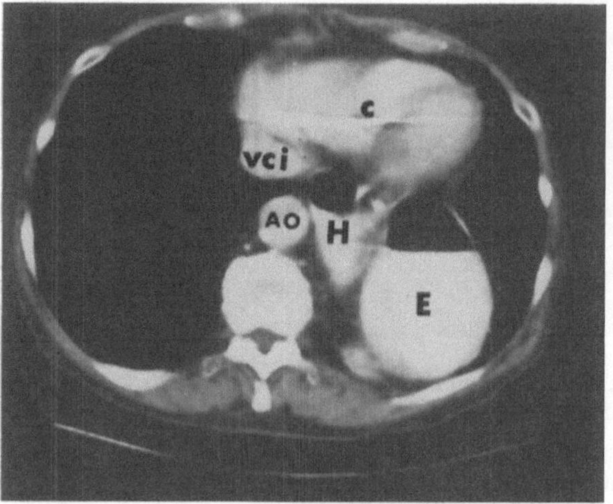

Abb. 2.49. Hiatushernie *(H)*. Die im hinteren Mediastinum dorsal des Herzens *(C)* und rechts der Aorta *(AO)* liegende Hernie enthält Röntgenkontrastmittel und Luft. Aufgrund der Konvexität des Zwerchfells ist bereits der Magen *(E)* angeschnitten, der ebenfalls Luft und Kontrastmittel enthält. *VCI* V. cava inferior

Veränderungen der Aorta und der großen Gefäße

Kongenitale Fehlbildungen

Die Computertomographie nach Kontrastmittel-injektion läßt die Aorta und ihre Äste erkennen (S. 14). Fehlbildungen dieser Gefäße können dargestellt werden. Dabei handelt es sich vor allem um:

- Dextroposition der Aorta. Hier verläuft der Aortenbogen rechts und nicht links des Ösophagus (Abb. 2.50).
- Doppelter Aortenbogen, dessen zwei Äste den Ösophagus und die Trachea umfassen.
- Arteria lusoria. Hierbei handelt es sich um eine aus der Aorta descendens entspringende aberrierende rechte A. subclavia, die dorsal des Ösophagus nach rechts verläuft (Abb. 2.51).

Mit diesen Anomalien können andere vaskuläre oder kardiale Fehlbildungen einhergehen, z. B. die Fallot-Tetralogie. Die Beschreibung dieser Veränderungen würde hier zu weit führen.

Die häufigste venöse Fehlbildung des Mediastinums ist die linksseitige V. cava superior, die ventral des Aortenbogens verläuft. Diese Vene verläuft am linken Lungenhilus und mündet in den oft erweiterten Sinus coronarius (Abb. 2.52).

Aneurysmen der Aorta thoracica

Die meisten Aneurysmen lassen sich auf einer Thoraxübersichtsaufnahme erkennen. Zur Abklärung bieten sich zwei nichtinvasive Verfahren an: einerseits die intravenöse digitale Subtraktionsangiographie, andererseits die Computertomographie mit Kontrastmittelinjektion. Computertomographisch läßt sich das Aneurysma insgesamt darstellen, während die Angiographie nur das Lumen zeigt. Dagegen erlaubt die Angiographie eine bessere Abschätzung der Einbeziehung von Aortenästen in das Aneurysma. Computertomographisch

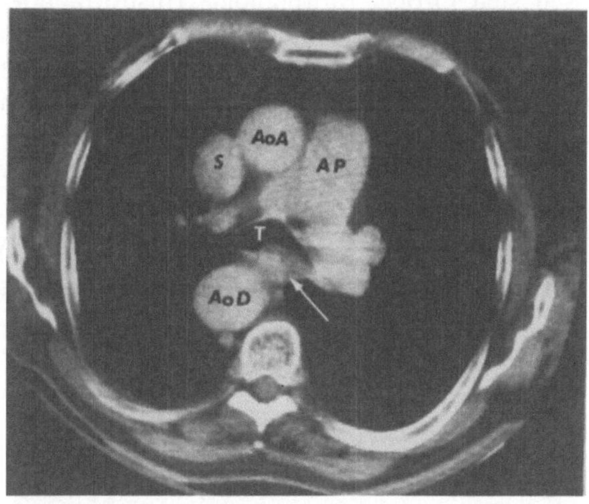

Abb. 2.50. Rechtsseitiger Aortenbogen. Die Aorta ascendens *(AoA)* liegt regelrecht. Die Aorta descendens *(AoD)* liegt dagegen rechts der Wirbelsäule und rechts des Ösophagus *(Pfeil). AP* A. pulmonalis, *S* V. cava superior, *T* Trachea

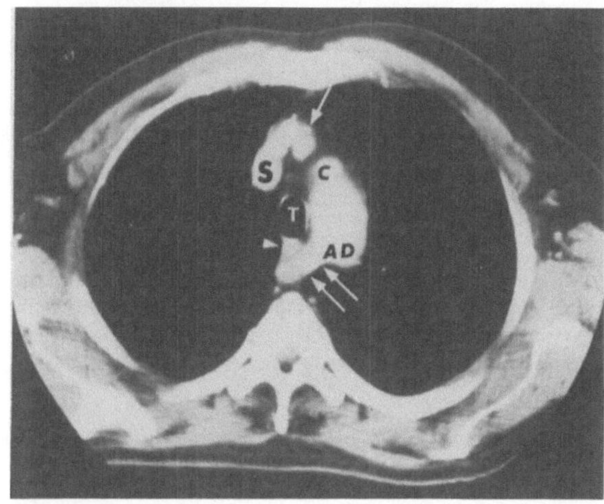

Abb. 2.51. A. lusoria. Die rechte A. subclavia *(Doppelpfeil)* verläuft dorsal des Ösophagus *(Pfeilspitze)*. Die linke A. carotis *(C)* und der Truncus brachiocephalicus *(Pfeil)* liegen an normaler Stelle

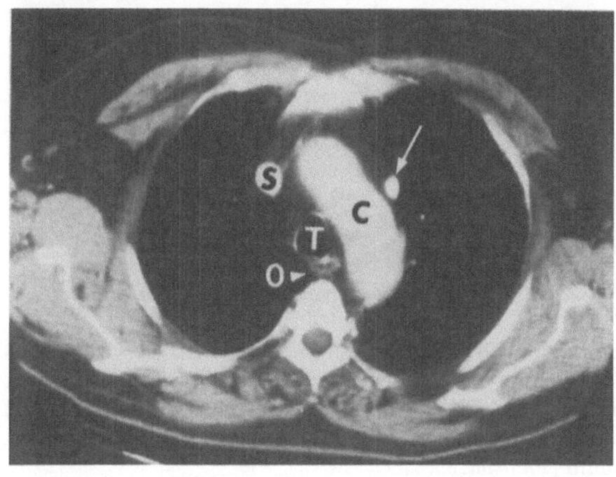

Abb. 2.52. Linksseitige V. cava superior *(Pfeil)*. Die Gefäßanomalie liegt ventral des Aortenbogens *(C)*. Die gute Kontrastierung resultiert aus einer Kontrastmittelinjektion in eine Vene des linken Arms. *S* Eutope V. cava superior, *T* Trachea, *O* Ösophagus

lassen sich Größe, Morphologie (fusiform oder sakkulär) Lage, Ausdehnung, Vorhandensein von Thrombosierung oder von Wandverkalkung, in manchen Fällen auch Ätiologie und vor allem Komplikationen darstellen.

Aus der Lage des Aneurysmas läßt sich auf die Ätiologie schließen:

- Aneurysmen des Segments I (Aorta ascendens) beruhen in der Regel auf einer Erkrankung des elastischen Bindegewebes (Marfan-Syndrom) oder seltener auf einer Syphilis.
- Aneurysmen des Segments II (Aortenbogen) sind meist atheromatös bedingt, seltener durch eine Syphilis.
- Aneurysmen des Segments III (Aorta descendens) finden sich am häufigsten. Es handelt sich fast immer um atheromatös bedingte Aneurysmen.

Am Aortenisthmus, der Verbindung zwischen den Segmenten II und III, manifestieren sich die meisten posttraumatischen Aneurysmen. Hierbei handelt es sich um falsche Aneurysmen, die unabhängig von ihrer Größe aufgrund der ausgeprägten Rupturgefahr rasch chirurgisch versorgt werden müssen.

Computertomographisch lassen sich Thromben an der Aneurysmawand gut darstellen (Abb. 2.53).

Parietale Thromben in einem sackförmigen Aneurysma können zu einer kompletten Thrombosierung des Aneurysmas führen, so daß computertomographisch ein Tumor vorgetäuscht werden kann. Das Vorhandensein ringförmig angeordneter parietaler Verkalkungen ist charakteristisch.

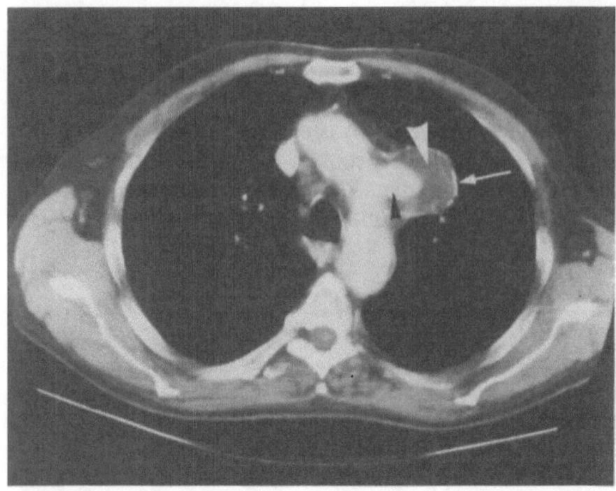

Abb. 2.53. Sackförmiges Aneurysma des Aortenbogens (Segment 2). Dieses atheromatöse Aneurysma ist partiell thrombosiert. Das Residuallumen des Aneurysmas ist kontrastiert *(schwarze Pfeilspitze).* Der parietale Thrombus im Aneurysma *(weiße Pfeilspitze)* ist ebenso erkennbar wie die Wandverkalkungen des Aneurysmas *(Pfeil)*

Komplikationen. Das Risiko einer Aneurysmaruptur hängt von der Größe ab: 50% der Aneurysmen mit einem Durchmesser über 10 cm rupturieren innerhalb eines Jahres. Eine Verdickung der Aneurysmawand deutet in der Regel auf eine subadventitielle Einblutung hin und damit auf eine drohende Ruptur. Die Ruptur ist gesichert, wenn eine perianeurysmale Verschattung, also ein Hämatom nachgewiesen wird oder auch eine Flüssigkeitsansammlung in Pleura oder Perikard oder ein Mediastinalhämatom (Abb. 2.54). Einige Aneurysmen können durch eine echte Aortendissektion kompliziert werden, insbesondere Aneurysmen des Segments I (Marfan-Syndrom).

Aortendissektion

Bei der Aortendissektion handelt es sich um eine Intimaruptur mit Bluteintritt zwischen Media und Intima, so daß ein falsches Lumen entsteht. Das falsche Lumen wird vom echten Aortenlumen durch die abgelöste Intima getrennt. Gelegentlich wird die Intima von einer dünnen Mediaschicht begleitet. Immer existieren ein Eingang in das falsche Lumen und ein oder mehrere Wiedereinmündungen in das wahre Aortenlumen, deren Lokalisation computertomographisch oft zu erkennen ist.

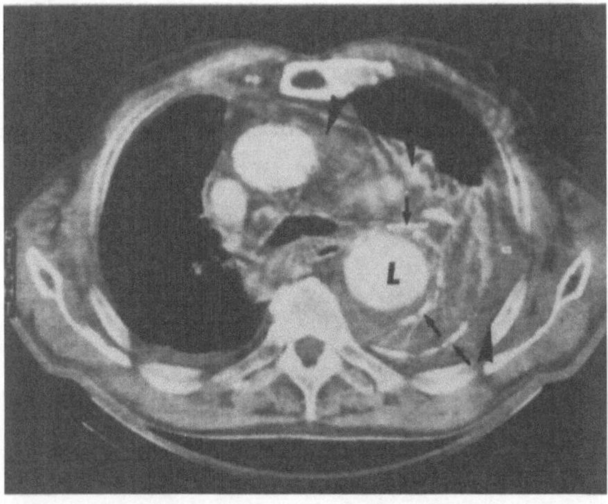

Abb. 2.54. Rupturiertes Aortenaneurysma. Dieses bei Syphilis aufgetretene Aneurysma weist Wandverkalkungen auf *(Pfeile).* Der nicht thrombosierte Teil des Lumens *(L)* ist kontrastiert. Es finden sich Hämothorax und Hämomediastinum *(Pfeilspitzen)*

Die Aortendissektionen werden nach der Stanford-Klassifikation, die für die Therapie von Bedeutung ist, in die Typen A und B eingeteilt:

- Die Dissektion des Typs A betrifft das Segment I der Aorta (Aorta ascendens). Die anderen Aortensegmente einschließlich der Aorta abdominalis können mitbetroffen sein. Diese Form der Aortendissektion muß operativ korrigiert werden, da die Gefahr besteht, daß durch eine Ausdehnung der Dissektion die Ostien der hirnversorgenden Arterien und der Koronararterien verschlossen werden. Eine mehr oder weniger ausgeprägte Aorteninsuffizienz kann begleitend vorhanden sein.
- Dissektionen vom Typ B sind auf die Aorta thoracica descendens distal der linken A. subclavia beschränkt. Sie können sich auf die Aorta abdominalis und ihre Äste ausbreiten. Im allgemeinen werden diese Formen nicht operiert.

Die Aortendissektionen lassen sich computertomographisch nach Kontrastmittelinjektion in Bolusform darstellen. Die flottierende Intima ist als hypodense dünne Struktur zu erkennen, die die beiden kontrastierten Lumina voneinander trennt (Abb. 2.55). Ein wichtiges Begleitzeichen ist die Verlagerung von Intima- und Mediaverkalkungen von der Aortenwand ins Zentrum des Gefäßes (Abb. 2.56). Die beiden Lumina können eine unterschiedliche Dichte aufweisen: Das Kontrastmittelverhalten muß nicht gleich sein, so daß eine verzögerte Kontrastierung eines Lumens auftreten kann (Abb. 2.57). Das Neolumen hat oft eine spiralförmige Konfiguration um das wahre Lumen herum. Chronische Dissektionen können thrombosieren.

Die Beurteilung der herznahen Aortenabschnitte ist durch zahlreiche kinetische Artefakte erschwert.

Eine Beurteilung der Aortenklappe sollte echokardiographisch (einschließlich Doppler-Verfahren) erfolgen. Auch Koronarographie und Angiographie der großen Gefäße sind oft unverzichtbar.

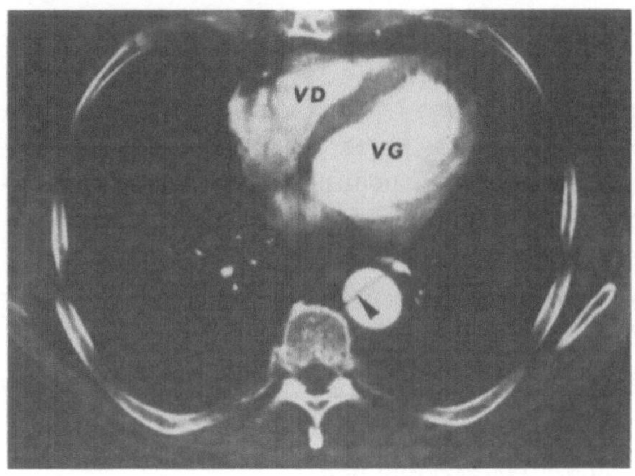

Abb. 2.55. Aortendissektion Typ B. Die abgelöste Intima *(Pfeilspitze)* trennt das wahre und das falsche Lumen voneinander. In diesem Fall ist die Kontrastierung beider Lumina etwa gleich stark

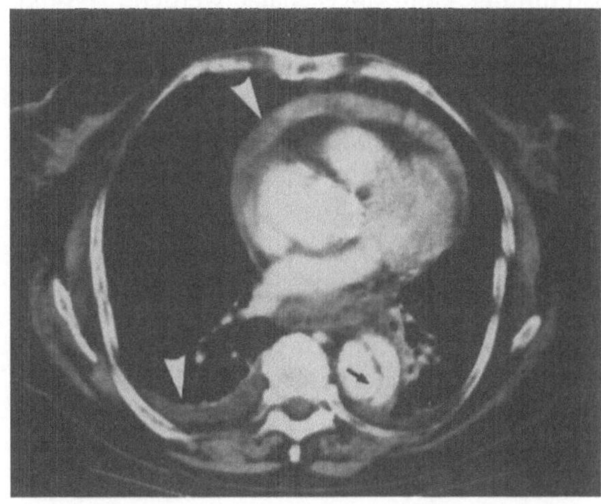

Abb. 2.56. Aortendissektion Typ A. Verkalkte Intima- und Mediaanteile der Aortenwand sind ins Aortenlumen verlagert *(schwarzer Pfeil)*. Es liegen Hämoperikard und Hämothorax *(Pfeilspitzen)* vor

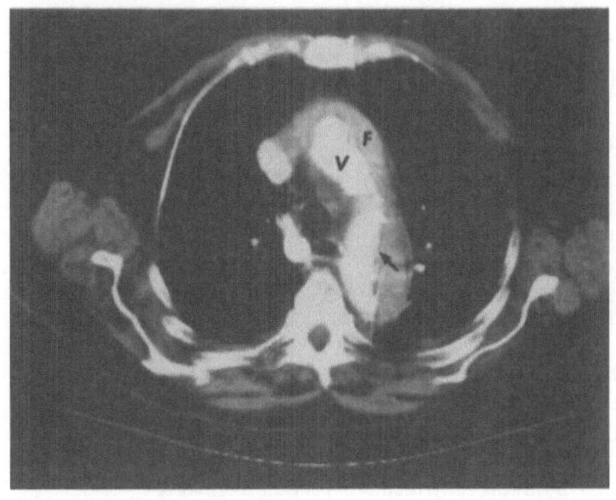

Abb. 2.57. Aortendissektion Typ A. Verzögerte Kontrastierung des falschen Lumens *(F)* im Verhältnis zum echten Lumen *(V)*. Dieses Kontrastmittelverhalten kommt durch einen verlangsamten Fluß im falschen Lumen zustande. Die verkalkte Intima *(schwarzer Pfeil)* ist im Gefäß erkennbar ▶

Herzerkrankungen

Nach Einführung von Computertomographie-
geräten mit Abtastzeiten von einer Sekunde sind
funktionelle Untersuchungen des Herzens möglich geworden. Basisverfahren zur morphologischen Herzuntersuchung bleibt jedoch die
Echokardiographie, während die Kernspinreso-
nanztomographie die Computertomographie in
Zukunft sicher an Bedeutung überragen wird.

Koronare Herzerkrankung
und Herzklappenerkrankungen

Nach Herzinfarkt läßt sich computertomographisch eine Ausdünnung des linksventrikulären
Myokards darstellen. Die Ausdehnung dieser
Ausdünnung kann abgeschätzt werden. Hypoki-
nesie, Dyskinesie und Aneurysma lassen sich
leicht erkennen, ebenso ein falsches Aneurysma
(Abb. 2.58 und 2.59). Indiziert ist die Computertomographie bei Komplikationen des Infarkts und
nicht beim Infarkt selbst. Ein der Infarktzone an-
liegender Thrombus läßt sich computertomographisch leicht darstellen, während er der routinemäßigen Echokardiographie gelegentlich entgehen kann (Abb. 2.60). Bei den Herzklappenerkran-
kungen lassen sich computertomographisch Klap-
penverkalkungen und linksatriale Thromben darstellen (Abb. 2.61).

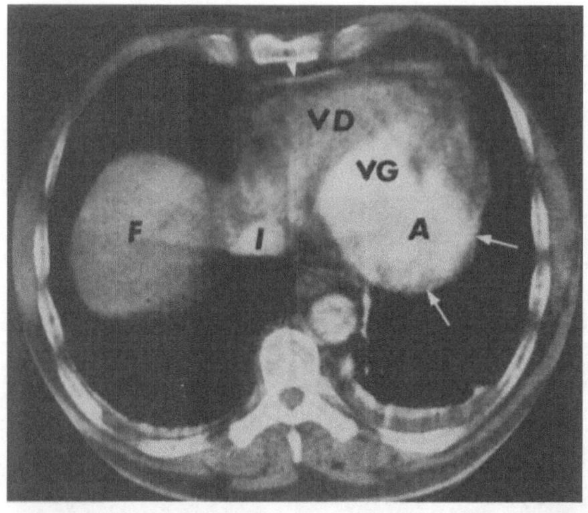

Abb. 2.58. Aneurysma des linken Ventrikels *(A)* in der Folge eines anterolateralen Infarktes. Die laterale Wand des
Myokards ist ausgedünnt *(weiße Pfeile)*. Das Perikard stellt
sich verdickt dar *(Pfeilspitze)*. *I* V. cava inferior, *F* Leberkuppel, *VG* linker Ventrikel, *VD* rechter Ventrikel

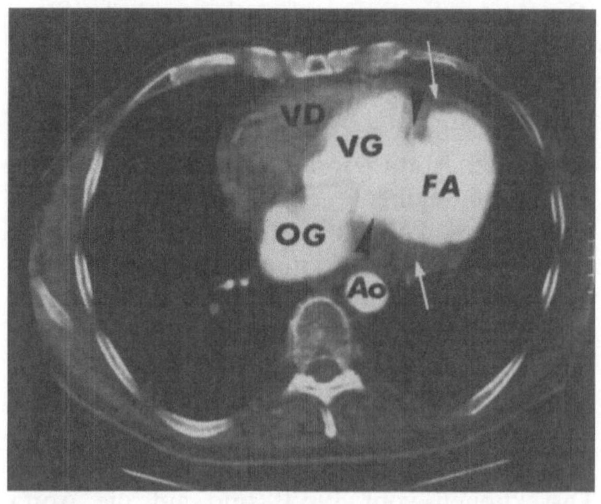

Abb. 2.59. Falsches Aneurysma *(FA)* nach Infarkt mit ge-
deckter Ruptur der freien Wand des linken Ventrikels *(VG)*.
Dieses Aneurysma ist mit dem linken Ventrikel breitbasig
verbunden *(Pfeilspitzen)*. Es weist eine partielle Thrombosierung auf *(Pfeile)*. *OG* linker Vorhof, *VD* rechter Ventrikel,
Ao Aorta

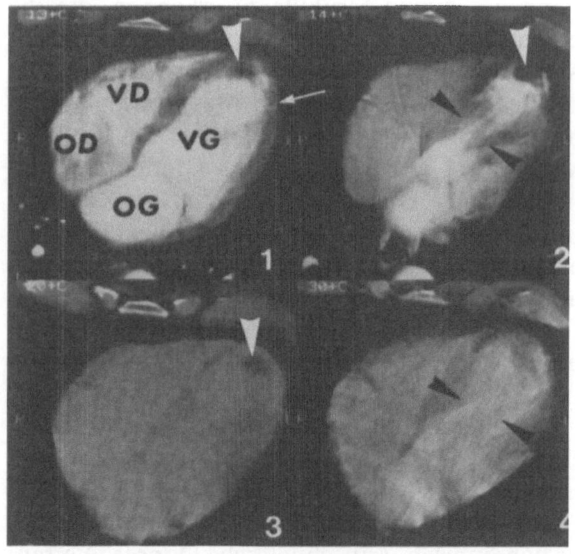

Abb. 2.60. Schnitt durch die 4 Herzhöhlen bei einem Patienten mit Vorderwandinfarkt. Die 4 Bilder wurden zu unterschiedlichen Zeiten des Herzzyklus registriert. In der
Diastole (Bilder *1* und *3*) ist eine Ausdünnung des apikalen
Myokards *(weißer Pfeil)* zu erkennen, die der Narbe entspricht. Daneben ist ein apikaler Thrombus *(weiße Pfeilspitze)* erkennbar. In der Systole (Bilder *2* und *4*) ist die apikale
Akinesie gut erkennbar (anterior der *schwarzen Pfeilspitzen*), während die basalen Myokardabschnitte sich normal
kontrahieren

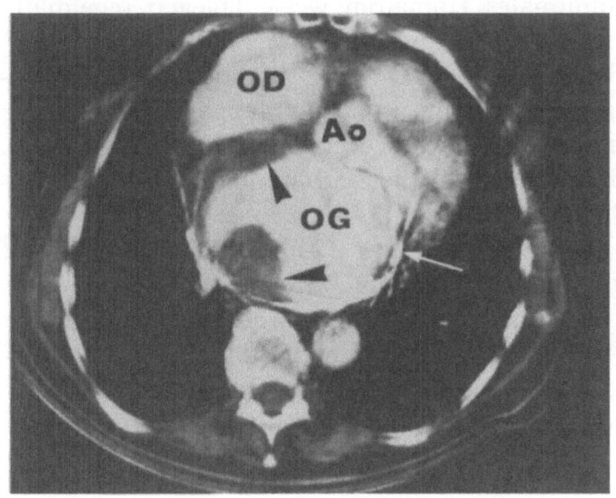

Abb. 2.61. Verkalkte Mitralstenose. Der linke Vorhof *(OG)* ist erheblich dilatiert. Die Mitralklappe weist Verkalkungen auf *(Pfeil)*. Im linken Vorhof liegen dorsal und am Vorhofseptum Thromben *(Pfeilspitzen)*. *OD* rechter Vorhof, *Ao* Aorta ascendens

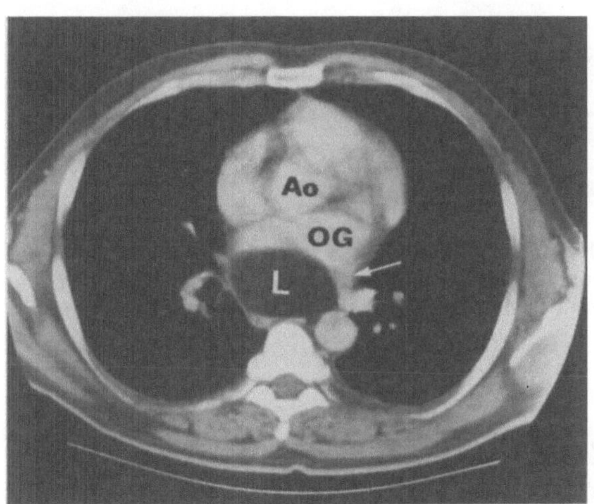

Abb. 2.62. Lipom dorsal des linken Vorhofes *(L)*. Sonographisch war nicht erkennbar, ob der Tumor innerhalb oder außerhalb des linken Vorhofes liegt. Computertomographisch ist eine Verdrängung der Pulmonalvenen nach ventral zu erkennen *(weißer Pfeil)*. Aufgrund der typischen Dichtewerte kann die Diagnose eines Lipoms eindeutig gestellt werden. Histologisch handelte es sich um ein Perikardlipom

Abb. 2.63. Verdickung der beiden Perikardblätter *(Pfeile)* ▶ bei einem Patienten mit akutem Schub einer chronischen myeloischen Leukämie. Zu erkennen ist eine Lobärpneumonie im linken Lungenunterlappen *(P)*. *VG* linker Ventrikel, *VD* rechter Ventrikel

Herztumoren

Um Tumoren des Herzens darzustellen, genügt in der Regel die Echokardiographie. Gelegentlich liefert die Computertomographie Zusatzinformationen, da das Herz in seiner Gesamtheit dargestellt werden kann und Dichtemessungen möglich sind (Abb. 2.62). Wie bei der Echokardiographie ist die Differentialdiagnose zwischen Thrombus und Tumor schwierig (Abb. 2.61). Wesentlich ist hier die Anamnese.

Koronarbypass

Computertomographisch läßt sich eine Dichteanhebung eines aortokoronaren Bypass nach Kontrastmittelinjektion darstellen. Dadurch wird die Durchgängigkeit des Bypass verifiziert. Stenosen im Bereich der Anastomosen lassen sich allerdings nicht ausschließen.

Perikarderkrankungen

Die Diagnostik von Perikardergüssen beruht auf der Echokardiographie. In seltenen Fällen lassen sich kleinere Ergüsse computertomographisch leichter darstellen. Eine Verdickung der Perikardblätter läßt sich computertomographisch besser erkennen als echokardiographisch. Ursache der Perikardverdickungen sind Entzündungen, Tumoren oder Lymphabflußstörungen (Abb. 2.63). Wie bereits dargestellt, können Bronchial- oder Mediastinaltumoren das Perikard befallen (Abb. 2.64).

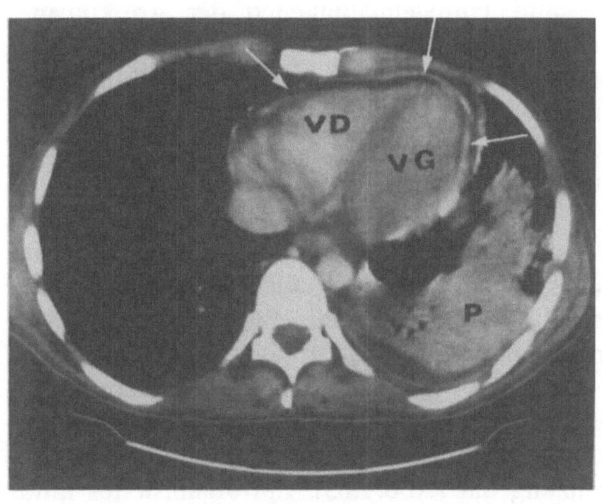

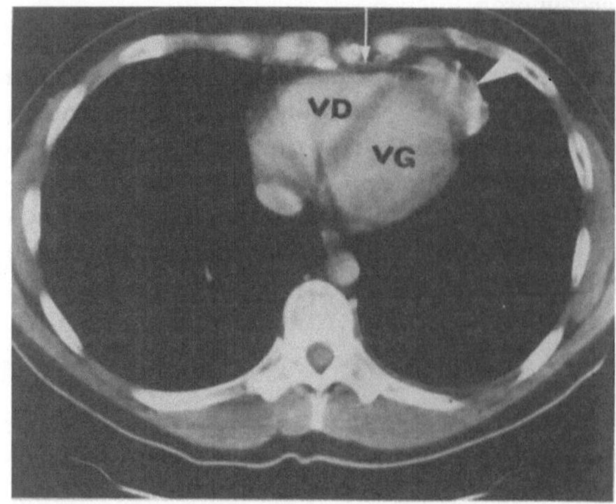

Abb. 2.64. Perikardinvasion bei malignem Hodgkin-Lymphom. Das Perikard *(Pfeil)* ist ventral des rechten Ventrikels *(VD)* gut zu erkennen. Vor dem linken Ventrikel *(VG)* ist eine Raumforderung zu erkennen *(Pfeilspitze)*, die das epikardiale Fettgewebe infiltriert

Posttraumatische Veränderungen

Die Darstellung des gesamten Körperquerschnittes, die computertomographisch möglich ist, ist für die Traumatologie von großer Bedeutung. Knochen, Lunge, Pleura, Mediastinum und nach Kontrastmittelgabe auch Gefäße können gleichzeitig beurteilt werden.

Jeder Verdacht auf ein falsches Aneurysma der Aorta sollte Anlaß für eine computertomographische Untersuchung sein. Dabei wird man auf eine Erweiterung der kranialen Abschnitte der Aorta descendens achten, deren Durchmesser normalerweise etwas kleiner als der der Aorta ascendens ist. Falsche Aneurysmen stellen umschriebene Vorwölbungen des Aortenlumens dar. Zu beachten sind auch periaortale Flüssigkeitsansammlungen und Unregelmäßigkeiten der Aortenwand. Gelegentlich läßt sich eine feine Linie im Aortenlumen darstellen, die der abgelösten Intima entspricht. Sie weist auf eine posttraumatische Dissektion hin. Gelegentlich findet sich gleichzeitig ein Hämoperikard.

Rupturen des Ösophagus oder des Tracheobronchialsystems werden endoskopisch diagnostiziert. Sie können jedoch auch computertomographisch dargestellt werden, ebenso das begleitende Pneumomediastinum.

Lungenkontusionen stellen sich computertomographisch meist als heterogen strukturierte, intrapulmonale Verdichtungen mit unscharfer Begrenzung dar (Abb. 2.65). Ein organisiertes intra-

pulmonales Hämatom weist dagegen regelmäßigere Grenzen und eine homogenere Dichte auf, die etwa solidem Gewebe entspricht. Alveolarrupturen führen zu Luftansammlungen oder zur Ausbildung eines horizontalen Flüssigkeitsspiegels. Gelegentlich ist die Verbindung zu einem Bronchus zu erkennen.

Ein Pneumothorax (Abb. 2.65), der meist auf eine pleuropulmonale Ruptur zurückzuführen ist, kann leicht dargestellt werden. Hämothorax (Abb. 2.66) und Hämomediastinum weisen auf eine Gefäßruptur hin (Abb. 2.67). Schließlich lassen sich computertomographisch Hautemphyseme so-

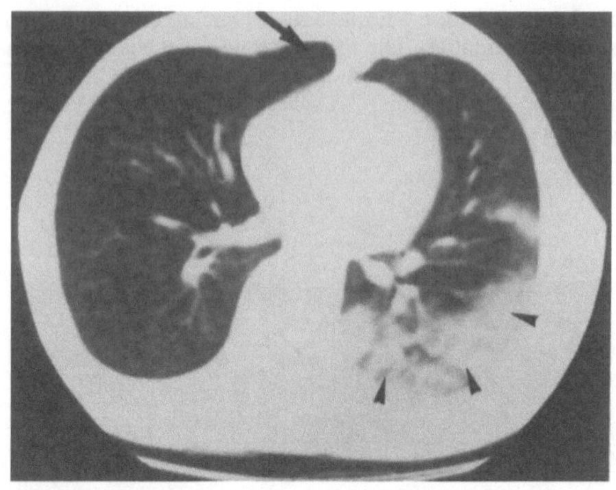

Abb. 2.65. Thoraxtrauma. Neben einem kleinen Pneumothorax *(Pfeil)* rechts ventral findet sich eine Lungenkontusion des ganzen linken Lungenunterlappens *(Pfeilspitzen)*

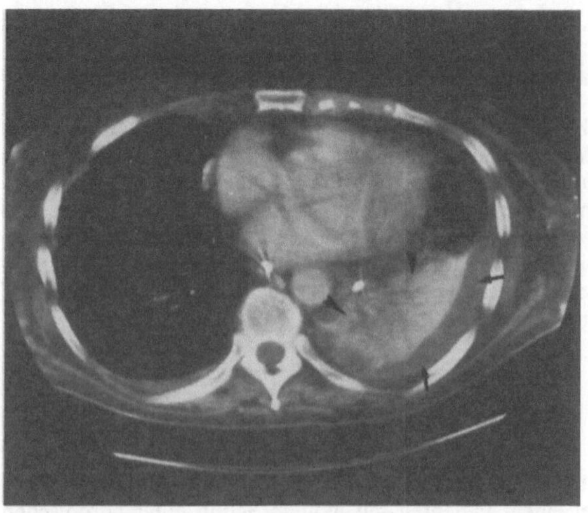

Abb. 2.66. Thoraxtrauma. Links basaler Hämothorax *(Pfeile)* mit Atelaktase der benachbarten Lungenabschnitte *(Pfeilspitzen)*

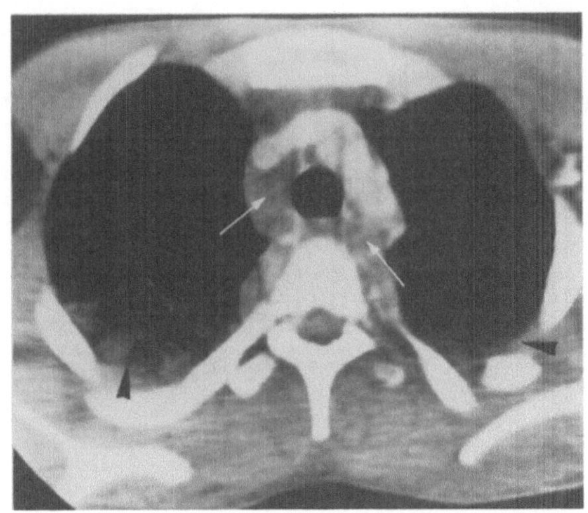

Abb. 2.67. Hämomediastinum als Folge eines Verkehrsunfalles. Es findet sich eine Flüssigkeitsansammlung mit erhöhter Dichte (70 HE) *(Pfeile)*, die die großen Gefäße umgibt. Beidseits liegen Lungenkontusionen vor *(Pfeilspitzen)*

wie Rippen- und Sternumfrakturen erkennen, die der konventionellen Radiologie oft entgehen. Auch begleitende Thoraxwandhämatome lassen sich darstellen.

Indikationen zur Computertomographie

Die wesentlichen Indikationen für eine computertomographische Untersuchung des Thorax sind:

- Ausdehnung von Bronchial- und Ösophagustumoren,
- topographische Zuordnung und gelegentlich ätiologische Klärung einer mediastinalen Raumforderung,
- Ausdehnung von Lymphomen,
- Suche nach kleinen Lungenmetastasen im Rahmen eines Tumorstagings,
- präoperative Abklärung von Aortenaneurysmen sowie Diagnostik der Aortendissektion,
- Diagnose von Herzthromben und -tumoren.

Bei diesen Indikationen steht die Computertomographie in der diagnostischen Strategie direkt hinter den Thoraxaufnahmen und/oder der Bronchoskopie (gelegentlich auch der Echokardiographie). Die konventionelle Schichtuntersuchung hat nur noch bei infektiösen Erkrankungen eine Berechtigung.

Seit Einführung der Computertomographie sind die Indikationen anderer Kontrastmittelun-

tersuchungen stark eingeschränkt worden. So hat die Bronchographie kaum noch Indikationen. Die Angiographie wird nur noch ergänzend benötigt, z. B. bei der Abklärung von Aneurysmen oder Bronchialtumoren.

In der Herzdiagnostik ist die Reihenfolge umgekehrt: Die Computertomographie stellt hier das ergänzende Verfahren dar, während Echokardiographie (einschließlich Dopplerverfahren), Koronarographie und Angiokardiographie an erster Stelle stehen.

Kapitel 3 Leber

G. Coche, F. S. Weill

Computertomographischer Normalbefund

Leberparenchym

Im homogen strukturierten Leberparenchym stellen sich Gefäßanschnitte hypodens dar (Abb. 3.1).

Nach Kontrastmittelinjektion kommt es zu einer generalisierten Dichteanhebung der Leber. Besonders ausgeprägt ist die Dichteanhebung der Gefäße:

- Lebervenen und V. cava (Abb. 3.2),
- Pfortadergabelung und Pfortaderäste (Abb. 3.3),
- A. hepatica. Dieses Gefäß läßt sich in der Gegend der Leberpforte darstellen. Weiter distal sind die Leberarterienäste zu schmal, um computertomographisch zur Darstellung zu kommen.

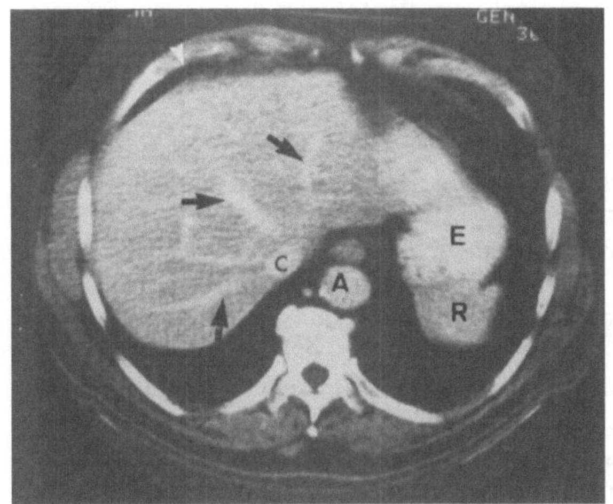

Abb. 3.2. Normale Leber nach Kontrastmittelinjektion. Der Schnitt durch die Leber zeigt 3 kontrastierte Lebervenen *(Pfeile)*, die auf die V. cava inferior *(C)* zulaufen. Die Leber ist ventral und dorsal von der Thoraxwand durch Lungengewebe getrennt *(Pfeilspitze)*. *A* Aorta, *R* Milz, *E* kontrastierter Magen

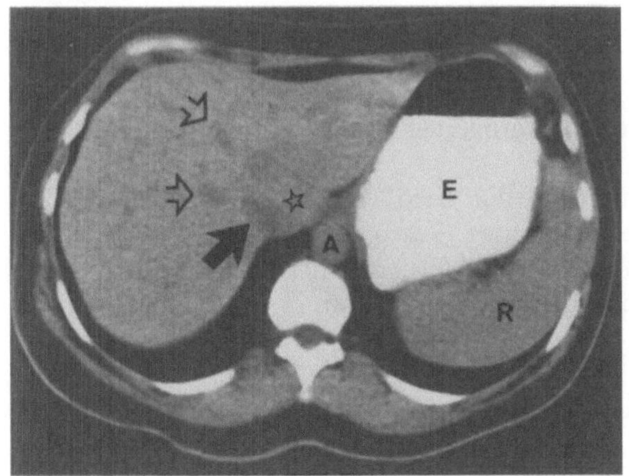

Abb. 3.1. Normale Leber vor Kontrastmittelinjektion. Auf dem computertomographischen Schnitt sind rundliche oder ovaläre hypodense Areale zu erkennen, die Gefäßanschnitten entsprechen *(offene Pfeile)*. Die V. cava inferior *(Pfeil)* ist gut erkennbar, ebenso der Lobus caudatus *(*)*. *A* Aorta, *E* Magen mit Kontrastmittel, *R* Milz

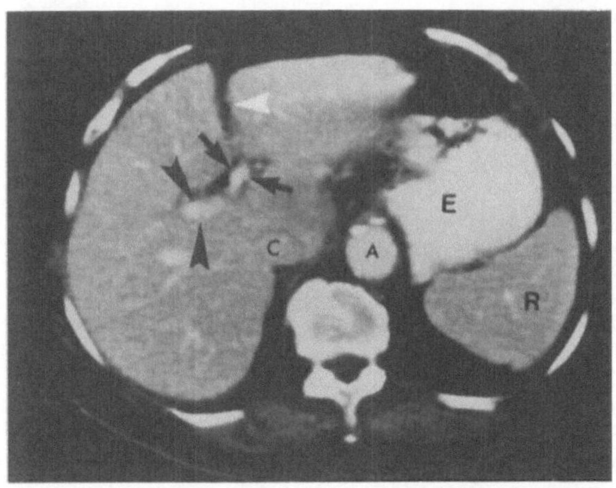

Abb. 3.3. Normale Leber nach Kontrastmittelinjektion. Die Schnittebene dieses Bildes liegt viel weiter kaudal als die Schnittebene von Abb. 3.2. Der Schnitt zeigt in der Leberpforte die Pfortaderaufzweigung mit linkem *(Pfeile)* und rechtem *(Pfeilspitzen)* Pfortaderast. Die *weiße Pfeilspitze* markiert den Lappenspalt. *A* Aorta, *C* V. cava inferior, *R* Milz, *E Magen*

Leberkonturen

Die Leber läßt sich gut abgrenzen. Kranial liegt zwischen Leberrand und Thoraxwand eine sichelförmige Schicht lufthaltigen Lungengewebes (Abb. 3.2). Unterhalb des Zwerchfells findet sich zwischen Leber und Thoraxwand eine Schicht extraperitonealen Fettgewebes. Die Peritonealhöhle erstreckt sich ventral und lateral bis zwischen diese Fettschicht und die Leber.

Dorsal, in Höhe des Lig. coronarium, ist die Leber nicht vom Peritoneum überzogen. Sie steht hier direkt mit dem Retroperitonealraum und der hinteren Bauchwand in Kontakt.

Die Leberkuppel liegt tangential zur Schnittebene, so daß sie computertomographisch nur schlecht zu explorieren ist. Mit frontalen oder sagittalen Rekonstruktionen läßt sich diese Schwierigkeit umgehen.

Die Leber besitzt einige sehr markante Konturmerkmale. Es handelt sich um:

Interlobärfissur: Sie schneidet von unten in die Leber ein und trennt das, was die alten Anatomen als rechten und linken Leberlappen bezeichneten, voneinander (Abb. 3.3, 3.4). Zur topographischen Bedeutung dieser Fissur s. unten.

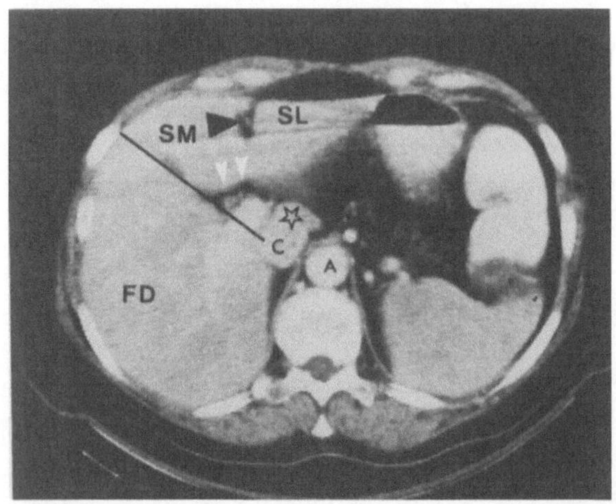

Abb. 3.4. Nomenklatur: Dieser Schnitt unterhalb der Leberpforte geht durch den Unterrand des Lappenspaltes *(Pfeilspitze)* und die Pfortaderfissur *(doppelte Pfeilspitze).* Der *schwarze Strich* stellt die Grenze zwischen rechtem *(FD)* und linkem *(SM, SL)* Leberlappen dar. Diese Linie wird durch das Gallenblasenbett und die V. cava inferior *(C)* definiert. Weiter kranial verläuft die Grenze zwischen rechtem und linkem Leberlappen durch die mittlere Lebervene. Der Lappenspalt der Leber *(Pfeilspitze)* teilt den linken Leberlappen in einen internen *(SM)* und einen externen *(SL)* Sektor. Der Lobus caudatus *(*)* liegt ventral der V. cava inferior *(C). A* Aorta

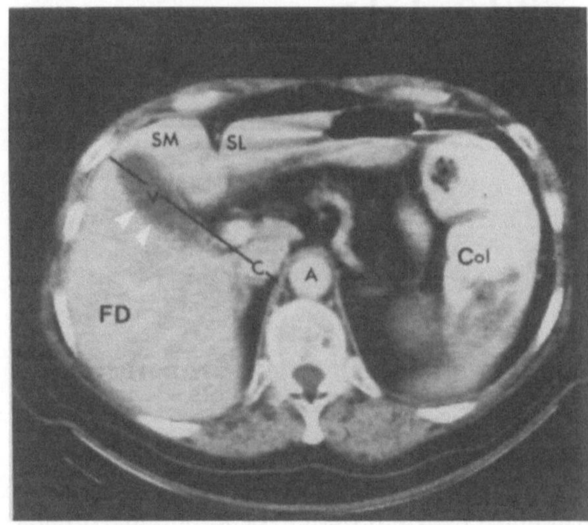

Abb. 3.5. Nomenklatur: Auf diesem Schnitt durch das Gallenblasenbett *(Pfeilspitzen)* ist die Grenze zwischen rechtem *(FD)* und linkem *(SM, SL)* Leberlappen ebenfalls eingezeichnet. *SM* interner Sektor des linken Leberlappens, *SL* externer Sektor des linken Leberlappens, *A* Aorta, *C* V. cava inferior, *Col* Colon

Leberpfortenfissur: Sie enthält die lebernahen Abschnitte der Pfortader (Abb. 3.4). Sie befindet sich zwischen dem dorsal gelegenen Lobus caudatus und dem ventral gelegenen Lobus quadratus.

Gallenblasenbett (Abb. 3.5). Das kranial der Leberoberfläche liegende Lig. falciforme ist nur bei Aszites abzugrenzen. Daneben existieren akzessorische Fissuren, auf die hier nicht weiter eingegangen werden soll.

Gefäßversorung der Leber

Aufgrund der Gefäßversorgung läßt sich die Leber in Lappen, Sektoren und Segmente einteilen, so daß die exakte Lage einer Läsion bestimmt und beschrieben werden kann.

Leberlappen

Die Trennung des rechten und linken Leberlappens durch die Interlobärfissur wird als veraltet angesehen. Die Trennlinie zwischen rechtem und linkem Leberlappen, die durch die Gefäßversorgung bestimmt wird, ist durch eine Ebene definiert, die durch die mittlere Lebervene, das Gallenblasenbett und die V. cava geht (Abb. 3.4–3.6).

Lebersektoren

Der rechte Leberlappen wird durch die rechte Lebervene in einen anterioren und einen posterioren Sektor geteilt. Der anteriore Sektor des Leberlappens erstreckt sich zwischen rechter und mittlerer Lebervene (Abb. 3.6). Der posteriore Sektor des rechten Leberlappens befindet sich dorsal der rechten Lebervene.

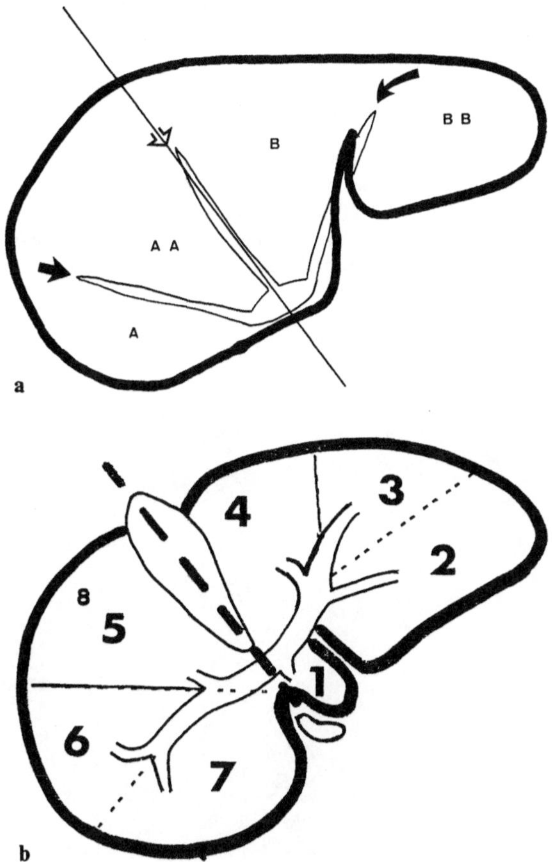

Abb. 3.6. a Schematische Darstellung der Lebersektoren. Die Linie durch die mittlere Lebervene *(offener Pfeil)* definiert die Ebene, die den linken und den rechten Leberlappen voneinander trennt. Diese Ebene verläuft weiter kaudal durch die V. cava inferior und das Gallenblasenbett. Im rechten Leberlappen trennt die rechte Lebervene *(schwarzer Pfeil)* den posterioren Sektor *(A)* vom anterioren Sektor *(AA)* des rechten Leberlappens. Im linken Leberlappen trennt die linke Lebervene *(gekrümmter Pfeil)* den internen Sektor *(B)* vom externen Sektor *(BB)* des linken Leberlappens. **b** Schematische Darstellung der Lebersegmente. Das Segment *1* entspricht dem Lobus caudatus. Die Segmente *2* und *3* liegen im externen Sektor des linken Leberlappens. Das Segment *4* bildet den internen Sektor des linken Leberlappens. Es wird auch als Lobus quadratus bezeichnet. Die Segmente *5* und *8* (Leberkuppel) bilden den anterioren Sektor des rechten Leberlappens. Die Segmente *6* und *7* bilden dessen posterioren Sektor. Merkhilfe: Die Numerierung der Sektoren erfolgt gegen den Uhrzeigersinn

Der linke Leberlappen wird durch die linke Lebervene und die große Fissur in einen medialen (internen) und einen lateralen (externen) Sektor geteilt (Abb. 3.6). Der interne Sektor des linken Leberlappens erstreckt sich also zwischen mittlerer Lebervene und linker Lebervene. Der externe Sektor des linken Leberlappens befindet sich links der linken Lebervene.

Lebersegmente

Bei den Lebersegmenten handelt es sich um die Versorgungsgebiete der Pfortaderäste dritter Ordnung. Die Lebervenen liegen zwischen den Lebersegmenten, während die Pfortaderäste definitionsgemäß im Zentrum der Lebersegmente verlaufen.

Das Segment 1 wird durch den Lobus caudatus repräsentiert. Er besitzt eine autonome Gefäßversorgung, was die kompensatorische Hypertrophie bei einigen Formen der portalen Hypertension erklärt (Leberzirrhose, Budd-Chiari-Syndrom).

Der laterale Sektor des linken Leberlappens enthält die Segmente 2 und 3 (Abb. 3.6). Der mediale Sektor des linken Leberlappens bildet das Segment 4, das dem Lobus quadratus entspricht (Abb. 3.6). Im rechten Leberlappen entspricht der anteriore Sektor den Segmenten 5 und 8 (Leberkuppel). Der posteriore Sektor des rechten Leberlappens besteht aus den Segmenten 6 und 7 (Abb. 3.6).

Leberarterie und Pfortader bilden die zentrale Gefäßversorung der Lappen, Sektoren und Segmente der Leber. Die vaskulären Segmentäste, die sonographisch leicht zu verfolgen sind, weil die Schnittebene dem Gefäßverlauf angepaßt werden kann, sind computertomographisch nur schwierig abzugrenzen. Die Blutversorgung der Leber wird zu 70% von der Pfortader, zu 30% von der Leberarterie aufrecht erhalten.

Im Bereich der Leberpforte weist die linke Lebervene eine Erweiterung an der Einmündung der Nabelvene auf. Dieses obliterierte embryonale Gefäß kann im Rahmen einer portalen Hypertension wiedereröffnet werden. Es verläuft von der großen Fissur in Richtung auf die Bauchwand.

Ein umschriebener Leberprozeß sollte stets einem Segment oder Sektor zugeordnet werden.

Densitometrische Charakteristika der Leber

Die Leber ist das dichteste Organ im Oberbauch (40–75 HE). Ihre Dichte übertrifft die Dichte der Nieren, des Pankreas und der Milz. Nach Kontrastmittelinjektion kommt es zu einer Dichteanhebung auf über 100 HE. Im Verlauf dieser Dichteanhebung finden sich eine arteriolokapilläre Phase (15 s), eine Pfortaderphase (30 s) und eine Parenchymphase.

Lebergröße

Die Größe der normalen Leber ist innerhalb bestimmter Grenzen sehr variabel. Der Ausdruck „groß" oder „klein" in bezug auf die Leber hängt von der Größe des Patienten ab. Nur mit der „Scheibchenmethode" läßt sich die Lebergröße objektivieren. Sie setzt die Durchführung kontinuierlicher Schnitte und die volumetrische Ausmessung dieser Schnitte voraus.

Lebererkrankungen

Diffuse Hepatopathien

Speicherkrankheiten der Leber

Densitometrisch lassen sich einige Speicherkrankheiten eindeutig diagnostizieren.

Fettleber. Das Vorhandensein erheblicher Fettmengen in der Leber manifestiert sich durch niedrigere Dichtewerte als normal. Die Dichte der Leber wird geringer als die Dichte der Milz. Eine Leberverfettung kann diffus auftreten (Adipositas, Cushing-Syndrom, Diabetes mellitus, Leberzirrhose, parenterale Ernährung) oder lokalisiert (Leberzirrhose). Bei deutlich herabgesetzter Leberdichte lassen sich die Gefäßstrukturen im Nativscan als hyperdense Strukturen erkennen (Abb. 3.7 und 3.8). Gelegentlich imponiert eine partielle Leberverfettung auf den ersten Blick wie ein Lebertumor; in diesem Fall müssen Verdrängungssymptome an benachbarten Organen und tubulären Strukturen ausgeschlossen und wiederholte Dichtemessungen durchgeführt werden.

Hämochromatose. Die primäre oder sekundäre Hämochromatose stellt sich computertomographisch als hyperdenses Lebergewebe dar, das

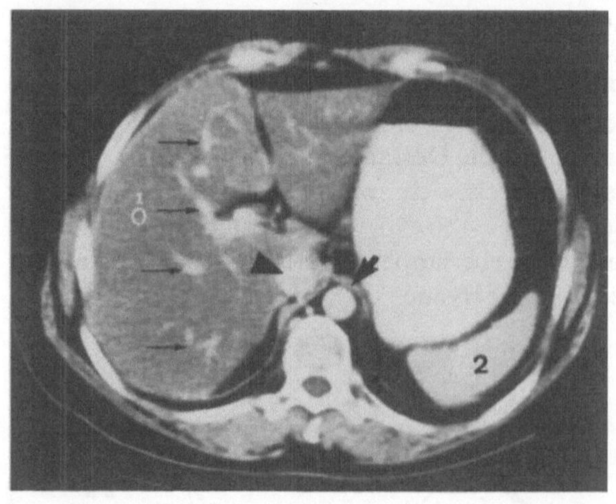

Abb. 3.7. Fettleber. Das Lebergewebe ist im Vergleich zum Milzgewebe *(2)* hypodens. Die Dichte der Leber liegt unter 0 HE, so daß die Gefäße der Leber relativ dicht aussehen, obwohl kein Kontrastmittel gegeben wurde. Die *Pfeilspitze* und der *Pfeil* markieren V. vaca inferior und Aorta

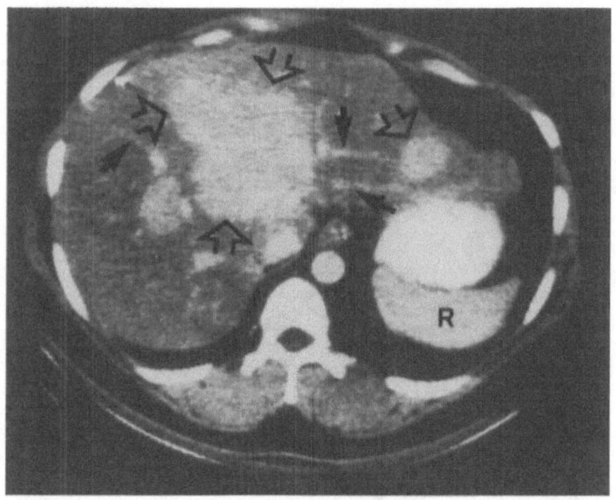

Abb. 3.8. Partielle Leberverfettung. Die Leber ist heterogen strukturiert. Neben dichteren Arealen *(offene Pfeile)* normalen Leberparenchyms, deren Dichte etwas höher als die des Milzgewebes ist *(R)*, finden sich hypodense Anteile der Leber, die einer partiellen Verfettung entsprechen. Innerhalb der verfetteten Areale kommen die Gefäße relativ dicht zur Darstellung *(Pfeile)*, obwohl kein Kontrastmittel gegeben wurde

Dichtewerte von bis zum Doppelten des Normalwerts erreichen kann (75–130 HE) (Abb. 3.9). Einige iatrogene Intoxikationen (Amiodarone) können eine diffuse Dichteanhebung bewirken, ähnlich wie eine Hämochromatose. Dichteanhebungen finden sich gelegentlich auch bei Glykogenosen.

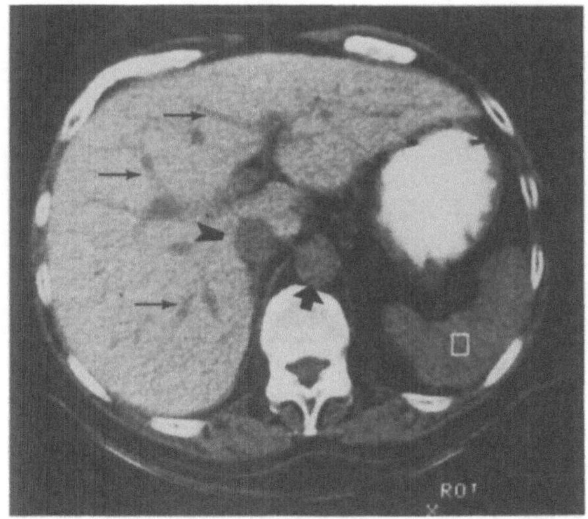

Abb. 3.9. Hämochromatose: Sehr dicht strukturierte Leber (100 HE) im Verhältnis zur Milz (45 HE). Die intrahepatischen Gefäße *(Pfeile)* erscheinen hypodens. Das Dichteverhältnis Leberparenchym/Lebergefäße ist also gerade umgekehrt wie bei der Fettleber. Die *Pfeilspitze* markiert die V. cava inferior, der *Pfeil* die Aorta

Während bei der Fettleber oder Hämochromatose eine spezifische Diagnose durch die Computertomographie allein möglich ist, existieren für andere diffuse Lebererkrankungen keine computertomographischen Charakteristika, z. B. für Sarkoidose, akute Hepatitis, Amyloidose, beginnende Leberzirrhose und M. Wilson.

Abb. 3.10a–c. Alkoholische Leberzirrhose. **a** Die Leberkontur weist Vorwölbungen auf *(weiße Pfeilspitzen)*. Deutliche Hypertrophie des Lobus caudatus *(C)* und Schrumpfung des rechten Leberlappens. Die V. cava inferior *(schwarze Pfeilspitze)* ist isodens. **b** Ein anderer Fall: Man erkennt Aszites *(A)* der Umgebung der Leber und der Milz *(S)*. Die Leber weist Vorbuckelungen auf *(weiße Pfeilspitzen)*. Eine Splenomegalie in Verbindung mit Aszites muß an eine portale Hypertension denken lassen. **c** Auf diesem Schnitt sind neben Aszites *(A)* und Splenomegalie *(S)* kontrastierte Ösophagusvarizen zu erkennen *(Pfeilspitzen)*. Die gekrümmten Pfeile markieren die Zwechfellschenkel. *A* Aorta, *C* V. cava inferior

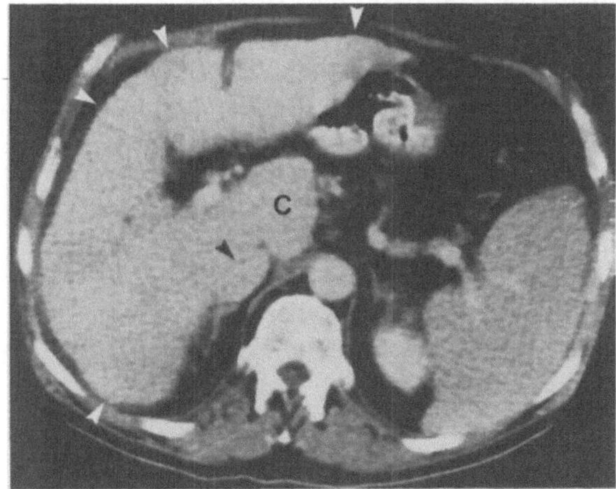

a

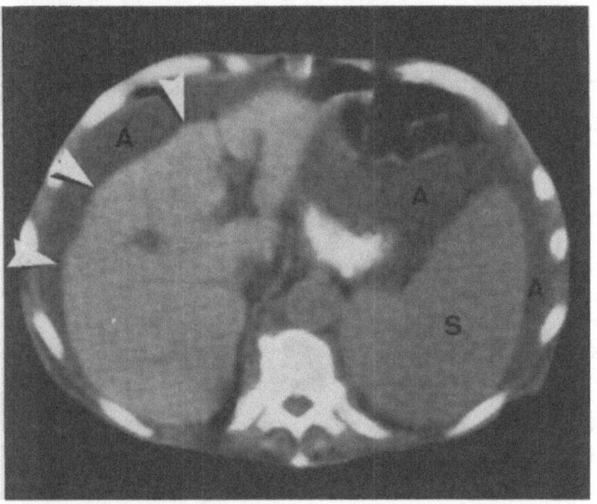

b

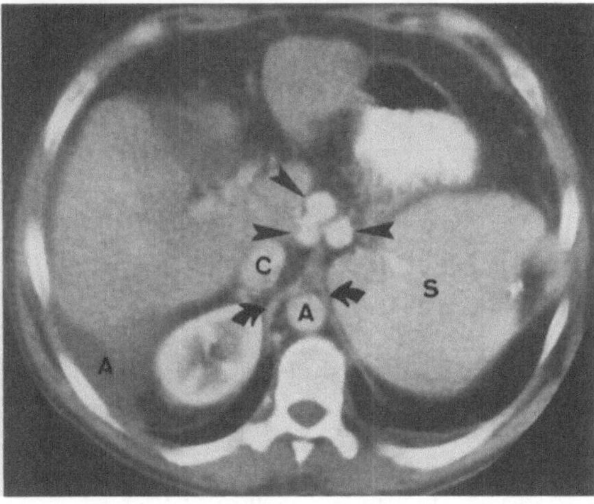

c

Leberzirrhose

Bei der Leberzirrhose treten Veränderungen der Größe, der Kontur und der Homogenität der Leber auf. Die Leberdichte wird nur bei einer gleichzeitigen Leberverfettung verändert. Am Beginn der Erkrankung dominiert die Hepatomegalie. In weiter fortgeschrittenen Stadien findet sich eine kleine Leber mit unregelmäßiger Kontur, Konturvorwölbungen und Regeneratknoten (Abb. 3.10). Eine Atrophie der lateralen Sektoren – insbesondere des rechten Leberlappens – findet sich oft zusammen mit einer Hypertrophie des Lobus caudatus (Abb. 3.10a). Die Vergrößerung des Lobus caudatus ist jedoch kein spezifisches Zeichen. Es tritt auch beim Budd-Chiari-Syndrom auf, das wir weiter unten näher betrachten. Oft finden sich bei Leberzirrhose Zeichen der portalen Hypertension: Aszites, Splenomegalie, Erweiterung der Pfortader, Kollateralkreislauf (Abb. 3.10 c).

Das größte diagnostische Problem bei der Leberzirrhose ist der Nachweis eines gleichzeitig vorliegenden Leberzellkarzinoms. Hierbei spielt der Nachweis knotiger Leberveränderungen vor und nach Kontrastmittelinjektion eine Rolle (s. Abb. 3.23 und 3.24).

Zystische Leberveränderungen

In Tabelle 3.1 ist die Ätiologie der verschiedenen zystischen Lebererkrankungen zusammengestellt.

Tabelle 3.1. Ätiologie zystischer Leberläsionen

Kongenitale Zysten
- Leberzyste
- Polyzystisches Syndrom
- Zystisches Hamartom (selten)
Echinokokkose und Amöbiasis
- Zystische Echinokokkose
- Nekrose bei alveolärer Echinokokkose
- Amöbenleberabszeß
Erworbene, nicht parasitäre Läsionen
- Zystadenom (selten)
- Tumornekrose (insbesondere bei Metastasen von malignen Melanomen, Ovarialtumoren, Kolontumoren, Karzinoiden, Leiomyosarkomen des Verdauungstraktes und Leberzellkarzinomen)
- Zystisches Cholangiokarzinom

Leberzysten, polyzystisches Syndrom (polyzystische Nieren- und Leberdegeneration)

Bei den Leberzysten handelt es sich um solitäre oder multiple kongenitale Zysten, während die polyzystische hepatorenale Degeneration mit zahlreichen Zysten in beiden Nieren und in der Leber einhergeht. Zysten stellen sich computertomographisch als hypodense Zonen dar, deren Dichte etwa der Dichte von Wasser (0–20 HE) entspricht. Sie sind meist rund, weisen eine dünne Wand auf und zeigen nach Kontrastmittelinjektion keine Dichteanhebung (Abb. 3.11 und 3.12). Gelegentlich existieren intrazystische Septen. Differentialdiagnostisch spielen ältere Abszesse und Tumoren – insbesondere nekrotisierte Tumoren –

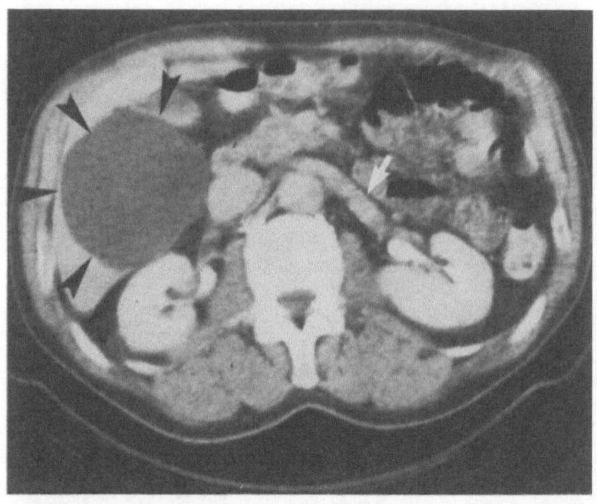

Abb. 3.11. Leberzyste. Intrahepatisch findet sich eine rundliche, glatt begrenzte, nicht septierte hypodense Struktur *(Pfeilspitzen)* mit einer Dichte von unter 20 HE. Der *Pfeil* markiert die V. renalis sinistra

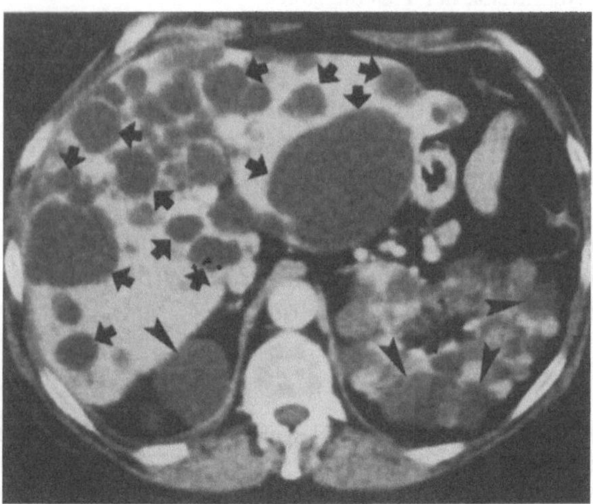

Abb. 3.12. Polyzystische Leber- und Nierendegeneration. Innerhalb der Leber finden sich multiple, rundliche, glatt begrenzte hypodense Areale, deren Dichte zwischen 0 und 20 HE liegt *(Pfeile)*. Daneben liegen Nierenzysten vor *(Pfeilspitzen)*

eine Rolle, da diese ein zystisches Aussehen annehmen können. In diesen Fällen ist der Zysteninhalt jedoch meist dichter. Auch sind in der Regel unregelmäßige Begrenzungen zu erkennen (s. Abb. 3.17). Ein wertvolles diagnostisches Mittel stellt bei atypischen Zysten die sonographisch oder computertomographisch gesteuerte Punktion dar.

Gelegentlich kommt es bei der akuten Pankreatitis zu intrahepatischen Flüssigkeitsansammlungen. Diese Flüssigkeitsansammlungen liegen in

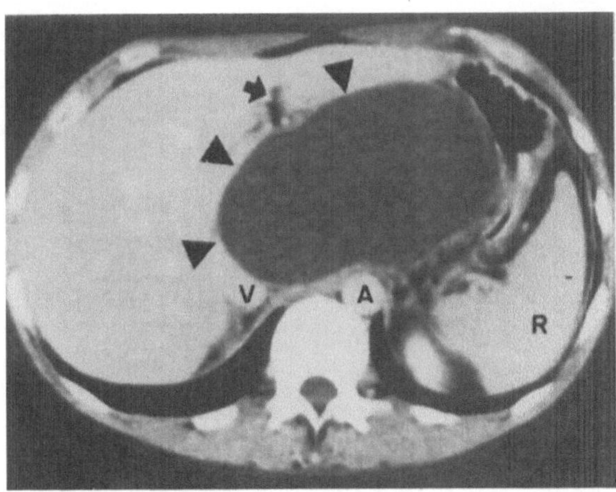

Abb. 3.13. Pankreatogene Flüssigkeitsansammlung subkapsulär in der Leber. Diese ausgeprägte Flüssigkeitsansammlung *(Pfeilspitzen)* trat im Verlauf einer akuten Pankreatitis auf. Sie verdrängt das normale Leberparenchym. Nach Kontrastmittelinjektion kommt es nicht zu einer Dichteanhebung dieser Struktur. *V* V. cava inferior, *A* Aorta, *R* Milz

der Regel subkapsulär. Im Zweifelsfall kann mit einer ultraschallgesteuerten Feinnadelpunktion die pankreatische Genese der Flüssigkeit bestätigt werden (Abb. 3.13).

Echinokokkuszysten

Jüngere Echinokokkuszysten stellen sich als solitäre oder multiple rundliche Strukturen mit einer Dichte zwischen 0 und 20 HE und ohne Dichteanhebung nach Kontrastmittelinjektion dar. Die Wand dieser Zysten ist meist etwas dicker als die Wand von kongenitalen Leberzysten. Gelegentlich läßt sich nach Kontrastmittelinjektion eine Dichteanhebung der Zystenwand erkennen. Tatsächlich handelt es sich hierbei jedoch um eine Dichteanhebung des benachbarten, durch die Zyste verdrängten Leberparenchyms (Abb. 3.14). Eine ähnliche Dichteanhebung findet sich bei Leberabszessen, wo sie meist noch ausgeprägter in Erscheinung tritt. Bei Leberzysten fehlt die perifokale Dichteanhebung.

Im späteren Stadium finden sich bei zystischer Echinokokkose innerhalb der Zyste Tochterzysten, so daß die Zyste ein multilokuläres Aussehen annimmt und aus mehreren rundlichen hypodensen Arealen besteht, die durch Membranen voneinander getrennt sind (Abb. 3.14). Partielle oder totale Verkalkungen der Zystenwände werden als charakteristisch angesehen. Sie sind allerdings nicht in allen Fällen nachweisbar (Abb. 3.14 und 3.15).

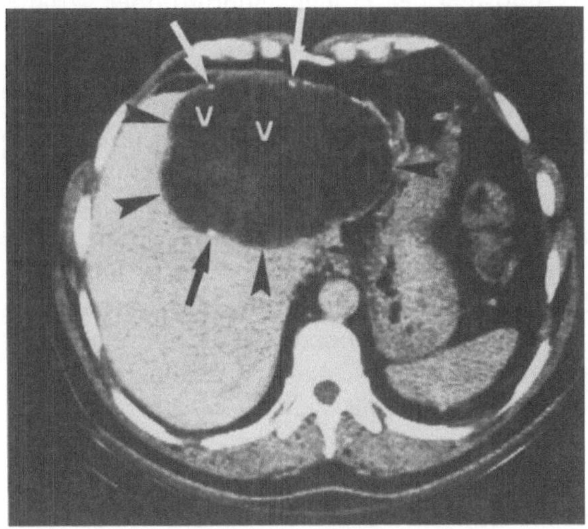

Abb. 3.14. Ältere Echinokokkuszyste. Innerhalb der Leber findet sich eine große Flüssigkeitsansammlung *(Pfeilspitzen),* die nach Kontrastmittelinjektion keine Dichteanhebung aufweist. Die Begrenzung dieser Struktur ist glatt. Sie weist einige Verkalkungen auf *(Pfeile).* Innerhalb der Flüssigkeitsansammlung sind Tochterzysten *(V)* zu erkennen

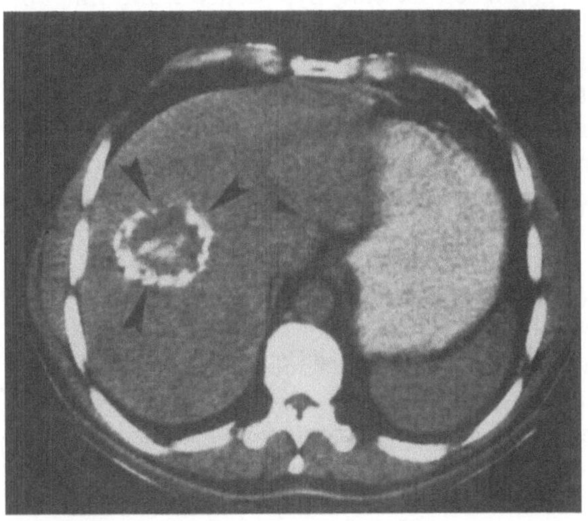

Abb. 3.15. Ältere Echinokokkuszyste. Im rechten Leberlappen (Segment 5) findet sich ein ringförmig verkalktes Areal *(Pfeilspitzen)* mit verdickter Wand. Der Zysteninhalt ist heterogen strukturiert und teilweise verkalkt

Die computertomographische Untersuchung von Echinokokkuszysten ist nicht vollständig ohne einen sorgfältigen Ausschluß von weiteren Manifestationen des Erregers in Leber oder anderen Organen (Milz, Niere).

Echinokokkuszysten werden gelegentlich erst durch Komplikationen entdeckt. Einige dieser Komplikationen sind schmerzhaft (Superinfektion, Ablösung der Zystenmembran) oder verlaufen als akute Erkrankung (intraperitoneale Zystenruptur, Ruptur in die Gallenwege).

Die Computertomographie spielt wie die Sonographie auch eine wichtige Rolle in der postoperativen Nachsorge. Wenn nach Leberteilresektion im Operationsgebiet durch Flüssigkeitsansammlungen ein pseudozystisches Bild registriert wird, ist die Beurteilung nicht ganz einfach. Differentialdiagnostisch muß ein Rezidiv in Betracht gezogen werden. Insbesondere der Nachweis einer eigenen Wand und einer Dichteanhebung der Wand spricht für ein Rezidiv.

Alveoläre Echinokokkose

Im Osten Frankreichs und in Süddeutschland ist die alveoläre Echinokokkose endemisch. Die Larve (Echinococcus multilocularis) setzt sich meist im rechten Leberlappen fest. Es handelt sich um eine invasive Erkrankung, die zur Verlegung von Gefäßen und Gallengängen führt. Computertomographisch ist eine hypodense Zone mit unregelmäßiger Begrenzung zu erkennen, die oft Verkalkungen enthält (Abb. 3.16). Nach Kontrastmittelinjektion erscheint die Läsion heterogen strukturiert: Die Dichteanhebung ist peripher besonders ausgeprägt. Hypodense Areale intra- und perifokal entsprechen Nekrosen (Abb. 3.16b), die in 80% der Fälle auftreten. Oft finden sich unregelmäßig begrenzte Nekrosezonen, die bis in das normale Leberparenchym reichen können. Die Nekrosezonen können sich sekundär infizieren. In diesem Fall stellt die sonographisch geführte Drainage eine schnelle und effiziente Behandlungsform dar. Oft findet sich gleichzeitig eine Erweiterung der intrahepatischen Gallenwege (Abb. 3.16b).

Der tumorartige Prozeß der alveolären Echinokokkose erstreckt sich oft bis zum Diaphragma, gelegentlich auch über die Leberkapsel hinaus bis in benachbarte Organe. Vor allem aber werden tu-

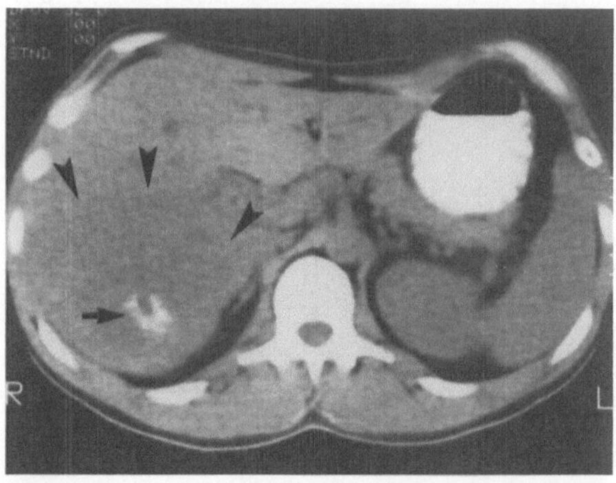

a

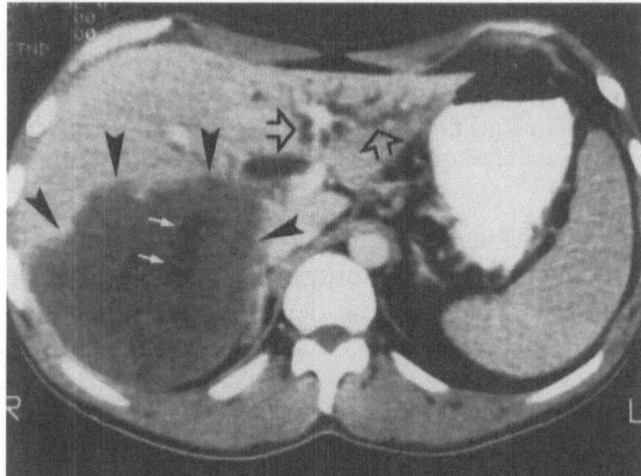

b

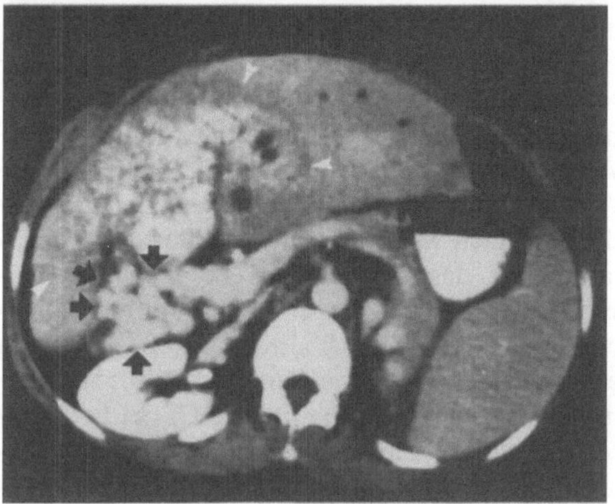

c

Abb. 3.16a–c. Alveoläre Echinokokkose. **a** Dieser Schnitt ohne Kontrastmittelinjektion zeigt im rechten Leberlappen (Segmente 6 und 7) eine geringfügig hypodense Zone *(Pfeilspitzen)*, die eine Verkalkung *(Pfeil)* aufweist. **b** Nach Kontrastmittelinjektion stellt sich die Echinokokkose *(Pfeilspitzen)* besser dar, da das normale Leberparenchym jetzt eine höhere Dichte aufweist. Das innerhalb der Läsion gelegene, besonders hypodense Areal *(weiße Pfeile)* entspricht einer zentralen Nekrose. Zu beachten ist die Dilatation der intra- hepatischen Gallenwege im linken Leberlappen *(offene Pfeile)*, die auf einer Gallenwegsobstruktion durch die invasiv wachsenden Parasiten beruht. **c** Ein anderer Patient. Die infiltrierend wachsende parasitäre Läsion *(Pfeilspitzen)* hat eine Pfortaderthrombose mit pseudokavernöser Transformation (Umgehungskreislauf) verursacht. Zu erkennen ist dieser Befund an den multiplen Gefäßanschnitten an der Leberpforte *(Pfeile)*

Tabelle 3.2. Computertomographische Differenzierung zystischer Leberprozesse

Läsion	Begrenzung	Inhalt	Kontrastaufnahme
Leberzyste	Glatt, manchmal lobuliert	Flüssig (0–15 HE)	Fehlend
Zystadenom	Regelmäßig, manchmal septiert	Flüssig (0–15 HE)	Fehlend (Ausnahme: Septen)
Zystische Echinokokkose	Glatt. In 50% Verkalkungen	Flüssig (0–20 HE). Tochterzysten, als Komplikation Ablösung der Endozyste	Dichteanhebung des umgebenden Lebergewebes
Nekrosen einer alveolären Echinokokkose	Sehr unregelmäßig	Liquide oder semisolide (10–30 HE)	Fehlend
Tumornekrose	Unregelmäßig begrenzte Läsion zentral im Tumor	Liquide oder semisolide (10–30 HE)	Abhängig von der Tumorhistologie

buläre Strukturen befallen, so daß Ikterus, portale Hypertension oder untere Einflußstauung resultieren können. Wenn über die V. cava inferior eine Ausbreitung bis in den rechten Vorhof auftritt, besteht das Risiko pulmonaler Absiedlungen. Die Computertomographie spielt bei dieser Erkrankung eine entscheidende Rolle vor Hepatektomie oder Transplantation.

In Tabelle 3.2 sind die computertomographischen Charakteristika der verschiedenen zystischen Leberprozesse zusammengefaßt.

Leberabszesse

Unabhängig von der Genese (bakterieller Leberabszeß, Amöbenleberabszeß) stellt sich ein Abszeß vor der Kontrastmittelinjektion als hypodense Zone dar, die im allgemeinen gegen das umgebende Lebergewebe gut abgegrenzt ist. Eine erkennbare Wand fehlt. Nach Kontrastmittelinjektion zeigt sich ein umgebender hyperdenser Saum, der Granulationsgewebe entspricht, während das Zentrum der Läsion seine Dichte nicht ändert (Abb. 3.17). In 15–20% der bakteriellen Abszesse sind Gasblasen innerhalb der Läsion zu erkennen. In diesem Fall handelt es sich um anaerobe Erreger.

Außer der Anamnese deuten auf einen Amöbenleberabszeß die periphere Lokalisation, die runde, gut abgegrenzte Form und ein homogener Inhalt mit niedriger Dichte (Abb. 3.18).

Wenn die Abszesse unregelmäßig begrenzt sind oder wenn neben der Läsion weitere Befunde vorliegen, sind sie schwierig gegen nekrosierte Tumoren abzugrenzen. Im Zweifelsfall ist eine sonogra-

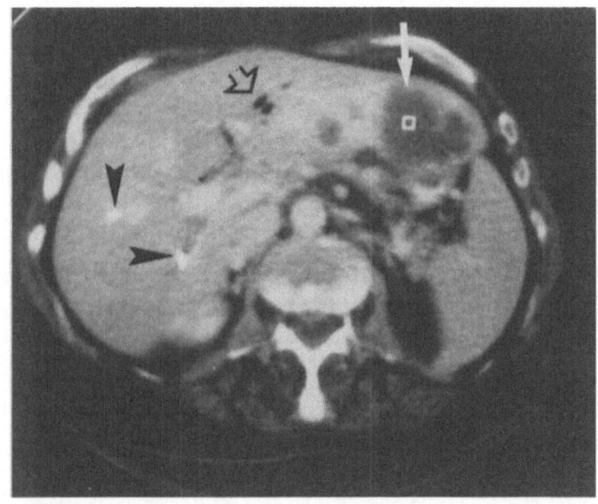

Abb. 3.17. Bakterieller Leberabszeß bei einem immunsupprimierten Patienten mit Cholangitis. Man erkennt im externen Segment des linken Leberlappens ein hypodenses Areal (30 HE) *(Pfeil)*, das kein Kontrastmittel aufnimmt. Das Fehlen des hyperämischen Randsaumes erklärt sich durch die geringe entzündliche Reaktion aufgrund der Immunsuppression. Zu beachten ist eine Aerobilie *(offener Pfeil)* im Segment 4. Daneben finden sich Verkalkungen *(Pfeilspitzen)* im rechten Leberlappen

phisch oder computertomographisch gesteuerte Punktion zu empfehlen.

Bei den solitären Leberabszessen hat die Computertomographie nur wenig Indikationen. Die Diagnose kann sonographisch gestellt werden. Bakterielle Leberabszesse können durch eine sonographisch gesteuerte Punktion drainiert werden, während Amöbenleberabszesse nur im seltenen Fall einer medikamentösen Therapieresistenz drainiert werden müssen.

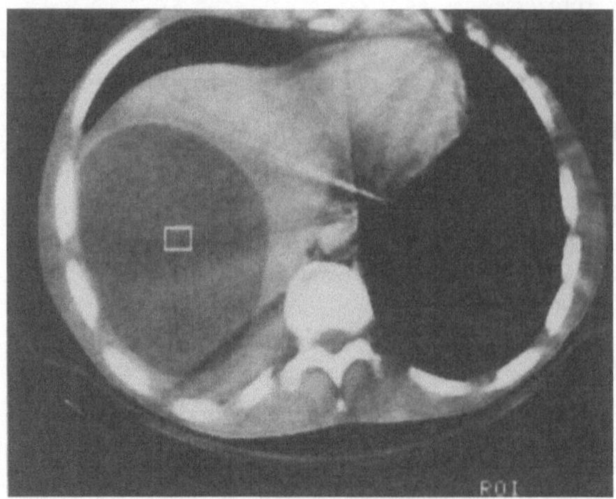

Abb. 3.18. Amöbenleberabszeß. In den Segmenten 6 und 7 des rechten Leberlappens findet sich ein riesiges hypodenses Areal (+5 HE) mit glatter Begrenzung und ohne Wandverkalkung. Die Diagnose wurde klinisch und laborchemisch gestellt

Bei multiplen Abszessen läßt sich computertomographisch eine exaktere Lokalisation als sonographisch vornehmen. Bei Abszessen in der Leberkuppel ist die computertomographische Steuerung der sonographischen Steuerung einer Punktion vorzuziehen.

Lebertumoren

Die häufigsten Lebertumoren sind in Tabelle 3.3 zusammengefaßt.

Benigne Lebertumoren

Hämangiome. Die häufigsten gutartigen Lebertumoren, die Hämangiome, sind in der Regel asymptomatisch. Sie werden meist zufällig bei einer Oberbauchsonographie entdeckt. Große Hämangiome können dagegen symptomatisch werden. Sie können Schmerzen im rechten Oberbauch verursachen und selten einmal Anlaß für ein akutes Abdomen durch eine Ruptur mit subkapsulärer und/oder intraperitonealer Blutung sein.

Auf den computertomographischen Nativschnitten finden sich hypodense Läsionen, die in der Regel solitär, gut abgegrenzt und homogen strukturiert erscheinen (Abb. 3.19). Gelegentlich sind intraläsionale Verkalkungen zu erkennen. Nach Kontrastmittelinjektion werden bis zu 15 min nach der Injektion in regelmäßigen Inter-

Tabelle 3.3. Intrahepatische Raumforderung (*V* vaskularisierter, *A* nicht vaskularisierter Tumor)

Tumoren
Primärtumoren
  Benigne
    – Adenome (V)
    – fokal-noduläre Hyperplasie (V)
    – Zystadenom (A, mit Ausnahme der Septen)
    – Hämangiom (V)
    – Hämangioendotheliom (V)
    – Teratom
  Maligne
    – Leberzellkarzinom (V)
    – Hepatoblastom (V)
    – Malignes Hämangioendotheliom (V)
    – Cholangiokarzinom (A)
Metastasen (V oder A)
Maligne Lymphome (A)

Infektiöse oder parasitäre Ursache
Abszeß (Amöbenleberabszeß, bakterieller Leberabszeß (A)
Zystische Echinokokkose (A)
Alveoläre Echinokokkose (A)

Kongenitale Raumforderungen
Hamartom (V)
Polyzystisches Syndrom (A)
Solitäre Leberzyste (A)

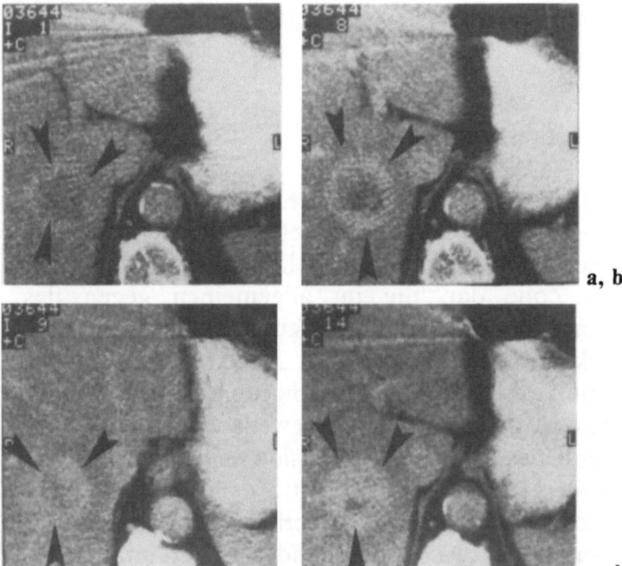

Abb. 3.19 a–d. Leberhämangiom. Wegen eines hypodensen Areals im rechten Leberlappen (Segment 7) wurde eine dynamische Computertomographie (Angiocomputertomographie) durchgeführt. Der 1. Schnitt nach Kontrastmittelinjektion **a** zeigt zunächst eine periphere Dichteanhebung *(Pfeilspitzen)*. Auf späteren Bildern (**b,c**) breitet sich die ringförmige Dichteanhebung zentripetal aus. 10 min später (**d**) hat die Dichteanhebung nahezu das gesamte Areal erfaßt. Diese verzögerte und langanhaltende Dichteanhebung ist für ein Hämangiom spezifisch

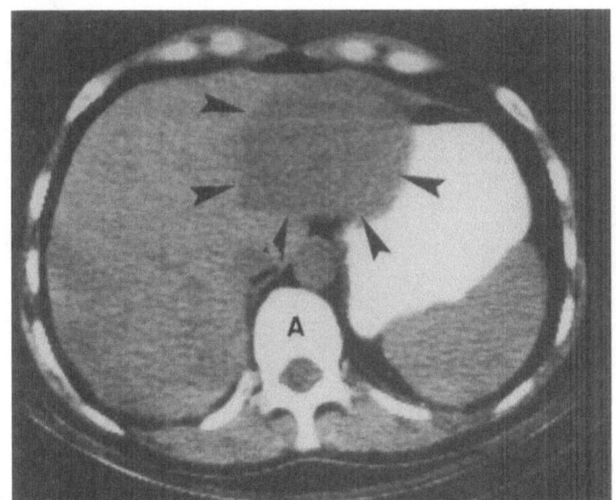

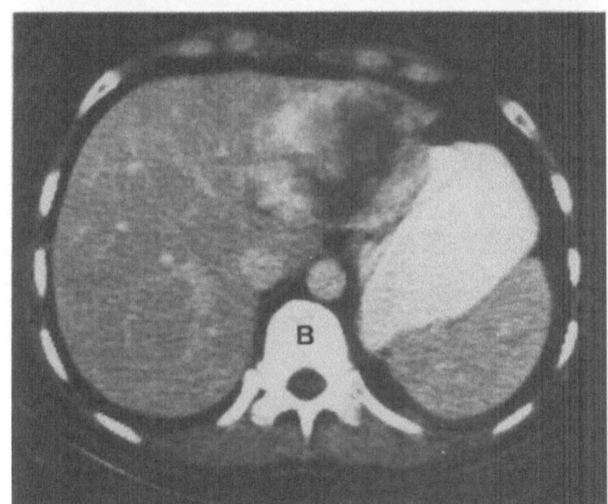

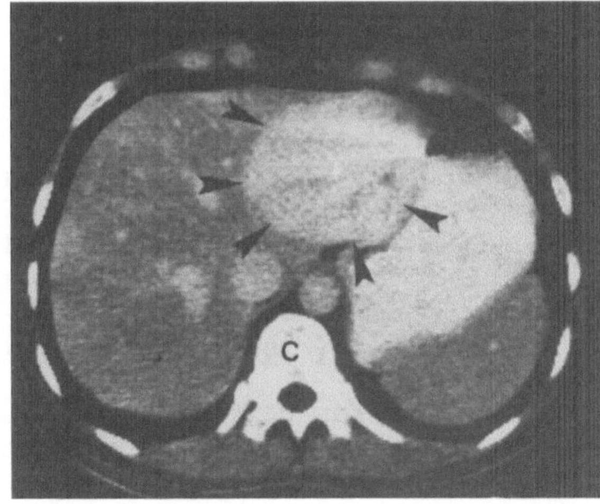

Abb. 3.20a-c. Großes Leberhämangiom. Dynamische Computertomographie. **a** Vor Kontrastmittelinjektion stellt sich im linken Leberlappen ein großes hypodenses Areal (*Pfeilspitzen*) dar, **b** 30 s nach Injektion eines Kontrastmittelbolus findet sich eine periphere Dichteanhebung in der Läsion, **c** 5 min später weist die ganze Läsion eine erhöhte Dichte auf (*Pfeilspitzen*)

vallen Schnitte angefertigt. Auf diesen Schnitten ist eine zunehmende Dichteanhebung der Peripherie der Läsion zu erkennen, die die Dichte des benachbarten Leberparenchyms erheblich übertrifft. Eine Minute nach Kontrastmittel-Bolusinjektion können Dichtewerte von 140 HE erreicht werden (Abb. 3.19). Später kommt es auch zu einer Dichteanhebung im Zentrum der Läsion, die noch lange Zeit persistiert.

In Hämangiomen mit einer Größe von über 3 cm kann auch nach Kontrastmittelinjektion eine zentrale, hypodense Zone persistieren (Abb. 3.20). Kleine Hämangiome dagegen kontrastieren sich nach Kontrastmittelinjektion oft sehr rasch (Abb. 3.20).

Dieses Kontrastmittelverhalten (zentripetale Ausbreitung, verzögerte und verlängerte Dichteanhebung) ist ein sehr spezifisches Zeichen der Hämangiome, das nahezu einer histologischen Diagnose gleichkommt.

Wenn dieses Gefäßverhalten nicht ganz typisch ist, muß ein gefäßreicher Tumor durch eine (in der Regel sonographisch) geführte Punktion ausgeschlossen werden. Ein besonderes Risiko für die Punktion von gefäßreichen Tumoren besteht nicht, insbesondere wenn eine Feinnadel benutzt wird.

Computertomographisch ist es manchmal nicht möglich, sehr kleine, sonographisch erkennbare Hämangiome darzustellen. Da die Sicherung der Diagnose oft unverzichtbar ist (symptomatischer Knoten, hämangiomverdächtige Läsion bei Tumorpatienten) müssen Blood-pool-Szintigraphie oder Angiographie eingesetzt werden.

Leberadenome. Sie finden sich besonders nach kontrazeptiver Therapie. Sie treten jedoch auch ohne hormonelle Therapie sowie bei Männern auf. Meist sind sie asymptomatisch, gelegentlich können sie jedoch einbluten oder rupturieren. Auch eine maligne Entartung ist nicht ganz auszuschließen.

Auf den Nativschnitten findet sich eine hypodense, gut abgegrenzte Läsion. Wichtige, jedoch nicht konstante computertomographische Zeichen sind zentrale Areale mit negativen Dichtewerten, die durch Fett bedingt sind sowie ein hypodenser Randsaum.

Nach Kontrastmittelinjektion findet sich in typischen Fällen eine frühzeitige, ausgeprägte und nur kurz anhaltende Dichteanhebung (Abb. 3.21). Es gibt jedoch auch hypovaskularisierte Formen der Leberadenome, die nach Kontrastmittelinjektion keine oder nur eine geringe Dichteanhebung

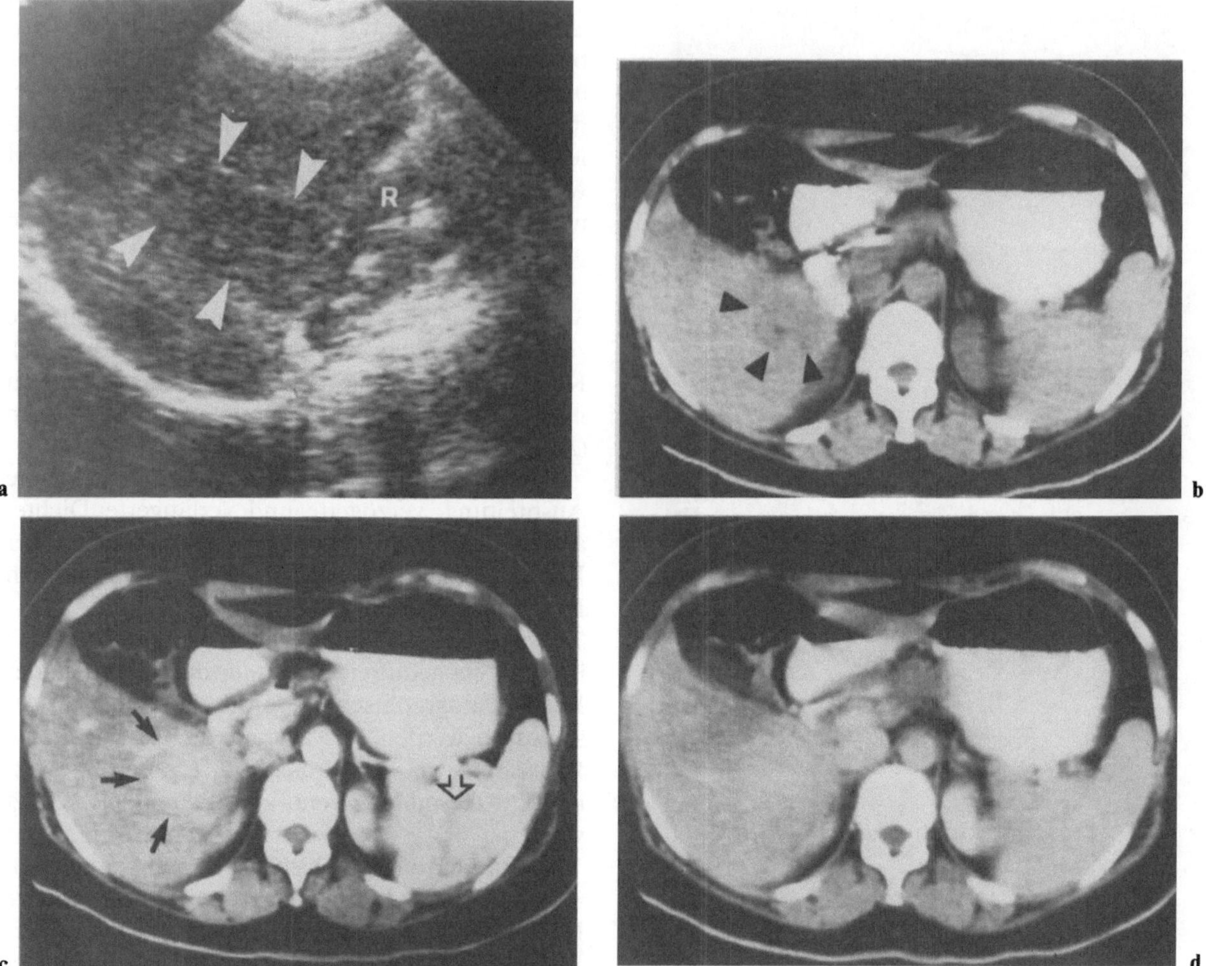

Abb. 3.21 a–d. Leberadenom. **a** Auf einem sagittalen Sono-
gramm durch die rechte Niere *(R)* ist innerhalb der Leber
ein echoarmes ovaläres Areal zu erkennen *(Pfeilspitzen).*
b Computertomographisch findet sich auf Nativschnitten
im Segment 7 eine rundliche hypodense Struktur *(Pfeilspitzen).* **c** Fünfzehn Sekunden nach Kontrastmittelinjektion
(arterielle Phase) findet sich eine erhebliche Dichteanhebung dieser Läsion *(Pfeile).* Sie ist jetzt hyperdens. **d** Fünf
Minuten nach der Kontrastmittelinjektion hat die Läsion
die gleiche Dichte wie das umgebende Lebergewebe. Bei
Adenomen findet sich also nur eine kurzdauernde Dichteanhebung. Zu beachten ist die heterogen strukturierte Milz
(offener Pfeil) zu Beginn der dynamischen CT (**c**) Diese inhomogene Struktur verschwindet etwas später (**d**). Sie beruht auf der anatomischen Struktur der Milz

zeigen. Die Feinnadelpunktion ist wenig hilfreich,
da normale Hepatozyten gewonnen werden.

Fokal-noduläre Hyperplasie (FNH). Dieser recht
häufige, gutartige „Tumor" tritt vor allem bei
Frauen auf. Meistens manifestiert sich die FNH
im rechten Leberlappen; sie erscheint oft lobuliert
und mehr oder weniger gut abgegrenzt. Gelegentlich liegen multiple FNH innerhalb einer Leber
vor.

Nativschnitte zeigen die FNH meistens als
Areal mit etwas geringerer Dichte als die Dichte
des normalen Lebergewebes. Ein inkonstantes,
jedoch charakteristisches Zeichen ist eine stern-
förmige zentrale Zone herabgesetzter Dichte, die
einer Fibrose entspricht.

Nach Kontrastmittelinjektion stellt sich die
FNH als hyperdenses Areal in der arteriellen Phase dar. Spätere Bilder weisen die Läsion als isodens aus. Durch die Feinnadelaspirationszytologie läßt sich die Diagnose nicht stellen. Die

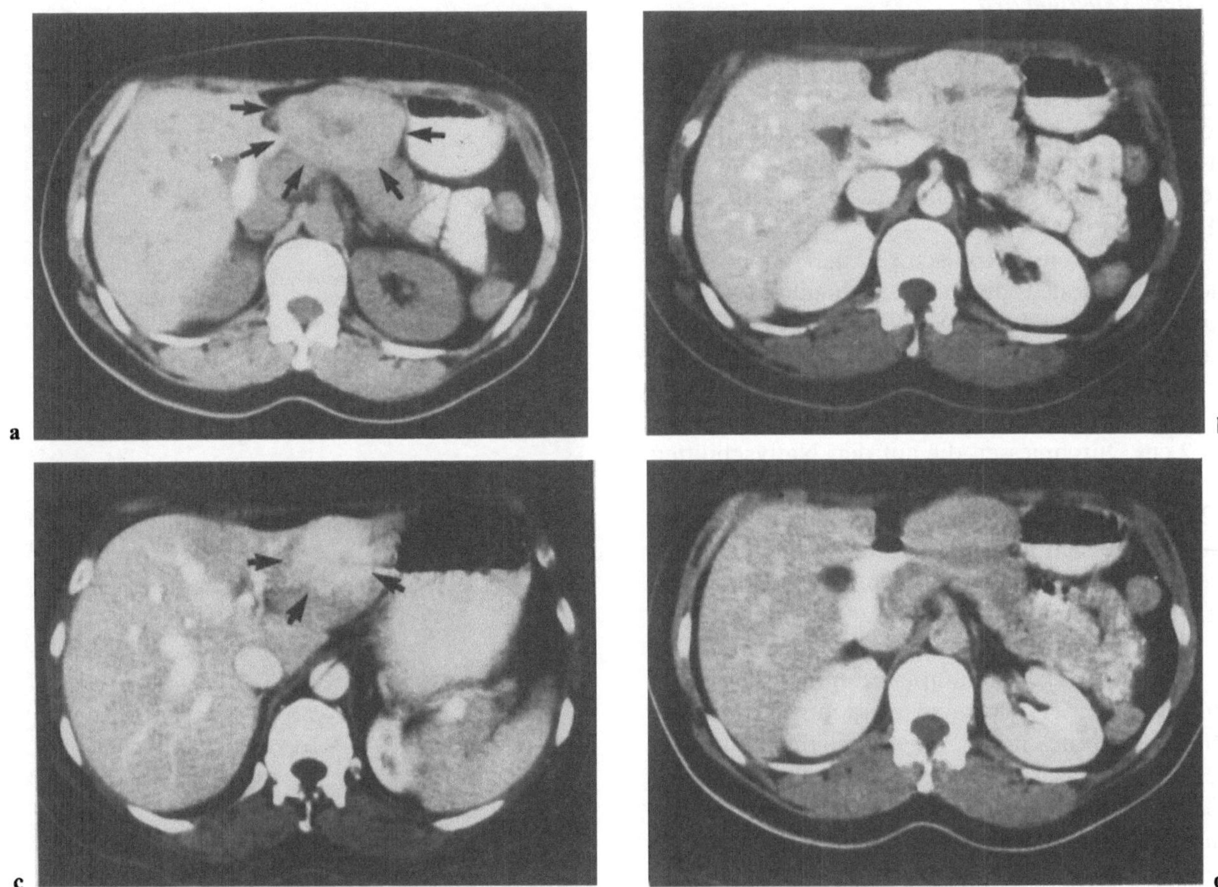

Abb. 3.22a–d. Fokal-noduläre Hyperplasie (FNH). **a** Der Nativschnitt zeigt im externen Sektor des linken Leberlappens ein knotiges Areal mit hypodensem narbenförmigen Zentrum *(Pfeile)*. **b,c** Dynamische Computertomographie: Nach Kontrastmittelinjektion tritt eine Dichteanhebung des Knotens auf. Das zentrale fibröse Areal des Knotens ist allerdings nicht vaskularisiert, so daß hier auch keine Dichteerhöhung zu erkennen ist. **d** Kurze Zeit später findet sich eine homogene Dichteanhebung von Leber und FNH. Wie auch die Adenome zeigt die FNH nur ein kurzdauerndes hyperdenses Dichteverhalten

Abgrenzung der FNH von Leberadenomen kann schwierig sein. Während Leberadenome exstirpiert werden (oder in naher Zukunft interventionell-radiologisch eliminiert werden können), können kleinere fokal-noduläre Hyperplasien belassen werden. Computertomographisch läßt sich trotz des theoretisch unterschiedlichen Bildes in der Praxis oft keine sichere Abgrenzung treffen. Daneben haben auch die Pathologen Schwierigkeiten, in Grenzfällen eine eindeutige Diagnose zu stellen, wobei die Entartungspotenz der Leberadenome immer bedacht werden muß. Allmählich scheint sich die Exstirpation aller soliden Leberläsionen (mit Ausnahme der Hämangiome) durchzusetzen. Diagnostisch ist die hepatobiliäre Funktionsszintigraphie hilfreich, mit der die FNH in ungefähr 50% der Fälle durch eine Aktivitätsmehrbelegung gesichert werden kann.

Die Hamartome und die Zystadenome, die zystische Anteile aufweisen, werden hier nur erwähnt.

Maligne Lebertumoren

Hierbei handelt es sich vor allem um Leberzellkarzinome. Diese Tumoren entstehen oft auf dem Boden einer Leberzirrhose oder Hämochromatose. Sie kommen daher oft multipel vor. Auch wenn sie primär solitär sind, lassen sich oft schon Metastasen nachweisen.

Computertomographisch finden sich polymorphe Läsionen, deren unterschiedliche Gestalt durch unterschiedliche Ausdehnung, Vaskularisation, intratumorale Nekrosen und Gefäßeinbrüche bedingt ist.

Meist findet sich eine solide Läsion von mehr als 2 cm Durchmesser, die auf den Nativschnitten hypodens erscheint (30–50 HE) (Abb. 3.23 und 3.24). Manchmal handelt es sich um eine isodense Läsion, die sich nur nach Kontrastmittelgabe abgrenzt, falls nicht schon auf den Nativschnitten eine Vorwölbung der Leberkontur zu erkennen ist. In etwa 25% sind Verkalkungen zu erkennen.

Die dynamische Computertomographie zeigt aufgrund der Hypervaskularisation eine massive Dichteanhebung in der arteriellen Phase und einen ebenso raschen Dichteabfall auf den folgenden Schnitten. Da auf den Spätbildern das Leberparenchym eine etwas länger dauernde Dichteanhebung aufweist, erscheint der Tumor hypodens. Gelegentlich besteht der Tumor aus einer hyper- und einer hypovaskularisierten Komponente (oder einer avaskulären Zone). Hierbei handelt es sich um Nekrosen.

Die dynamische Computertomographie ist sehr wichtig, um eine Invasion von Pfortaderästen, Lebervenen oder V. cava darzustellen (s. Abb. 3.28). Daneben lassen sich auch arterioportale Fisteln mit frühzeitiger Dichteanhebung des Pfortadersystems erkennen.

Zur computertomographischen Untersuchung gehört auch die Suche nach extrahepatischen Metastasen, insbesondere in den zugehörigen Lymphknotenstationen.

Wenn ein Leberzellkarzinom vermutet wird, müssen weitere Untersuchungen angeschlossen

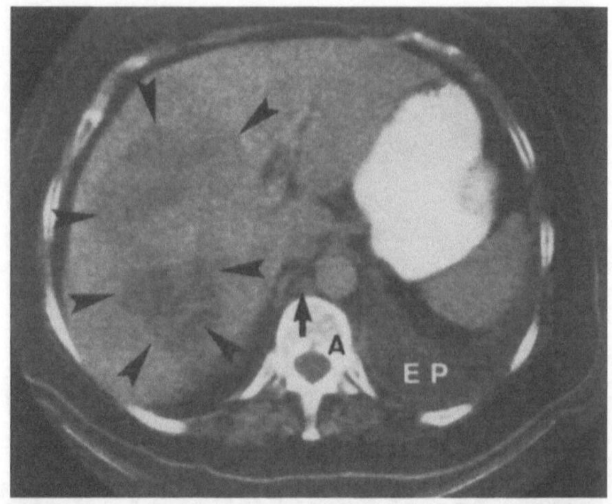

a

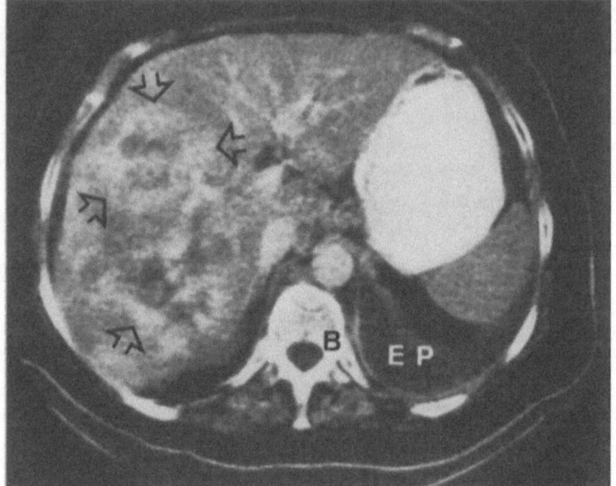

b

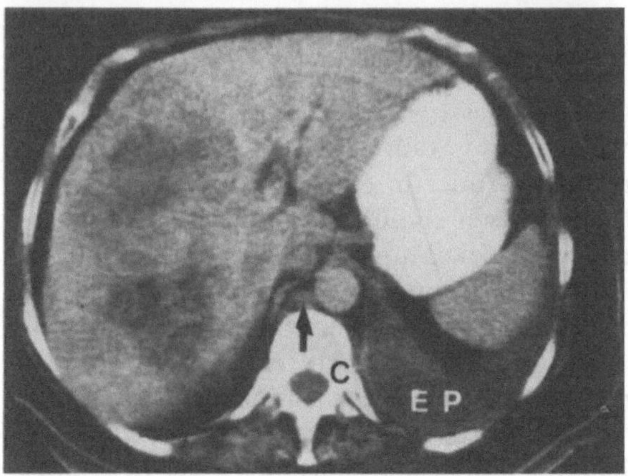

c

Abb. 3.23 a–c. Leberzellkarzinom. Dynamische Computertomographie. **a** Der Nativschnitt zeigt im rechten Leberlappen ein großes hypodenses, heterogen strukturiertes Areal ohne Verkalkungen *(Pfeilspitzen)*. **b** Dreißig Sekunden nach Kontrastmittelinjektion (portale Phase) ist eine unregelmäßige Dichteanhebung des Tumors zu erkennen *(offene Pfeile)*, die darauf hindeuten, daß der Tumor einerseits stark vaskularisiert ist und andererseits nekrotische Areale aufweist. **c** Drei Minuten später sind die hyperdensen Anteile des Tumors nicht mehr erkennbar. Lediglich die Nekrosen stellen sich als hypodense Areale dar. Der Rest des Tumors wirkt im Vergleich zum umgebenden Lebergewebe isodens. Zu beachten ist ein linksseitiger Pleuraerguß *(EP)*. Die V. azygos, die durch einen *Pfeil* markiert ist, ist aufgrund einer Rechtsherzinsuffizienz erweitert

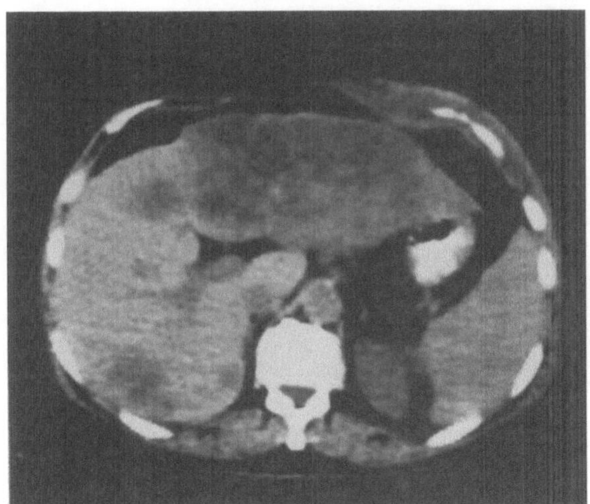

Abb. 3.24. Multifokales Leberzellkarzinom. Dieser Nativschnitt zeigt multiple hypodense Areale in den Segmenten 5, 7 und 8 sowie im gesamten linken Leberlappen (Segmente 2-4)

werden: Die Diagnose läßt sich durch eine Feinnadelaspirationszytologie sichern. Histologisch stellt sich gelegentlich eine weniger maligne Form, das fibrolamelläre Leberzellkarzinom heraus. Sonographisch lassen sich Gefäßinvasionen recht gut darstellen. Die Arteriographie schließlich wird auf der Suche nach weiteren Läsionen eingesetzt, die der Sonographie und der Computertomographie gelegentlich entgehen. Vom Vorhandensein weiterer Läsionen wird das Ausmaß der Leberresektion bestimmt, die bis zur totalen Hepatektomie mit Lebertransplantation gehen kann. Die Diagnostik und Therapie des Leberzellkarzinoms wird heutzutage sehr aggressiv vorangetrieben.

In naher Zukunft werden interventionelle radiologische Verfahren zur Behandlung dieses Tumors zur Verfügung stehen. So können die versorgende A. hepatica und die Pfortaderäste des tumorbefallenen Segments embolisiert werden. Es können zytostatische Substanzen über einen Katheter lokal appliziert werden. Schließlich ist auch eine Verödung des Tumors durch eine nach geführter Punktion vorgenommene Alkoholinjektion möglich.

Die von den Gallenwegen ausgehenden malignen Cholangiokarzinome, die zystische Komponenten aufweisen, und die Zystadenokarzinome werden hier nur erwähnt.

Lebermetastasen

Bei den meisten Leberläsionen handelt es sich um Metastasen. Metastasen können zu einer Veränderung der Größe, der Konturen, der Homogenität und der Dichte der Leber führen.

Vor Kontrastmittelinjektionen stellen sich die meist gut abgegrenzten, solitären oder multiplen Metastasen als hypodense (15-45 HE) Areale dar. Gelegentlich sind Metastasen isodens, d. h. sie weisen die gleiche Dichte wie das umgebende Leberparenchym auf. Dabei kann es sich um Tumoreinblutungen handeln oder auch um Metastasten auf dem Boden einer Fettleber. Manche Metastasen sind nekrotisch zerfallen. Die Nekrosehöhle weist eine unregelmäßige Begrenzung auf; gelegentlich findet sich ein Detritusspiegel. Daneben existieren pseudozystisch imponierende Metastasen, insbesondere bei Ovarialtumoren, Kolontumoren, Melanomen, Leiomyosarkomen des Verdauungstrakts, Zystadenokarzinomen, Karzinoiden. Sie weisen eine glatte Begrenzung und eine Dichte von etwa 0 HE auf. Bei diesen Metastasen muß das benachbarte Lebergewebe sorgfältig untersucht werden, da in der Regel solide Anteile des Tumors erkennbar sind. Jede atypische zystische Leberläsion mit Ausnahme der Echinokokkose sollte punktiert werden.

Gelegentlich treten auch Verkalkungen der Metastasen auf. Diese Verkalkungen liegen entweder im Zentrum oder in der Peripherie der Läsion. Verkalkte Lebermetastasen finden sich besonders häufig bei Adenokarzinomen des Ovars. Die meisten Lebermetastasen lassen sich vor einer Kontrastmittelinjektion erkennen.

Nach Kontrastmittelinjektion findet sich in der arteriellen und portalen Phase eine Dichteanhebung in der Peripherie der Metastasen. Seltener liegt eine homogene Hypervaskularisation vor, die zu einem raschen Dichteanstieg und einer ebenso raschen Kontrastmittelauswaschung führt, so daß die Läsion dann im Verhältnis zum umgebenden Lebergewebe hypodens erscheint. Schließlich gibt es auch Lebermetastasen, die ihr Dichteverhalten nach Kontrastmittelinjektion nicht verändern (Abb. 3.25). Ergänzende Informationen lassen sich durch Spätaufnahmen (nach 6-12 h) gewinnen, die jedoch in der Praxis schwierig durchzuführen sind. In der Metastasendiagnostik betrachten wir die Sonographie und die Computertomographie als gleichwertig. Vorteile hat die dynamische Computertomographie, die bei einem Patienten allerdings nicht für alle Leberschnitte durchgeführt werden kann.

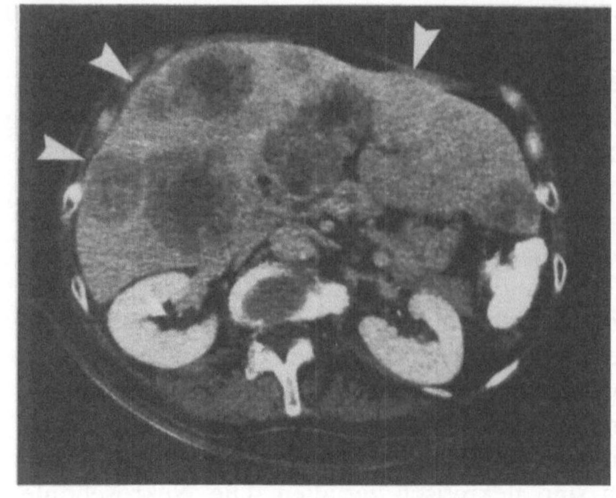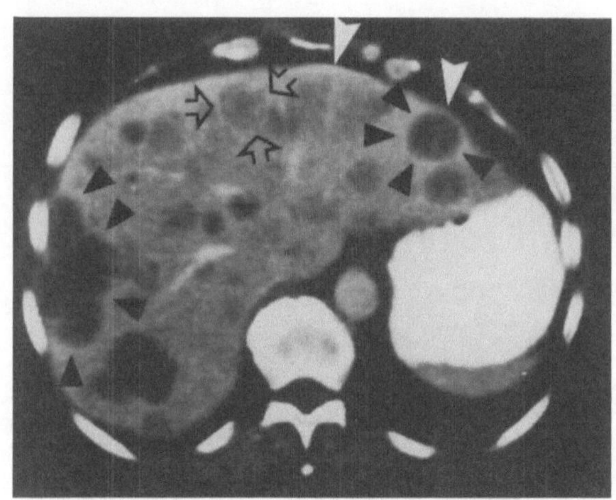

a, b

Phase	Metastase	Leberzellkarzinom	Hämangiom
Nativ	Hypodens	Isodens oder Hypodens	Hypodens
Initialphase	(1) Fehlende Kontrast- mittelaufnahme (2) Periphere Kontrast- mittelaufnahme (3) Globale Kontrast- mittelaufnahme	Sehr rasche Kontrast- mittelaufnahme (1) oder fehlende Kontrast- mittelaufnahme (2)	Langsame, zentripetal fortschreitende Kontrast- mittelaufnahme
Folgephase	Hypodens		
Spätphase	Hypodens	Erneute Hypodensität	Langanhaltende Dichte- anhebung (1) oder erneute Isodensität (2)

◀ **Abb. 3.25a, b.** Lebermetastasen eines Kolonkarzinoms. **a** Die Leber weist Vorwölbungen auf *(Pfeilspitzen)*. Die Metastasen stellen sich als rundliche Areale mit hypodensem Zentrum dar, das einer zentralen Nekrose entspricht. **b** Auch bei diesem Patienten mit Lebermetastasen finden sich Vorwölbungen *(weiße Pfeilspitzen)* der Leberkontur. Einige der Metastasen erscheinen „zystisch" mit peripherer Dichteanhebung *(schwarze Pfeilspitzen)*. Andere Metastasen erscheinen im Vergleich zum normalen Lebergewebe nur leicht hypodens *(offene Pfeile)*

Die intraoperative Sonographie zeigt nicht selten kleinere Metastasen (3–5 mm), die mit keinem präoperativen diagnostischen Verfahren darzustellen waren.

Die Manifestation maligner Lymphome in der Leber stellt sich computertomographisch hypodens dar. Nach Kontrastmittelinjektion kommt es nicht zu einer Dichteanhebung.

Als palliative Therapie der Lebermetastasen wird von einigen Autoren die Alkoholverödung nach sonographisch oder computertomographisch gesteuerter Punktion angesehen.

In Abb. 3.26 sind die computertomographischen Charakteristika der Lebertumoren zusammengefaßt.

◀ **Abb. 3.26.** Verhalten der häufigsten intrahepatischen Tumoren in der Angio-CT

Gefäßerkrankungen

Arterielles Gefäßsystem

Aneurysmen der A. hepatica (Abb. 3.27) werden hier nur erwähnt. Die selten vorkommenden Leberinfarkte stellen sich nach Kontrastmittelinjektion als meist in der Peripherie lokalisierte, dreieckige, scharf abgegrenzte hypodense Areale dar.

Pfortadersystem

Erkrankungen, die sich mit Veränderungen des Pfortadersystems manifestieren, sind häufig. Pfortaderthrombosen finden sich als Komplikation von

Abb. 3.28a, b. Pfortaderthrombose. **a** Im linken Pfortader- ▶ ast findet sich ein hypodenses Areal *(Pfeile)*, das einem Pfortaderthrombus bei invasiv wachsendem Leberzellkarzinom im linken und rechten Leberlappen entspricht. Der Tumor weist eine sehr ungleichmäßige Dichteanhebung nach Kontrastmittelinjektion auf. **b** Auf diesem Schnitt nach Kontrastmittelinjektion ist der Thrombus *(Pfeilspitze)* im Lumen der Pfortader *(Pfeil)* deutlich zu erkennen

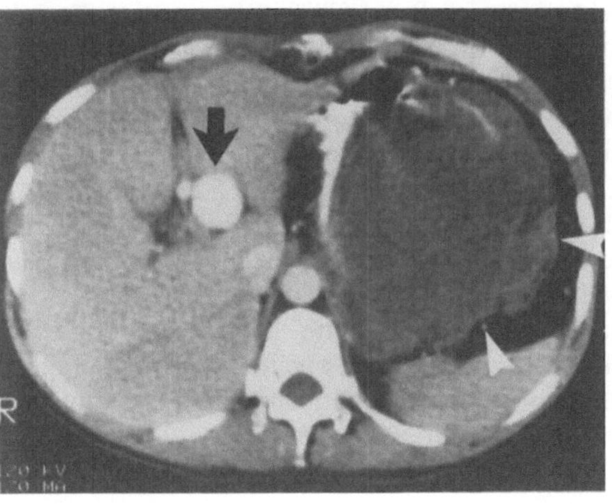

Abb. 3.27. Aneurysma der A. hepatica. An der Leberpforte findet sich eine rundliche Struktur *(Pfeil)*, die nach Kontrastmittelinjektion eine kräftige Dichteanhebung zeigt. Dieses Aneurysma rupturierte kurze Zeit später spontan. Begleitend findet sich eine große Flüssigkeitsansammlung in der Bursa omentalis *(Pfeilspitzen)*. Der Patient hatte ein Ehlers-Danlos-Syndrom

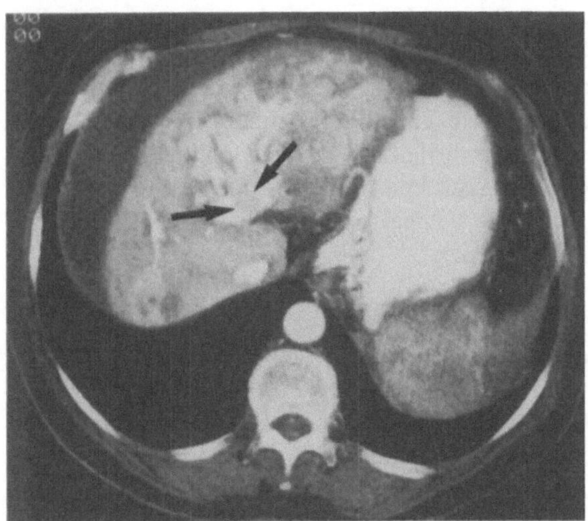

a

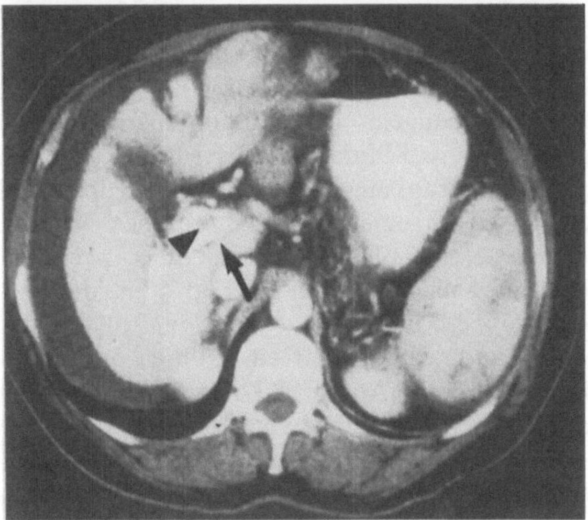

b

Leberzirrhose, Budd-Chiari-Syndrom, Leberzellkarzinom sowie Erkrankungen der benachbarten
Organe (Pankreas, Gallenblase, Gallenwege,
Darm) oder Erkrankungen des blutbildenden Systems. Bei Pfortaderthrombose stellen sich nach
Kontrastmittelinjektion in der Leber hypodense
(20–30 HE) Areale dar, die manchmal einem Le-
bersektor oder -lappen entsprechen. Die Pfortaderäste zeigen bei Pfortaderthrombose nach Kontrastmittelinjektion keine Dichteanhebung. Der
Thrombus stellt sich als solide Struktur dar, gelegentlich ist er von kontrastiertem Blut umgeben.
Oft ist das obliterierte Gefäß erweitert. Gelegentlich ist ein Kollateralkreislauf zu erkennen
(Abb. 3.28).

Bei ausgedehnteren Pfortaderthrombosen finden sich sinusartig erweiterte Kollateralen. Dieser
Zustand wird als kavernöse Pfortadertransforma-
tion bezeichnet. Der Umgehungskreislauf ist in
der Pfortaderphase mit der dynamischen Computertomographie darstellbar (s. Abb. 3.16c).

Arterioportale Fisteln treten bei Tumoren oder
nach Leberpunktion auf. In der dynamischen
Computertomographie finden sich hier periphere,
dreieckförmige, segmentale Areale, die in der arteriellen Phase eine Dichteanhebung zeigen, während in der Folge ein rascher Dichteangleich entsteht. In typischen Fällen ist zentral im hypervaskularisierten Areal ein kontrastierter Pfortaderast
zu erkennen.

Lebervenen

Die Unterbrechung des Blutstroms in den Lebervenen wird als Budd-Chiari-Syndrom bezeichnet.
Als Ursache kommen dafür in Frage: Lebervenen-
thrombose, insbesondere unter Östrogen-/Proge-
sterontherapie; Thrombose der V. cava, insbesondere bei Nierenkarzinomen, Kompression oder
Gefäßinvasion bei Lebertumoren; kongenitale
Gefäßseptierungen. Das Budd-Chiari-Syndrom
verursacht eine Pfortaderhypertension. Klinisch
kann die Erkrankung akut verlaufen; in der Regel
hat sie jedoch einen mehr chronischen Verlauf.
Begleitende morphologische Veränderungen der
Leber finden sich in Form einer Atrophie der lateralen Lebersektoren und einer Hypertrophie des
Lobus caudatus. Andererseits können auch periphere hypodense Areale vorkommen, die fibrösen
oder nekrotischen Zonen entsprechen.

Mit der Angio-CT lassen sich die Lebervenen -
oft auch das benachbarte Segment der V. cava -
darstellen. Auch Veränderungen des Leberparen-

chyms lassen sich objektivieren: In typischen Fällen findet sich eine heterogene Kontrastmittelaufnahme, die besonders deutlich in der Pfortaderphase zu erkennen ist und die einer Flußumkehr
in einigen Parenchymabschnitten entspricht.

Lebertraumen

Leberhämatome können subkapsulär oder intra-
parenchymatös lokalisiert sein (Abb. 3.29 und
3.30).

Das *subkapsuläre* Leberhämatom stellt sich als
hypodense sichelförmige Flüssigkeitsansammlung
dar, die subkapsulär lokalisiert ist und das Leberparenchym verdrängt.

Das *intraparenchymatöse* Hämatom stellt sich
zunächst als rundliche oder ovale, hyperdense
Zone dar. In späteren Stadien ist das Hämatom
im Vergleich zum umgebenden Lebergewebe hypodens.

Diese Veränderungen sind auch sonographisch
leicht erkennbar.

Zur Beurteilung schwerer Lebertraumen mit
Leberruptur ist die Computertomographie unverzichtbar. Aufgrund der besseren Übersicht läßt
sich damit eine exakte Topographie der Rupturen
erstellen. Nach Kontrastmittelinjektion ist außerdem eine Aussage über die Beeinträchtigung des
Gefäßsystems möglich. Die Indikation zur Arte-

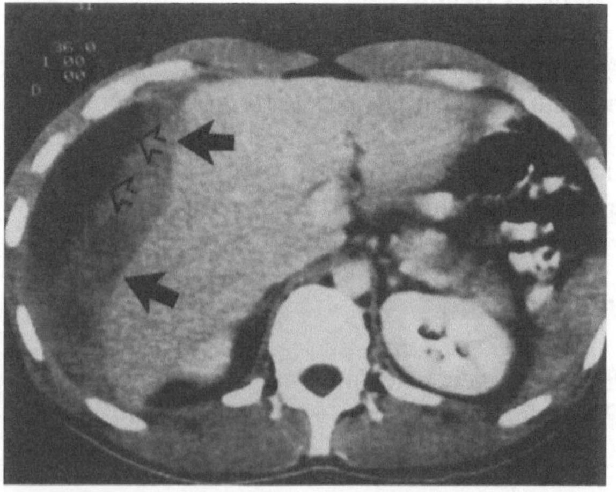

Abb. 3.29. Subkapsuläres Leberhämatom. Im rechten Leberlappen findet sich eine subkapsuläre Flüssigkeitsansammlung, die das Leberparenchym *(Pfeile)* verdrängt. Die
Flüssigkeitsansammlung ist sehr heterogen strukturiert. Der
lateral gelegene, sehr hypodense Anteil des Hämatoms
(offene Pfeile) entspricht verflüssigtem thrombosierten
Material. Der dichtere Anteil entspricht einem organisierten
Hämatom

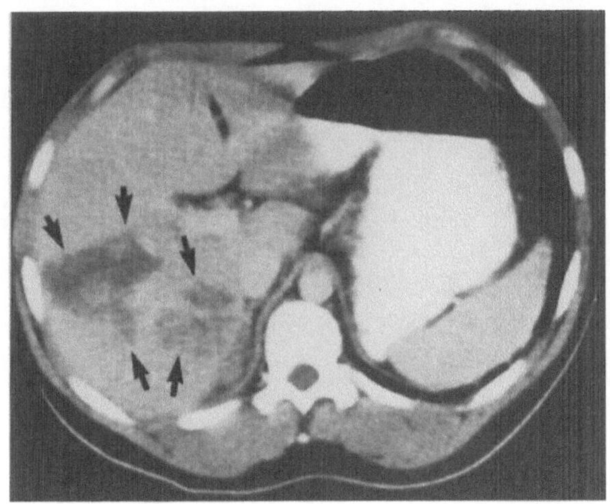

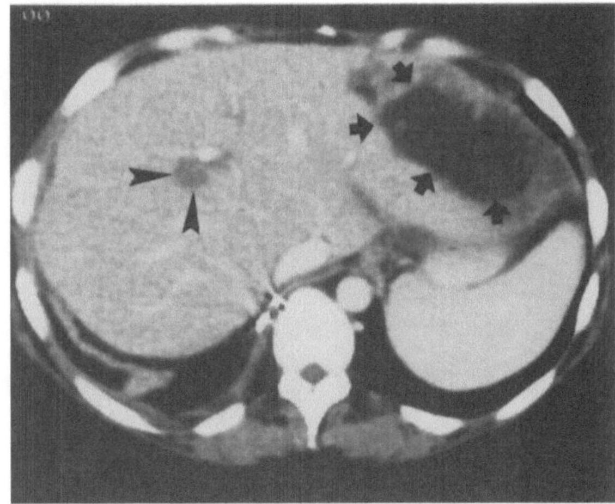

Abb. 3.30. Leberhämatom: Es finden sich 2 hypodense, heterogen strukturierte Areale, die nach Kontrastmittelinjektion keine Dichteanhebung zeigen *(Pfeile)*. Selbst ausgedehnte Hämatome dieser Art zeigen oft ein Restitutio ad integrum

Abb. 3.31. Intrahepatischer Streptokokkenabszeß. Dreißig Tage nach Lebertransplantation findet sich bei diesem Patienten im linken Leberlappen ein hypodenses Areal *(Pfeile)*. Die Diagnose wurde durch eine gesteuerte Punktion gestellt. Anschließend konnte der Abszeß chirurgisch drainiert werden. Zu beachten ist ein weiteres kleines hypodenses Areal im rechten Leberlappen, das einem 2. Leberabszeß entsprach *(Pfeilspitzen)*. Das Fehlen einer peripheren Dichteanhebung ist durch die unter immunsuppressiver Therapie nur schwach ausgeprägte entzündliche Reaktion zu erklären

riographie besteht in hämodynamisch instabilen Situationen. Eine Embolisation kann in diesen Fällen angeschlossen werden.

Bei jedem Bauchtrauma müssen die anderen intraabdominellen Organe natürlich mitbeurteilt werden. Auch ein Hämoperitoneum läßt sich computertomographisch – wie auch sonographisch – darstellen.

Lebertransplantation

Nach Lebertransplantationen wird die Computertomographie zur Abklärung postoperativer Komplikationen eingesezt (Abszesse, Hämatome) (Abb. 3.31). Bei der akuten Abstoßungsreaktion wird man zunächst die Dopplersonographie einsetzen. Falls deren Ergebnis nicht eindeutig ist, kann die CT angeschlossen werden. Computertomographisch lassen sich Leberinfarkte darstellen, während mit der digitalen Subtraktionsangiographie die Durchgängigkeit der Leberarterie direkt nachgewiesen werden kann.

Untersuchungsstrategie bei Lebererkrankungen

Die Erstuntersuchung bei Lebererkrankungen sollte zunächst die Sonographie sein. Mit Hilfe der Computertomographie lassen sich dann in einigen Fällen Zusatzinformationen gewinnen:

- Dichtebestimmung (z. B. Fettleber),
- dynamische Computertomographie (Leberhämangiom),
- Gefäßdarstellung (Budd-Chiari-Syndrom),
- übersichtliche Darstellung der gesamten Leber (große Lebertumoren, Lebertraumen).

Gelegentlich trägt die bildgebende Diagnostik zur weiteren Abklärung nicht bei, so daß es manchmal besser ist, die Computertomographie auszulassen, und stattdessen nach der Lebersonographie eine Feinnadelpunktion anzuschließen.

Kapitel 4 Gallenblase und Gallenwege

G. COCHE, F. S. WEILL

Anatomie

Die Gallenblase stellt sich als ovaläre Struktur
von geringer Dichte im Gallenblasenbett, an der
Unterseite der Leber dar (Abb. 4.1). Die Gallenblasenwand hat eine Dicke von 1–2 mm, maximal
4 mm. Nach Kontrastmittelinjektion kann eine
Dichteanhebung auftreten.

Die normalen intrahepatischen Gallenwege
sind computertomographisch aufgrund ihrer geringen Größe und ihres schräg zur Schnittebene
gerichteten Verlaufs nicht darstellbar. Zu erkennen sind die Gallenwege jedoch im Falle einer Dilatation (Abb. 4.2) oder durch eine Kontrastdar-
stellung, z. B. bei Aerobilie oder nach Injektion
eines gallengängigen Röntgenkontrastmittels. Die
üblichen nierengängigen Kontrastmittel, die bei
der Computertomographie im übrigen sehr wichtig sind, spielen zur Beurteilung der Gallenwege
keine Rolle, da sie hier nicht zu einer Dichteanhebung führen.

Ductus hepaticus dexter und sinister vereinigen
sich zum Ductus hepaticus communis. Der Konfluens dieser beiden Ductus liegt in der rechten
Hälfte der Leberpforte. Der Ductus hepaticus
communis, dessen Durchmesser 3–5 mm beträgt,
liegt ventral und etwas rechts der Pfortader. Bei
ungefähr 20% der Patienten ist er erkennbar. Der
Ductus choledochus hat einen etwas größeren
Durchmesser (max. 6 mm). Im ersten Drittel seines Verlaufs begleitet er die Pfortader im freien
Rand des kleinen Netzes, dem Lig. hepatoduodenale. Im zweiten Drittel verläuft er hinter dem
Duodenum, wobei er sich allmählich von der
Pfortader entfernt. Im dritten Drittel verläuft er in
einer tiefen Rinne an der Hinterseite des Pankreas, wo er bei 30% der Patienten erkennbar ist.
Ductus hepaticus und Ductus choledochus werden gelegentlich als Ductus hepatocholedochus
oder Hauptgallengang zusammengefaßt (Abb.
4.2 c).

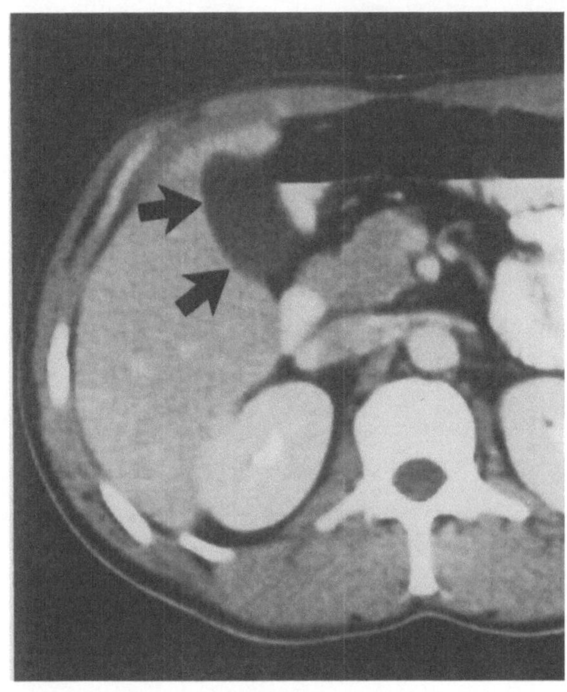

Abb. 4.1. Die normale Gallenblase stellt sich als ovaläres
hypodenses Areal am Unterrand der Leber dar *(Pfeile)*. Die
Gallenblasenwand ist normalerweise nicht erkennbar

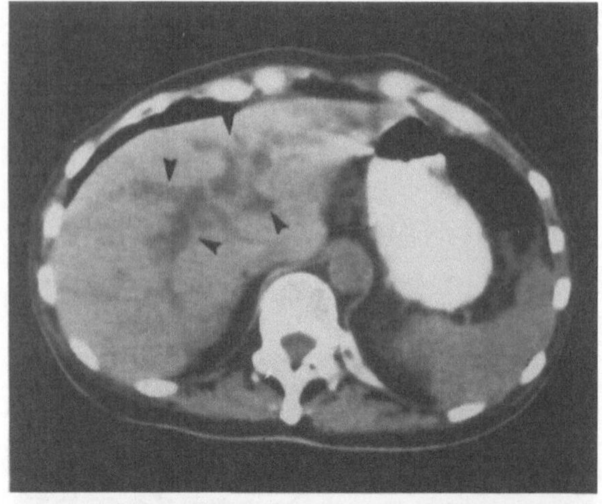

a

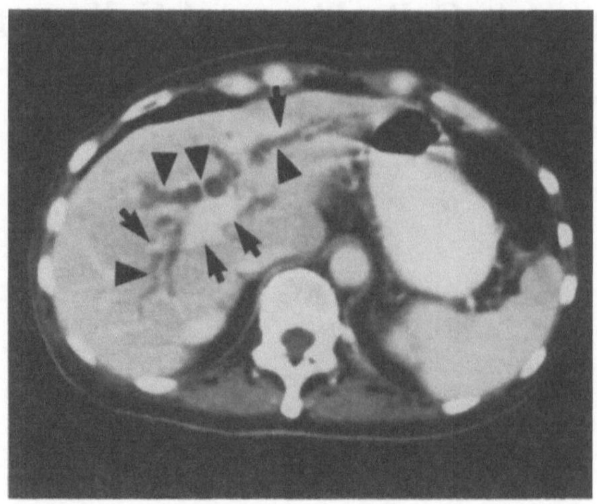

b

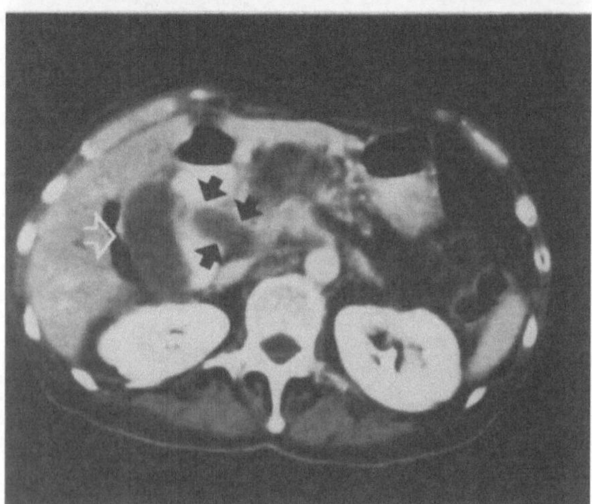

c

Abb. 4.2a–c. Dilatation der Gallenwege. **a** Der Nativschnitt zeigt erweiterte intrahepatische Gallenwege *(Pfeilspitzen)*. **b** Nach Kontrastmittelinjektion kommen die erweiterten, hypodensen Gallenwege *(Pfeilspitzen)* noch besser zur Darstellung. Neben den Gallenwegen verlaufen kontrastierte Pfortaderäste *(Pfeile)*. **c** Ein weiter kaudal gelegener Schnitt zeigt eine erhebliche Dilatation des Ductus choledochus *(Pfeile)*. Die Gallenblase ist durch den *offenen Pfeil* markiert

Gallenwegserkrankungen

Fehlbildungen und Dysplasien

Die Gallenblasenaplasie und die doppelte Gallenblase sind außergewöhnliche Diagnosen. Der Morbus Caroli (kongenitale Ektasie der intrahepatischen Gallenwege) zeigt sich in Form von multifokalen Gallenwegserweiterungen, die miteinander kommunizieren können.

Die häufigste Dysplasie ist die Choledochuszyste. Computertomographisch findet sich entweder eine segmentale Erweiterung des Choledochus oder eine zystische Formation, die mit dem Hauptgallengang kommuniziert. Die klassische (aber seltene) Trias dieser Erkrankung besteht aus Ikterus, Schmerz und tastbarer abdominaler Raumforderung.

Computertomographisch läßt sich eine gut abgegrenzte Raumforderung mit niedrigen Dichtewerten darstellen. Nach Kontrastmittelinjektion kommt es nicht zu einer Dichteanhebung der Zystenwand. In der Regel handelt es sich um eine Erweiterung der extrahepatischen Gallenwege (Abb. 4.3). Eine Erweiterung der proximalen intrahepatischen Gallenwege findet sich zusätzlich in 50% der Fälle. Dabei handelt es sich um eine wichtige Zusatzinformation, da die Kommunikation der Zyste mit dem Hauptgallengang, die sonographisch oft und in der ERCP regelmäßig zu erkennen ist, auf computertomographischen Transversalschnitten nicht zur Darstellung kommt.

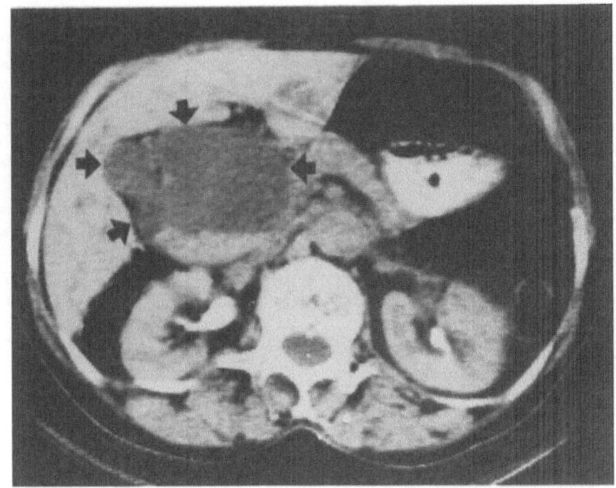

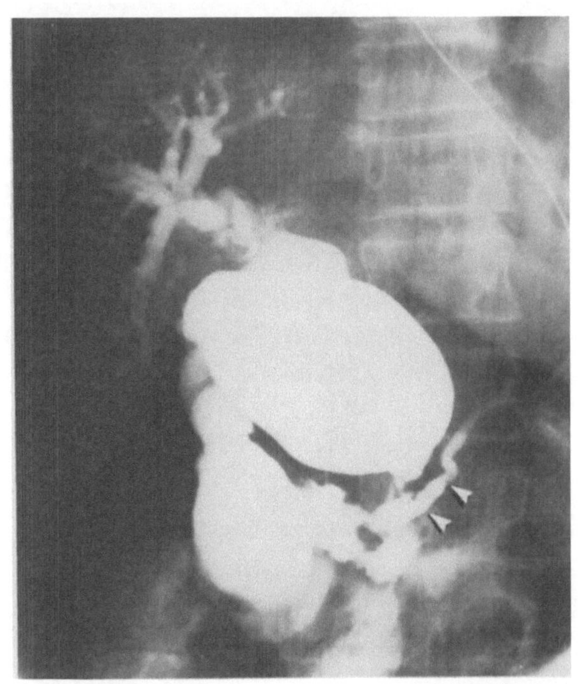

Abb. 4.3a, b. Choledochuszyste. **a** An der Leberpforte findet sich eine große hypodense Struktur *(Pfeile),* die der Zyste entspricht. **b** Retrograde Kontrastierung der Gallenwege einschließlich der Choledochuszyste, die vom Ductus choledochus ausgeht. Gleichzeitig ist der Ductus pancreaticus dargestellt *(Pfeilspitzen)* (Dr. Monière, Montbéliard)

Cholelithiasis and Cholezystitis

Cholezystolithiasis

Die Cholezystolithiasis stellt keine Indikation zur computertomographischen Untersuchung dar, da mit der Sonographie ein einfaches und zuverlässiges Verfahren zur Verfügung steht. Gallenblasenkonkremente sind jedoch oft im Verlauf einer computertomographischen Untersuchung wegen anderer Indikationen erkennbar. Meistens findet sich computertomographisch bei der Cholezystolithiasis ein kleines hyperdenses Konkrement im abhängigen Teil der Gallenblase (Abb. 4.4). Konkremente mit geringerer Dichte als die der umgebenden Galle lassen sich ebenfalls erkennen. Hierbei handelt es sich um nicht kalzifizierte Cholesterinsteine.

Sonographisch ist die Diagnose der Choledocholithiasis mit einer Unsicherheit von 50% behaftet. Kaum aussagekräftiger ist die intravenöse Cholangiographie, die zudem von einigen Patienten schlecht toleriert wird. Wenn klinisch ein dringender Verdacht auf eine Choledocholithiasis besteht und der Nachweis sonographisch nicht zu führen ist, sollte eine retrograde Cholangiographie durchgeführt werden. Mit Hilfe der Computertomographie kann ein letzter, nichtinvasiver Versuch unternommen werden, das Konkrement darzustellen, wobei auch Konkremente im supra- oder in-

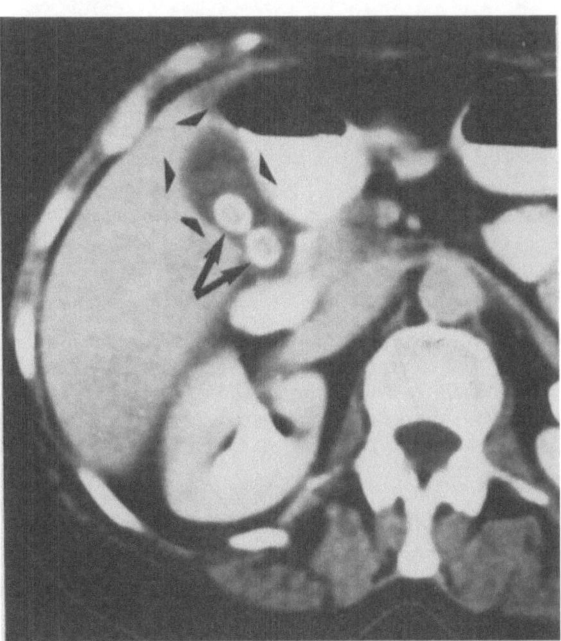

Abb. 4.4. Cholezystolithiasis. In der Gallenblase sind 2 kalkdichte, zentral hypodense Konkremente zu erkennen *(Pfeile).* Die Gallenblasenwand ist nicht verdickt *(Pfeilspitzen)*

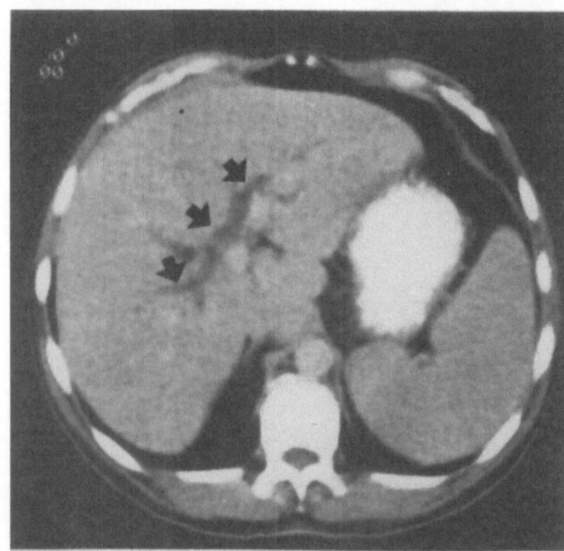

a

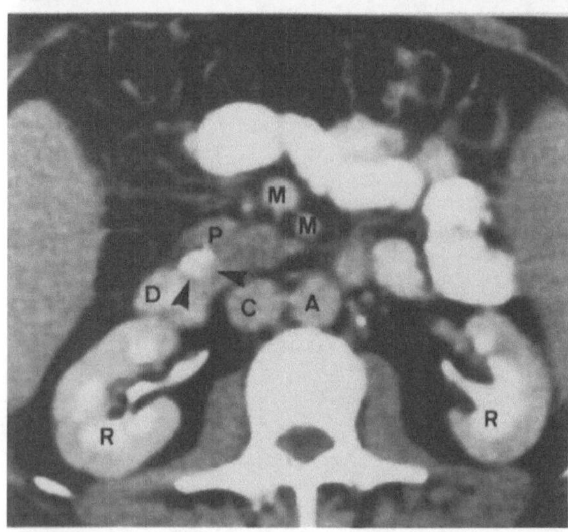

b

Abb. 4.5a, b. Choledocholithiasis **a** Dilatation der intrahepatischen Gallenwege *(Pfeile)*. **b** Weiter kaudal ist neben dem kontrastierten Duodenum *(D)* im Pankreaskopf *(P)* das Konkrement zu erkennen *(Pfeilspitzen)*. *M* Mesenterialgefäße, *C* V. cava inferior, *A* Aorta, *R* Nieren

trapankreatischen Verlauf des Choledochus zu erkennen sind (Abb. 4.5). Verkalkte Konkremente in den intrahepatischen Gallenwegen stellen sich gelegentlich unspezifisch wie intraparenchymatöse Verkalkungen dar. Gelegentlich sind sie jedoch mit einer segmentalen Gallenwegserweiterung assoziiert.

Cholezystitis

Obwohl die akute oder chronische Cholezystitis computertomographisch zu erkennen ist, ist die Computertomographie unter dieser Fragestellung

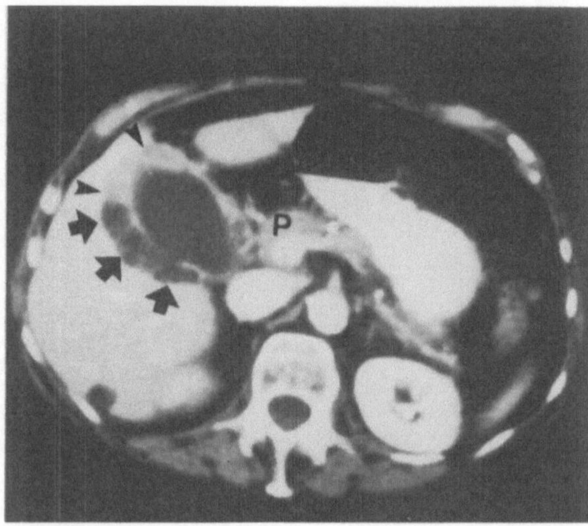

Abb. 4.6. Akute Cholezystitis mit Gallenblasenwandabszeß. Die etwas vergrößerte Gallenblase weist eine verdickte Wand auf *(Pfeilspitzen)*. Nach Kontrastmittelinjektion tritt eine kräftige Dichteanhebung der Gallenblasenwand auf. In der Gallenblasenwand stellen sich Mikroabszesse *(Pfeile)* dar. *P* Pankreas

nicht indiziert, da die Diagnose klinisch und sonographisch zu stellen ist. Eine Indikation liegt nur in den Fällen vor, in denen die Diagnose zweifelhaft ist. Gelegentlich finden sich computertomographisch auch Zeichen einer Cholezystitis bei Patienten, die aus anderen Gründen, z. B. Verdacht auf akute Pankreatitis, untersucht wurden.

Wie in der Sonographie manifestiert sich die akute Cholezystitis computertomographisch mit einer Verdickung der Gallenblasenwand über 4 mm. Außerdem kommt es zu einer Dichteanhebung nach Kontrastmittelgabe (Abb. 4.6). Manchmal findet man kleine Gasblasen in der Gallenblasenwand. Die Gallenblasenwand kann eine erhebliche Verdickung aufweisen, was auf die Entwicklung eines Gallenblasenempyems hinweist. Die Entdeckung von Gasblasen stellt hier ein wichtiges Zusatzzeichen dar. Durch eine entzündliche peritoneale Reaktion kann es zu einer perivesikulären Flüssigkeitsansammlung kommen oder auch zu einer Flüssigkeitsansammlung in entfernteren peritonealen Rezessus (perihepatische Rezessus, hepatorenale Rezessus, parakolische Rinnen). In mehr als 95% der Fälle mit akuter Cholezystitis liegt eine Choledocho-/Cholezystolithiasis vor. In seltenen Fällen tritt die akute Cholezystitis jedoch auch ohne gleichzeitige Steinerkrankung auf (Salmonellose, postoperative Cholezystitis). Bei der chronischen Cholezystitis kann

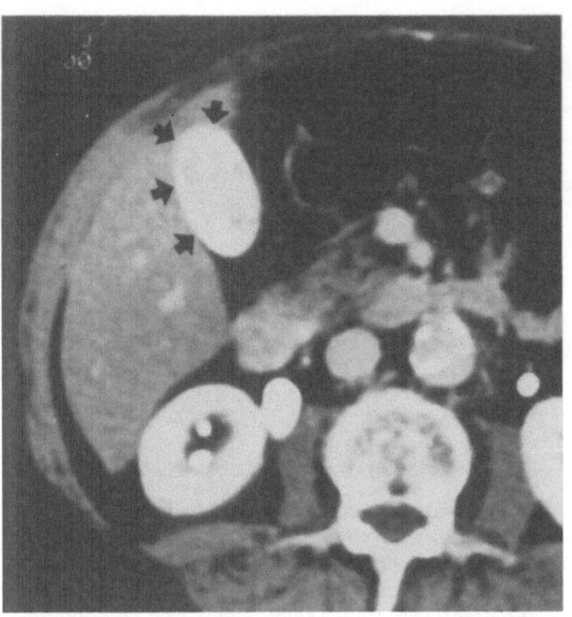

Abb. 4.7. Porzellangallenblase: Die Gallenblasenwand ist vollständig verkalkt *(Pfeile)*

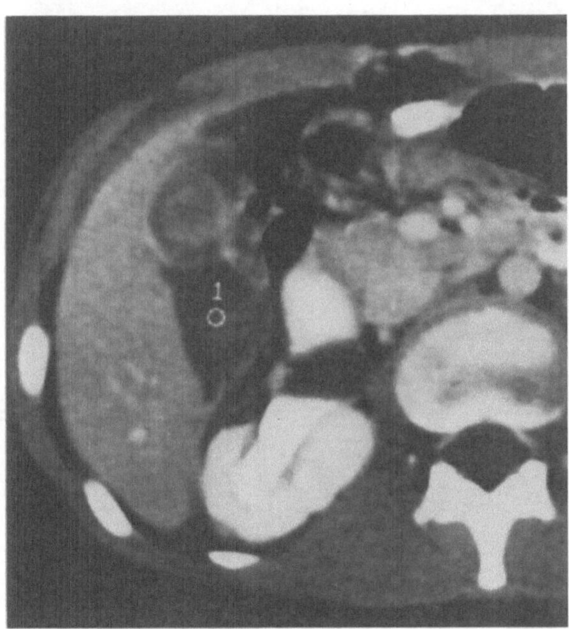

Abb. 4.8. Bilom (Galleansammlung). Nach Cholezystektomie findet sich in der Gallenblasenregion eine Flüssigkeitsansammlung *(1)*

die Gallenblasenwand verdickt sein, oft ist jedoch der einzige Befund eine Cholezystolithiasis. Porzellangallenblasen lassen sich computertomographisch eindeutig diagnostizieren (Abb. 4.7).

Postoperativer Verlauf

Computertomographisch sind Abszesse zu erkennen, die die gleichen Charakteristika wie in anderen Regionen haben (s. S. 139). Daneben sind Ansammlungen von Galleflüssigkeit (Bilome) erkennbar (Abb. 4.8), die auch nach Traumen auftreten können oder spontan bei Gallengangsobstruktion.

Dichte der Galle

Die normale Dichte der Galle liegt zwischen 0 und 20 HE. Höhere Werte sind pathologisch. Sie können auf Blut, Eiter oder Kalkmilch hinweisen.

Gallenblasenkarzinom

Gallenblasenkarzinome stehen an 5. Stelle in der Häufigkeit der Tumoren des Verdauungsapparats. In der Regel treten sie im 6. und 7. Lebensjahrzehnt auf. Frauen sind etwas häufiger befallen als Männer. 65–95% der Gallenblasenkarzinome entstehen auf dem Boden einer chronischen Cholezystitis mit Cholelithiasis.

Die Verdachtsdiagnose eines Gallenblasenkarzinoms kann sonographisch gestellt werden. Computertomographisch kann die Diagnose präzisiert werden, insbesondere ist eine Aussage über die Ausdehnung des Tumors möglich.

Das endoluminale Gallenblasenkarzinom stellt sich computertomographisch als lokalisierte oder diffuse Gallenblasenwandverdickung oder als ins Lumen vorspringende Raumforderung dar. Nach Kontrastmittelinjektion kommt es zu einer Dichteanhebung der anormalen Areale. In einem fortgeschritteneren Stadium ist das Gallenblasenlumen durch den Tumor vollständig obliteriert. In diesem Fall findet sich in der Gallenblasenregion eine Raumforderung, die meistens steinbedingte Verkalkungen aufweist (Abb. 4.9). Die kontrastmittelbedingte Dichteanhebung dieser Raumforderung ist im Vergleich zum umgebenden Lebergewebe nur gering. Die häufig vorkommende Invasion der Leber stellt sich als hypodenses

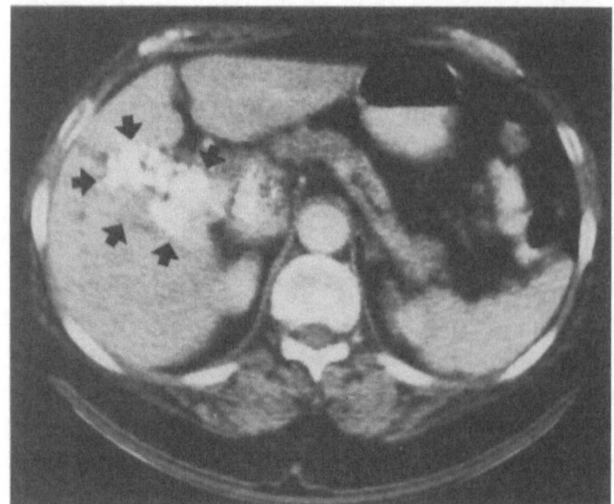

Abb. 4.9. Gallenblasenkarzinom. Zu erkennen ist eine heterogene, teilweise verkalkte Struktur, die sich bis zur Leberpforte erstreckt *(Pfeile)*

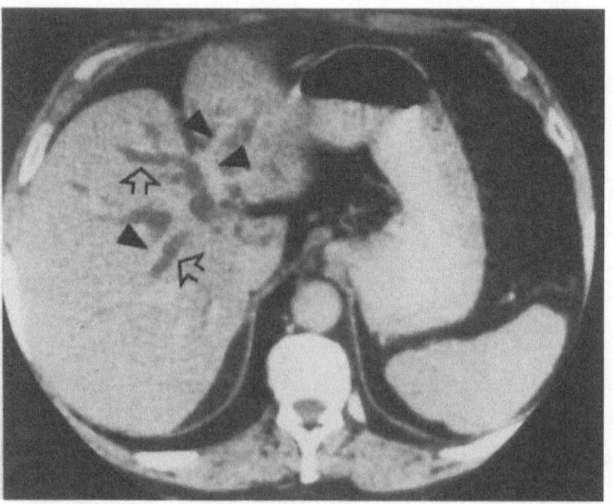

Abb. 4.10. Klatskin-Tumor: Der an der Leberpforte lokalisierte Tumor führt zu einer Erweiterung der intrahepatischen Gallenwege *(offene Pfeile)*. Die danebenliegenden Pfortaderäste sind nach Kontrastmittelinjektion gut erkennbar *(Pfeilspitzen)*. Der Tumor selbst stellte sich computertomographisch nicht dar, während er sonographisch als echoreiche Struktur abzugrenzen war

Areal in der Umgebung des Tumors dar. In diesem Stadium findet sich oft eine Erweiterung der prästenotisch gelegenen intrahepatischen Gallengänge. Auch Lebermetastasen sind bei diesem Tumor nicht selten.

Differentialdiagnostisch kommt insbesondere die subakute Cholezystitis in Betracht, die ebenfalls lediglich eine Wandverdickung der Gallenblase mit vermehrter Dichteanhebung nach Kontrastmittelinjektion aufweisen kann. Eine unregelmäßige oder lokalisierte Wandverdickung spricht für ein Gallenblasenkarzinom. Wenn eine Invasion des umgebenden Lebergewebes aufgetreten ist, muß differentialdiagnostisch auch eine alveoläre Echinokokkose in Betracht gezogen werden. In jedem Fall muß der Patient bei derartigen Läsionen operiert werden. Intraoperativ zeigt sich gelegentlich, daß es sich bei dem Tumor um eine Metastase nach peritonealer Aussaat eines anderen abdominellen Tumors handelt.

Gallenwegskarzinome

Computertomographisch findet sich bei Gallenwegskarzinomen eine proximal des Tumors gelegene Dilatation der Gallenwege. Der Tumor selbst kann sich als Areal unterschiedlicher Dichte darstellen, insbesondere nach Kontrastmittelinjektion. Gelegentlich kann sich ein Tumorzapfen im erheblich erweiterten Ductus hepaticus darstellen. Wichtige Hinweise sind die völlige Obstruktion eines Gallenwegs und eine partielle Gallenwegsdilatation (Abb. 4.10).

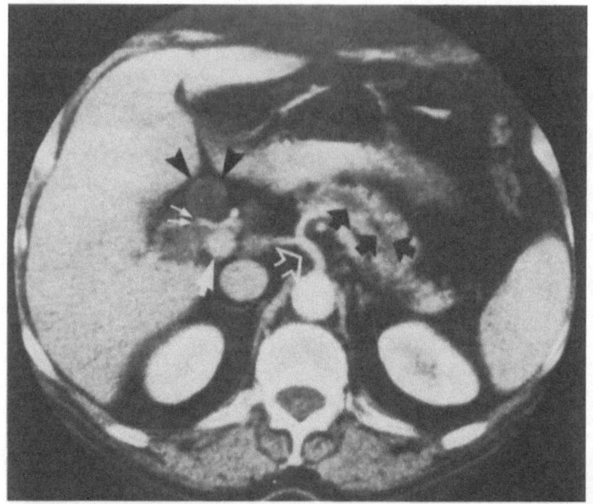

a

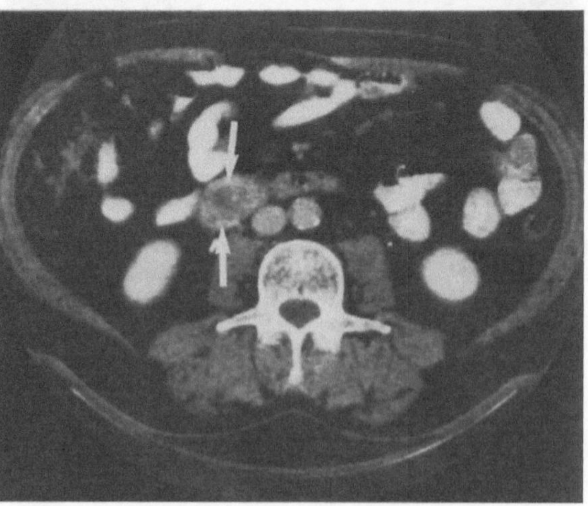

b

Bei einem Ampullom wird nicht nur eine Dilatation der Gallenwege, sondern auch eine Dilatation des Ductus pancreaticus beobachtet. Der Tumor selbst ist im Pankreaskopf zu erkennen (Abb. 4.11). Auf diesen Tumor kommen wir im Rahmen der Pankreaskopftumoren später zurück (s. Kap. 5).

Abklärung des Ikterus

Der Ikterus stellt ein klinisches Symptom unterschiedlicher Genese dar. Dem nichtobstruktiven Ikterus wird dabei der obstruktive Ikterus gegenübergestellt. Die Obstruktion beruht auf Karzinom, Choledocholithiasis, chronischer Pankreatitis, entzündlicher Stenose oder Fremdkörper (Parasit). Sonographisch findet sich beim Obstruktionsikterus eine Dilatation der Gallenwege. Zu erkennen ist die Höhe des Abflußhindernisses und oft auch seine Ursache, z. B. ein Tumor an der Leberpforte oder im Pankreaskopf. Wenn die

◀ **Abb. 4.11 a, b.** Ampullom der Vater-Papille. **a** Dieser Schnitt zeigt eine Erweiterung des Ductus choledochus *(Pfeilspitzen)* und des Ductus pancreaticus *(schwarze Pfeile).* Zwischen Choledochus und V. portae *(weißer Pfeil)* ist der rechte Ast der A. hepatica *(Doppelpfeil)* zu erkennen. Zu erkennen ist auch die Trifurkation des Truncus coeliacus *(offener Pfeil).* **b** Weiter kaudal, in Höhe des Pankreaskopfes, ist die kleine tumoröse Raumforderung des Ampulloms zu erkennen *(Pfeile)*

Diagnose sonographisch nicht eindeutig zu stellen ist, können computertomographisch wie auch im Fall der Choledocholithiasis wichtige Zusatzinformationen gewonnen werden. Die Unterscheidung zwischen obstruktivem und nichtobstruktivem Ikterus gelingt in 87–98% der Fälle. In 80–97% kann die Höhe des obstruierenden Hindernisses lokalisiert werden. Liegt dem Ikterus ein Tumor zugrunde, wird die Computertomographie in jedem Fall durchgeführt, um die Ausdehnung des Tumors exakt zu erfassen. Wenn sich weder sonographisch noch computertomographisch eine exakte Diagnose stellen läßt, muß eine endoskopisch retrograde Cholangiographie oder eine transhepatische Cholangiographie durchgeführt werden. Bei Gallenwegskonkrementen besteht eine Indikation zur retrograden Choledochographie, da nicht selten eine Papillotomie durchgeführt werden muß. Liegt die Obstruktion in Höhe der Leberpforte, so ist die perkutane Cholangiographie vorzuziehen, da damit einerseits die intrahepatischen Gallenwege dargestellt werden können, andererseits auch nach transhepatischer Plazierung eines Katheters eine Galleableitung vorgenommen werden kann.

Die Computertomographie stellt im Rahmen der Gallenwegserkrankungen ein ergänzendes Verfahren dar. Sie kommt zur Anwendung, wenn die Sonographie keine eindeutige Diagnose ergibt oder wenn Tumoren vorliegen.

Kapitel 5   Pankreas

P. Rohmer, F. S. Weill

Die Computertomographie ist die aussagekräftigste Untersuchung zur Abklärung von Pankreaserkrankungen. Ergänzend wird die Sonographie eingesetzt. Durch diese beiden morphologischen Verfahren läßt sich eine Pankreaspunktion in der Regel umgehen. Arteriographie und Pankreatikographie haben beschränkte Indikationen, auf die am Ende des Kapitels eingegangen wird.

Computertomographie des normalen Pankreas

Die Bildqualität hängt vor allem von technischen Faktoren ab, z. B. der Abtastzeit des Apparats. Aber auch physiologische und konstitutionelle Faktoren spielen eine Rolle, z. B. die Fähigkeit des Patienten, die Luft anzuhalten, oder das Fehlen oder Vorhandensein eines peripankreatischen Fettsaums. Peripankreatisches Fettgewebe erlaubt eine bessere Abgrenzung des Pankreas. Aus diesem Grund ist bei Kindern und schlanken Patienten keine gute computertomographische Darstellung des Pankreas zu erwarten. Bei dieser Patientengruppe ist die Sonographie vorzuziehen.

Die Untersuchung kann durch Artefakte erschwert werden, z. B. durch metallische chirurgische Clips, Kontrastmittel (Lymphographie, Bariumbrei) oder intestinales Gas.

Anatomie

Der Retroperitonealraum besteht aus drei Kompartimenten (s. Abb. 11.1 und 11.2):

- Vorderer Pararenalraum ventral der vorderen perirenalen Faszie. Hier liegen Pankreas und Colon ascendens und descendens.
- Perirenalraum, der von der perirenalen Faszie umgeben ist. Hier liegen Niere, perirenales Fettgewebe, Gefäße, Ureter.
- Hinterer Pararenalraum dorsal der perirenalen Faszie.

Diese 3 fettgewebsreichen Kompartimente gehen nach kaudal ineinander über.

Im vorderen Pararenalraum läßt sich das von Fettgewebe umgebene und von Gefäßen begleitete Pankreas leicht erkennen (Abb. 5.1 a).

Form und Größe

Pankreaskörper und -schwanz haben die Form eines mit der Konkavität nach dorsal gerichteten Kommas. Die Oberfläche ist leicht gewellt. Die kaudaler gelegenen Abschnitte des Pankreaskopfs haben die Form eines „Hammerkopfs" (Abb. 5.1 b). Die Form des Pankreas ist harmonisch. Vorwölbungen liegen normalerweise nicht vor.

Der obere Grenzwert des anteroposterioren Durchmessers beträgt im Pankreaskopf 3 cm, im Pankreaskörper 3,5 cm, im Pankreasschwanz 2 cm.

Darstellung des Parenchyms und Dichtecharakteristika

Auf Nativschnitten stellt sich das Pankreasgewebe homogen strukturiert dar. Die Dichte des Pankreas liegt etwas unterhalb der Dichte der Leber; sie entspricht etwa der Dichte der Milz. Ductus pancreaticus und – seltener – Ductus choledochus sind abgrenzbar.

Nach Kontrastmittelinjektion tritt eine deutliche Dichteanhebung des Pankreas auf. Jetzt ist der intrapankreatische Abschnitt des Ductus choledochus oft als kleine tubuläre Struktur darstellbar. Sein Durchmesser überschreitet 6 mm normalerweise nicht. Der Ductus pancreaticus stellt sich im Pankreaskörper und -schwanz als bis zu 3 mm breite, tubuläre Struktur dar.

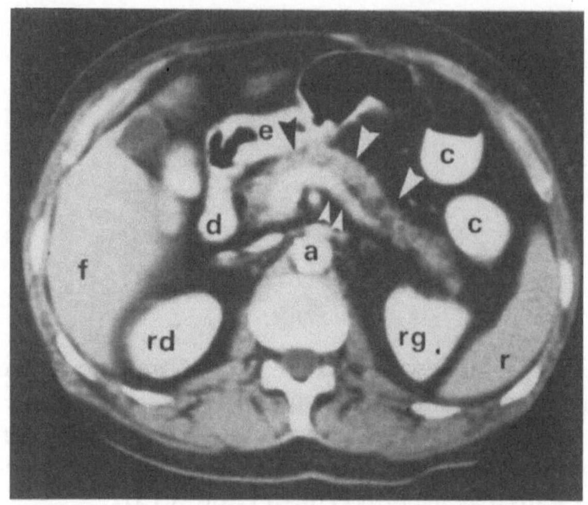

a

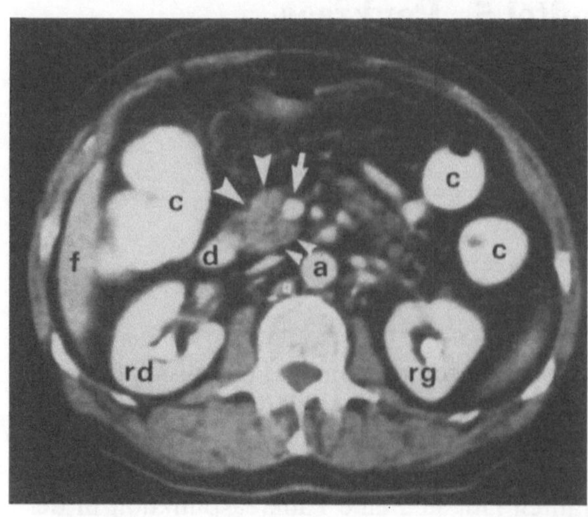

b

Abb. 5.1a, b. Normales Pankreas. **a** Pankreaskorpus und -kauda *(große Pfeilspitzen)* lassen sich vor der V. lienalis abgrenzen *(kleine Pfeilspitzen).* **b** Der Pankreaskopf *(Pfeilspitzen)* liegt zwischen der Pars descendens des Duodenums *(d)*

und der V. mesenterica superior *(Pfeil).* Dorsal dieser Vene liegt der Processus uncinatus *(doppelte Pfeilspitzen). a* Aorta; *c* Colon, *e* Magen, *f* Leber, *r* Milz, *rd* rechte Niere, *rg* linke Niere

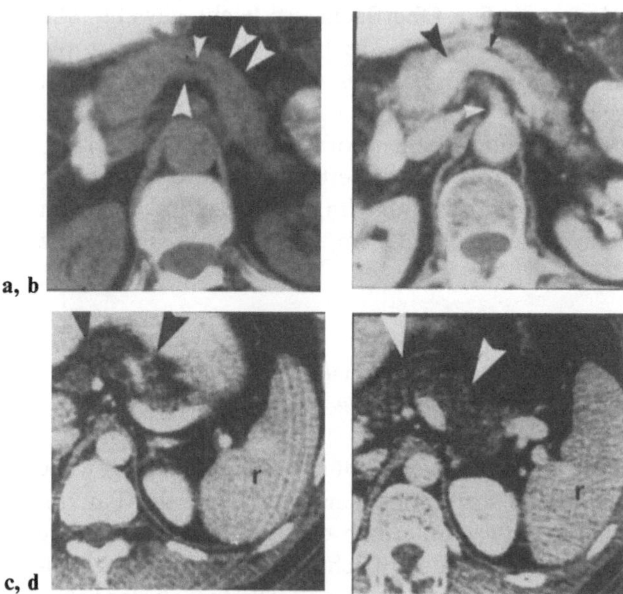

a, b

c, d

Abb. 5.2a–d. Normales Pankreas: Gefäßbeziehungen. **a** Vor Kontrastmittelinjektion ist die Milzvene *(große Pfeilspitze)* nicht vom Pankreas *(doppelte Pfeilspitze)* abzugrenzen. Der Ductus pancreaticus scheint erkennbar zu sein *(kleine Pfeilspitze).* **b** Nach Kontrastmittelinjektion kommt es zu einer Dichteanhebung des Pankreas. Die Milzvene und der splenomesenteriale Konfluens *(schwarze Pfeilspitze)* lassen sich vom Pankreas abgrenzen. Die linear angeordneten hypodensen Areale ventral der Milzvene entsprechen in Wirklichkeit Fettgewebe und nicht dem Ductus pancreaticus *(Pfeil).* Zu erkennen ist der Ursprung der A. mesenterica superior *(weiße Pfeilspitze).* **c, d** Variationen des Pankreas: Das Pankreasparenchym *(Pfeilspitzen)* ist hier stark verfettet, so daß eine niedrige Dichte resultiert. Auf **c** ist - im Bereich der Milz besonders deutlich - ein Rotationsartefakt zu erkennen. *r* Milz

Gefäßbeziehungen

Die klassischen Gefäßbeziehungen lassen sich regelmäßig darstellen (Abb. 5.1 und 5.2):

- Aorta und V. cava inferior liegen dorsal des Pankreas.
- Der splenoportale Konfluens liegt dorsal des Korpus. Auf Nativschnitten sind diese Gefäße vom Pankreasparenchym nicht abzugrenzen.
- Der Ursprung der A. mesenterica superior liegt dorsal des Pankreasisthmus.
- Die V. mesenterica superior liegt ventral des Processus uncinatus rechts der zugehörigen Arterie (Abb. 5.1b). Nur im seltenen Fall eines Mesenterium commune liegt die Vene links der zugehörigen Arterie (Abb. 5.3).

Benachbarte Organe

Unmittelbar rechts des Pankreaskopfs liegt die Pars descendens des Duodenums. Ohne eine perorale Kontrastierung läßt sich jedoch keine eindeutige Abgrenzung zwischen Pankreas und Duodenum vornehmen. Eine eindeutige Darstellung des Duodenums gelingt nach Ingestion von Gastrografin (Abb. 5.1a und b).

Pankreasisthmus und -korpus grenzen an die Magenhinterwand (Abb. 5.1a). Allerdings liegt zwischen Magen und Pankreas die normalerweise nicht entfaltete Bursa omentalis.

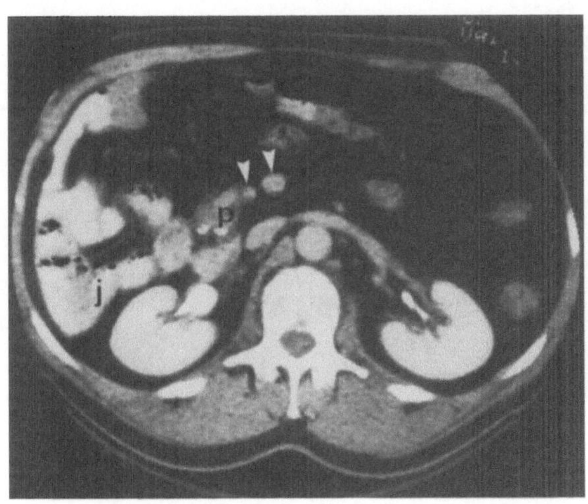

Abb. 5.3. Die Mesenterialgefäße bei Mesenterium commune. Die Gefäße *(Pfeilspitzen)* sind in der Nachbarschaft des Pankreaskopfes *(p)* angeschnitten. Normalerweise befindet sich die Arterie links der Vene. Hier liegt sie dagegen rechts der Vene, was auf ein Mesenterium commune hinweist. Diese kongenitale Fehlrotation erklärt, warum die Jejunalschlingen *(j)* im rechten Mittelbauch zu finden sind

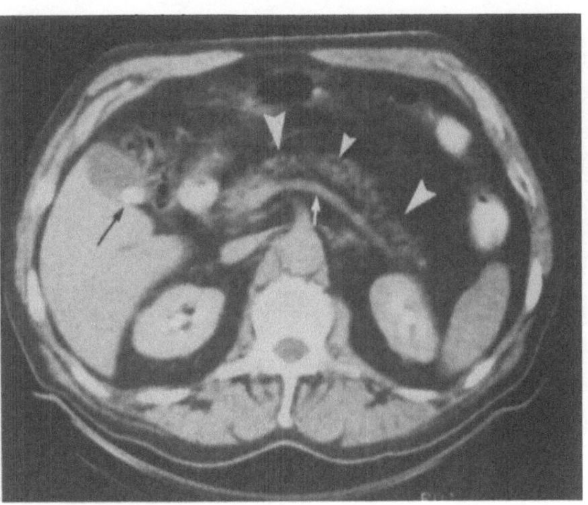

Abb. 5.4. Das Pankreas älterer Patienten ist oft atrophisch. Zwischen Pankreas und Milzvene *(Pfeil)* findet sich ein breiter Fettgewebsstreifen, der nicht mit dem Ductus pancreaticus *(kleine Pfeilspitze)* verwechselt werden darf. Daneben liegt eine Cholezystolithiasis vor *(schwarzer Pfeil)*

Der Pankreasschwanz grenzt nach dorsal an die linke Niere und Nebenniere, von der er durch die Fascia perirenalis getrennt ist. Lateral grenzt der Pankreasschwanz an das Colon descendens, das ebenfalls im vorderen Pararenalraum liegt. Posterior und lateral liegt der Milzhilus (Abb. 5.3). Die äußerste Spitze des Pankreasschwanzes verläßt den Retroperitonealraum und wendet sich vom Peritoneum überzogen zum Milzhilus.

Normvarianten

Bei adipösen Patienten liegt oft eine Fettinfiltration des Pankreas vor, wodurch das Organ ein heterogenes Aussehen annimmt und eine herabgesetzte Dichte aufweist (Abb. 5.2c und d). Bei älteren Patienten besteht eine Tendenz zur Pankreasatrophie mit mäßiger Erweiterung des Ductus pancreaticus (Abb. 5.4).

Fehldeutungen

Arterielle Gefäßverkalkungen

Verkalkungen der Milzarterie können im selben Schnitt wie das Pankreas dargestellt sein. Aufgrund der engen nachbarschaftlichen Beziehungen können dadurch Pankreasverkalkungen vorgetäuscht werden. Nach Kontrastmittelinjektion kann das Gefäß in seinem gesamten Verlauf dar-

gestellt werden, so daß eine Abgrenzung computertomographisch möglich ist.

Duodenaldivertikel und Darmschlingen

Diese Elemente des Verdauungstraktes können in der Nachbarschaft des Pankreas eine Raumforderung vortäuschen, die je nach Inhalt (Luft, Darminhalt) ein unterschiedliches Aussehen hat (s. Abb. 7.2).

Die perorale Kontrastmittelaufnahme ermöglicht eine Abgrenzung und Zuordnung dieser Strukturen.

Pankreasanomalien und -erkrankungen

Fehlbildungen und Dysplasien

Pancreas anulare

Bei dieser Fehlbildung umgreift das Pankreas die meist stenosierte Pars descendens des Duodenums ringförmig. Computertomographisch findet sich eine Hypertrophie des Pankreaskopfes, der das kontrastierte Duodenallumen umgibt (Abb. 5.5a, b). Wenn das Pancreas anulare ein pseudotumoröses Aussehen hat, so daß die differentialdiagnostische Abgrenzung nicht ganz sicher zu treffen ist, empfiehlt sich die Durchführung einer retrograden Pankreatikographie.

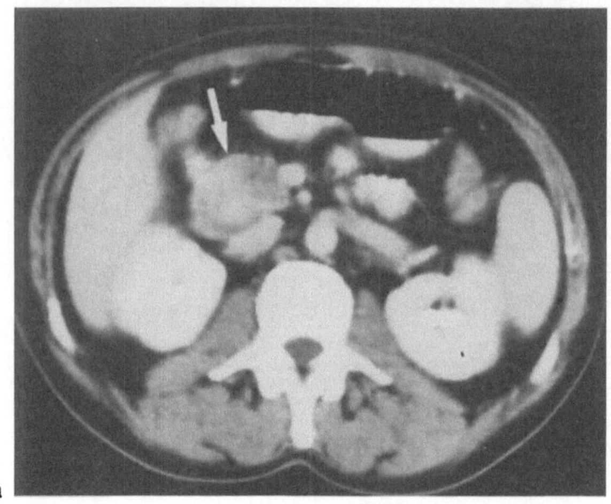

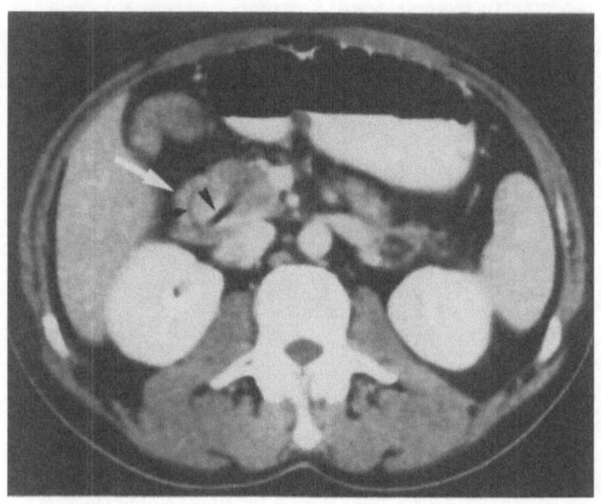

Abb. 5.5a, b. Pancreas anulare. **a** Dieser Schnitt nach Kontrastmittelinjektion zeigt eine homogene Vergrößerung des Pankreaskopfes *(Pfeil)*. **b** Etwas weiter kaudal läßt sich das lufthaltige Duodenum abgrenzen *(Pfeilspitze)*. Das Pankreasgewebe *(weißer Pfeil)* umgibt das Duodenum, von dem es durch eine Aufhellungslinie getrennt ist, vollständig. Es handelte sich um ein Pancreas anulare. Bestätigt wurde die Diagnose durch eine retrograde Pankreatikographie, die aufgrund einer diskrepanten klinischen Symptomatik notwendig wurde

Pancreas divisum

Hierbei handelt es sich um eine unvollständige Verschmelzung der ventralen und dorsalen Pankreasknospen, deren exkretorische Systeme unabhängig voneinander ins Duodenum münden. Diese Anomalie läßt sich vermuten, wenn ein ungewöhnlich langes „tunnelartiges" intrapankreatisches Segment der V. mesenterica superior vorliegt.

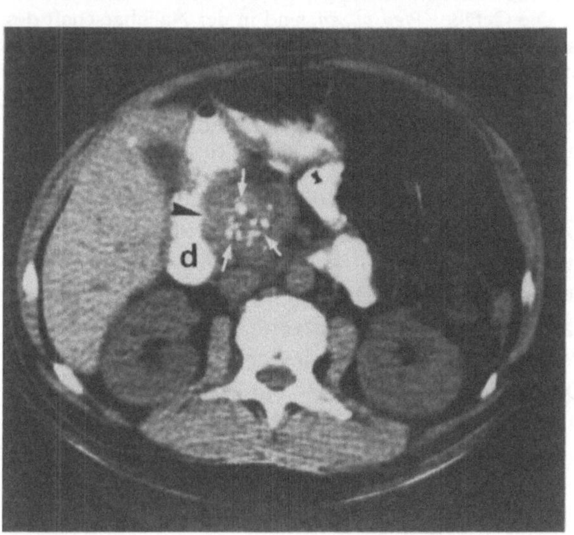

Abb. 5.6. Chronische Pankreatitis. Hypertrophische Form. Der vergrößerte Pankreaskopf *(Pfeilspitze)* enthält multiple Verkalkungen *(Pfeile).* Er imprimiert das Duodenum *(d)*

Pankreatitis

Chronische Pankreatitis

Der Nachweis einer chronischen Pankreatitis gelingt computertomographisch nur in ungefähr 60% der Fälle, da das Pankreas bei dieser Erkrankung computertomographisch völlig normal aussehen kann. Verschiedene Veränderungen können vorliegen:

Hauptzeichen

Veränderungen der Organgröße. Manchmal liegt eine homogene Organvergrößerung vor, die entweder einzelne Segmente oder das ganze Organ betrifft. Das peripankreatische Fettgewebe ist erhalten (Abb. 5.6). Im Gegensatz dazu kann bei der chronischen Pankreatitis aber auch eine Atrophie vorliegen (Abb. 5.7), die meistens das ganze Organ betrifft. Bei älteren Personen ist die Deutung dieses Befundes schwierig, wenn er isoliert auftritt.

Kalzifizierungen. Intratubuläre Verkalkungen können disseminiert oder lokalisiert vorliegen. Es kann sich dabei um sehr kleine Mikrokonkremente handeln, die u. U. computertomographisch nicht darstellbar sind (Abb. 5.6 und 5.8). Größere

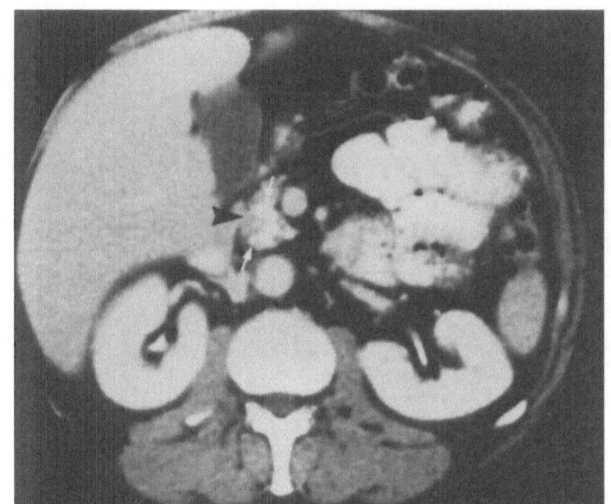

a

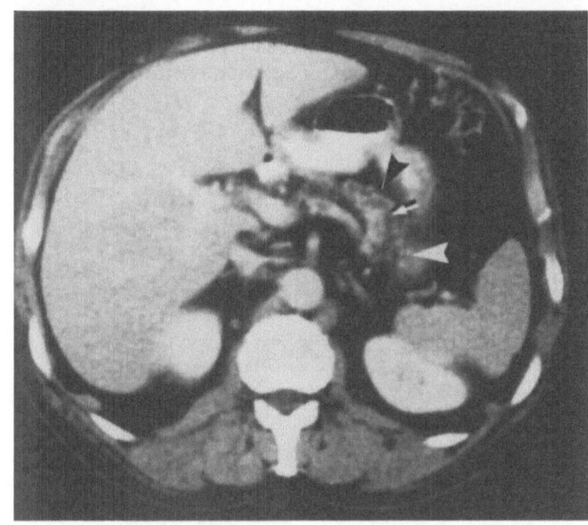

b

Abb. 5.7 a, b. Chronische Pankreatitis. Atrophische Form.
a Im Pankreaskopf *(Pfeilspitze)* finden sich Verkalkungen
(Pfeile). **b** Atrophie des Pankreasschwanzes *(Pfeilspitzen)*
mit Dilatation des Ductus pancreaticus *(Pfeil)*

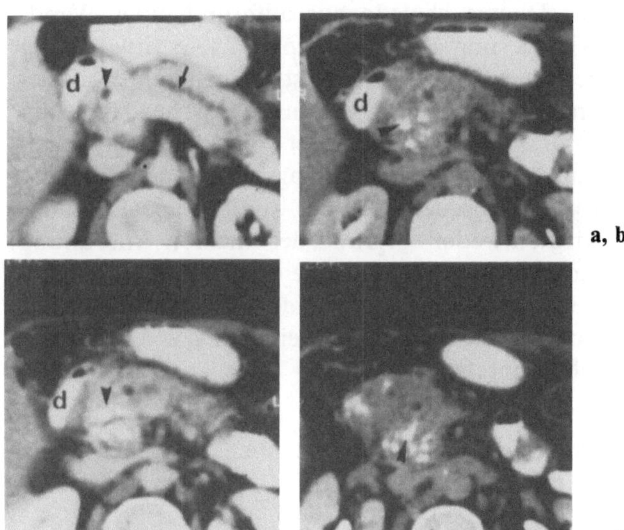

a, b

c, d

Abb. 5.8 a-d. Chronische Pankreatitis. **a** Dilatation des
Ductus pancreaticus *(Pfeil)*, der ein typisches „zickzackförmiges" Muster beschreibt. Zu beachten ist der quer angeschnittene Ductus choledochus *(Pfeilspitze)* (*d* Duodenum).
b, c, d Verkalkungen im Pankreaskopf *(Pfeilspitze)*

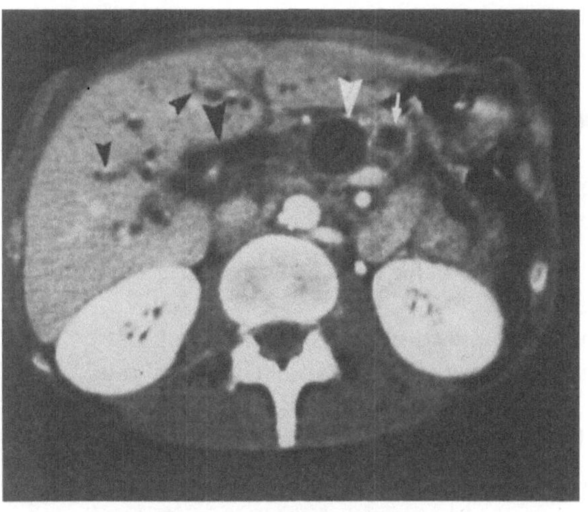

Abb. 5.9. Chronische Pankreatitis. Komplikationen. In
Pankreaskorpus und -kauda findet sich eine Flüssigkeitsansammlung *(weiße Pfeilspitze).* Auf diesem Schnitt ist die weiter kaudal erkennbare Vergrößerung des Pankreaskopfes
nicht dargestellt, die Ursache für die Erweiterung der intrahepatischen Gallenwege ist *(kleine Pfeilspitzen).* Auch der
Ductus hepatocholedochus ist erweitert *(große Pfeilspitze),*
ebenso der Ductus pancreaticus *(Pfeil)*

Konkremente lassen sich als gruppierte oder linear angeordnete Verkalkungen im Ductus pancreaticus erkennen.

Dilatation des Ductus pancreaticus. Die Dilatation
des Ductus pancreaticus kann mit einem intraluminalen Steinnachweis assoziiert sein. Typischerweise weist diese Erweiterung ein zickzackförmiges Aussehen auf (Abb. 5.8). Das gleichzeitige
Vorliegen einer Erweiterung der Gallenwege weist
auf eine entzündliche Veränderung der Papillenregion hin (Abb. 5.9). Die Gallengangserweiterung
ist manchmal im intrapankreatischen Abschnitt

des Ductus choledochus aufgrund einer Wand-
sklerose nur gering ausgeprägt. Die Erweiterung
des Ductus pancreaticus ist gelegentlich so ausgeprägt, daß der Gang ein multizystisches Aussehen
annimmt. Diese Form der Pankreasgangerweite-
rung muß differentialdiagnostisch gelegentlich
von Nekrosen abgegrenzt werden. Die Diagnose
wird entweder aufgrund der linearen Anordnung
der Zysten oder durch eine Feinnadelpunktion gestellt: Zysten enthalten reines Pankreassekret, das
sich als klare Flüssigkeit eindeutig von Nekroseinhalt unterscheidet.

Pseudozysten. Es handelt sich um eine häufige
Komplikation der Pankreatitis, die weiter unten
betrachtet wird (Abb. 5.9).

Begleitzeichen

Eine Thrombose oder eine Kompression von V.
lienalis oder V. portae läßt sich nach Kontrastmittelgabe darstellen. Hierbei kann sich ein Netzwerk
von Kollateralen darstellen. Die im Verlauf einer
akuten Pankreatitis oder eines akuten Schubs einer chronischen Pankreatitis auftretenden Flüssigkeitsansammlungen werden weiter unten dargestellt. Dazu gehört auch der linksseitige Pleuraerguß.

Akute Pankreatitis

Die klassische Einteilung der akuten Pankreatitis
unterscheidet zwei klinische Verlaufsformen:

- ödematöse Pankreatitis, die in der Regel spontan heilt;
- hämorrhagisch-nekrotisierende Pankreatitis, die
  meist chirurgisch behandelt werden muß. Die
  Computertomographie ist unverzichtbar zur
  Beurteilung der Nekroseareale.

Neben diesen beiden klassischen Formen der akuten Pankreatitis spielt der akute Schub der chronischen Pankreatitis eine Rolle.
  Die ätiologisch wichtigsten Faktoren sind Cho-
lezysto-/Choledocholithiasis sowie Alkoholabu-
sus.

Veränderungen des Pankreas. Auf Transversalschnitten ist eine Vergrößerung des Pankreas zu
erkennen. Diese Vergrößerung kann lokalisiert
sein, meist betrifft sie jedoch das gesamte Organ
(Abb. 5.10).
  Die Zusammensetzung des Organs kommt
nach Kontrastmittelinjektion besonders deutlich

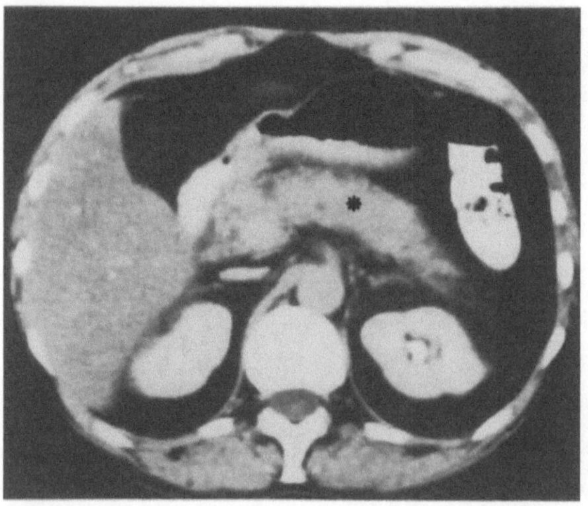

Abb. 5.10. Akute Pankreatitis (Stadium B nach Ranson).
Globale Vergrößerung des Pankreas *(*)*. Das Pankreas ist
etwas heterogen strukturiert. Die Stadieneinteilung von
Ranson ist auf S. 82 erläutert

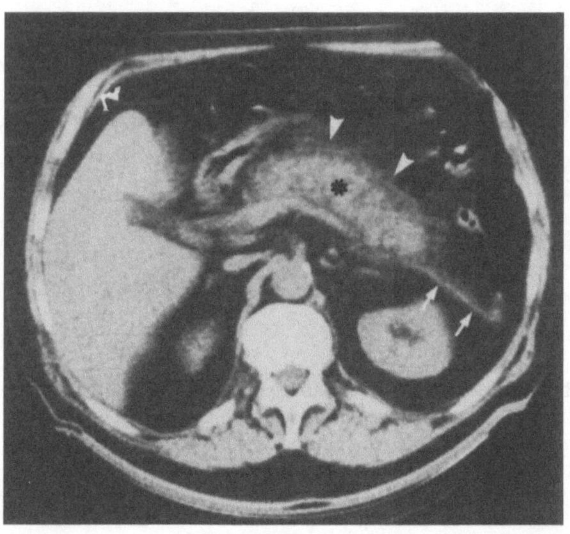

Abb. 5.11. Akute Pankreatitis (Stadium C nach Ranson).
Das Pankreas *(*)* ist heterogen strukturiert. Das peripankreatische Fettgewebe *(Pfeilspitzen)* ist ödematös verändert;
es hat seine Transparenz verloren. Die prärenale Faszie
links ist verdickt *(Pfeile)*

zur Darstellung: Das intakte Parenchym zeigt eine
Dichteanhebung, während pränekrotische Areale
ihre Dichte nicht ändern. Dadurch entsteht nach
Kontrastmittelinjektion ein heterogenes Bild. Andererseits läßt sich nach Kontrastmittelinjektion
das Pankreasparenchym vom peripankreatischen
Ödem abgrenzen (Abb. 5.11). In späteren Stadien
können die Nekrosezonen sich organisieren und
zu Pseudozysten werden.

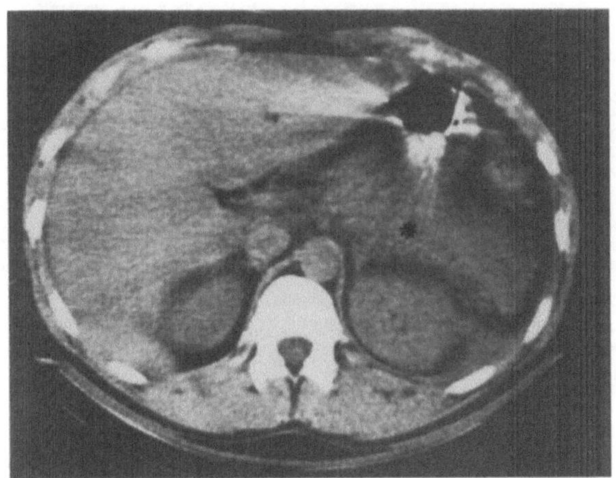
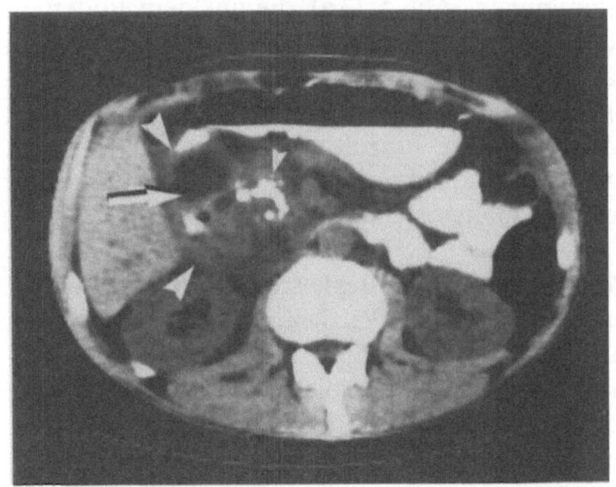
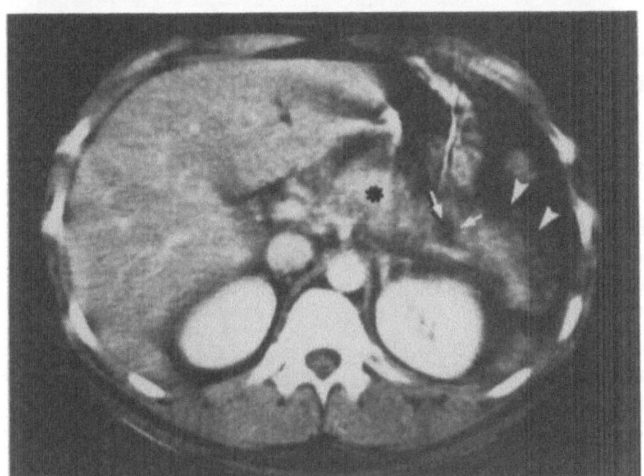
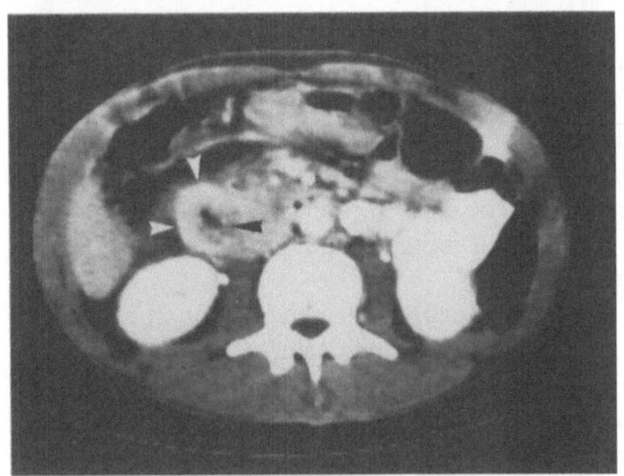

Abb. 5.12 a, b. Akute Pankreatitis (Stadium D nach Ranson). **a** Vor Kontrastmittelinjektion ist eine globale Pankreasvergrößerung zu erkennen *(*)*, die sich vom benachbarten infiltrierten Fettgewebe nicht mehr sicher abgrenzen läßt. Aus diesem Grunde ergibt sich der Eindruck einer erheblichen Pankreasvergrößerung. **b** Nach Kontrastmittelinjektion läßt sich das Pankreas besser abgrenzen. Aufgrund der Dichteanhebung *(*)* läßt sich das benachbarte Fettgewebe *(Pfeilspitzen)* vom intakten Pankreasgewebe differenzieren. Das rundliche intrapankreatische Areal, das kein Kontrastmittel aufnimmt *(Pfeile)* entspricht einer Nekrose. Die entzündliche Infiltration umfaßt den gesamten anterioren pararenalen Raum

Abb. 5.13 a, b. Akuter Schub einer chronischen Pankreatitis. **a** Der Pankreaskopf ist erheblich vergrößert *(große Pfeilspitzen)*. Dadurch wird der Magen verdrängt. Im Pankreaskopf sind einerseits Verkalkungen zu erkennen *(kleine Pfeilspitze)*, andererseits auch eine Nekrosezone *(Pfeil)*. **b** Ein weiter kaudal gelegener Schnitt stellt den Übergang der Pars descendens in die Pars horicontalis inferior des Duodenums dar, dessen Lumen durch eine Luftblase markiert ist *(schwarze Pfeilspitze)*. Man erkennt eine erhebliche entzündliche Verdickung der Duodenalwand *(weiße Pfeilspitzen)*

Auf den Nativbildern erkennbare Zonen erhöhter Dichte entsprechen intraparenchymatösen Blutungen. Auch Nekrosehöhlen können nach proteolytischer Arrosion arterieller Gefäßwände eine Einblutung aufweisen. Diese Diagnose läßt sich in der dynamischen Computertomographie durch eine rasche Dichteanhebung der „Zyste" nach KM-Injektion stellen. Der Nachweis von Gasblasen weist auf eine Superinfektion mit Anaerobiern oder eine Kommunikation der Zyste mit dem Verdauungstrakt (Abb. 5.20) hin.

Extrapankreatische Manifestationen. Eine ödematöse Infiltration des umgebenden Gewebes hat die Tendenz, sich allmählich immer mehr im vorderen Pararenalraum und in den benachbarten Geweben auszubreiten, z. B. im Mesenterium, im Mesocolon transversum und in den anderen retroperitonealen Kompartimenten. Die peripankreatische ödematöse Infiltration stellt sich computertomographisch als Dichteanhebung des Gewebes im Nativbild dar (Abb. 5.12). Es handelt sich dabei nicht um die schon erwähnten Flüssigkeitsansammlungen (Abb. 5.13 a), die auf dem Boden einer Nekrose im Pankreas selbst oder auch weiter davon entfernt entstehen können. Bei diesen Flüssigkeitsansammlungen handelt es sich um einen proteolytischen Prozeß, seltener auch um den Austritt von exkretorischer Pankreasflüssigkeit aus dem Gangsystem.

Begleitzeichen. Ein Begleitzeichen tritt konstant auf: die ödematöse Verdickung der benachbarten Strukturen, insbesondere der Faszien (Abb. 5.11 und 5.15 a). Diese Verdickung ist für die akute Pankreatitis sehr spezifisch. Auch die linke Nebenniere kann eine ödematöse Vergrößerung aufweisen.

Die Darstellung einer lokalisierten Wandverdickung eines benachbarten Hohlorgans (Abb. 5.13 b) zeigt die Ausbreitung der ödematösen Infiltration per continuitatem an. Sie kann jedoch auch auf eine Perforation hinweisen, wenn der proteolytische Prozeß noch aktiv ist.

Begleitend kann ein paralytischer Ileus vorliegen.

Einige dieser Begleitzeichen können auch ätiologisch von Bedeutung sein, z. B. Choledocholithiasis, Zeichen der chronischen Pankreatitis (Verkalkungen, Gangerweiterungen) oder auch Fettleber (Abb. 5.14). Auch die Kompression oder Thrombose der Milzvene läßt sich erkennen.

Nach der Klassifikation von Ranson werden 5 Schweregrade der Erkrankung unterschieden (Stadium A–E).

Flüssigkeitsansammlungen bei akuter Pankreatitis. Es wäre inkorrekt, bei diesen recht häufig auftretenden Flüssigkeitsansammlungen vom Beginn des Nekroseprozesses an von Pseudozysten zu sprechen. Der Begriff Pseudozyste sollte beschränkt bleiben auf die Flüssigkeitsansammlungen, die sich aus der Nekrose nach einer Zeit von mehreren Wochen entwickelt haben und die durch die entzündliche Begleitreaktion eine eigene Wand aufweisen. Diese Begriffspräzision ist auch therapeutisch von Bedeutung, da einige Flüssigkeitsansammlungen bei der Pankreatitis eine spontane Regression zeigen. Anstelle der Operation findet die frühzeitige perkutane oder transgastrische Drainage zunehmende Verbreitung.

Bei den Flüssigkeitsansammlungen müssen freie intraperitoneale Ergüsse, die bei etwa 20% der Pankreatitiden in den verschiedenen Peritonealrezessus vorkommen, von gekammerten Ergüssen abgegrenzt werden. Letztere können intrapankreatisch oder peripankreatisch lokalisiert sein

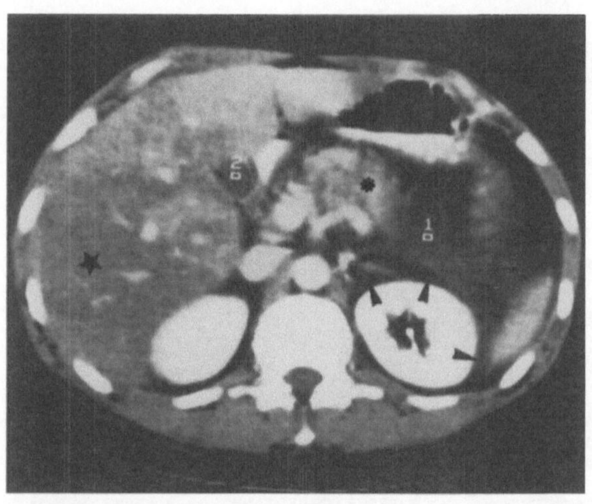

Abb. 5.14. Akute Pankreatitis (Stadium D nach Ranson). Vergrößerung des heterogen strukturierten Pankreasisthmus *(*)*. Zu erkennen sind entzündliche Infiltrationen im vorderen pararenalen Raum (1). Durch die Fascia perirenalis wird ein Übergreifen des Prozesses auf das perirenale Fettgewebe *(Pfeilspitzen)* zunächst verhindert. Die hypodensen Areale im rechten Leberlappen *(*)* entsprechen einer partiellen Leberverfettung. Es handelt sich um ein Stadium D, da sich die Nekrosestraßen über mehrere Schnitte erstrekken. *2* Gallenblase

Abb. 5.15 a, b. Verlauf einer akuten Pankreatitis (Stadium D ▶ nach Ranson). **a** Vergrößerung des Pankreaskorpus *(*)* mit ödematöser Infiltration des linken Pararenalraums *(große Pfeilspitzen)*. Die prärenale Faszie *(kleine Pfeilspitze)*, die das vordere pararenale Kompartiment dorsal begrenzt, ist verdickt. **b** Fünfzehn Tage später hat sich die Pankreasgröße normalisiert *(P)*. Dort, wo früher eine ödematöse Fettgewebsinfiltration vorlag, findet sich jetzt eine Flüssigkeitsansammlung *(1)*

Abb. 5.16. Extrapankreatische Manifestationen einer aku ▶ ten Pankreatitis (Stadium E nach Ranson). Dieser unterhalb des Pankreas durchgeführte Schnitt geht durch die Mesenterialwurzel mit den zentral gelegenen Mesenterialgefäßen *(weiße Pfeilspitzen)*. Das Mesenterium ist ödematös infiltriert *(schwarze Pfeilspitzen)*. Im lateralen pararenalen Raum links findet sich eine Flüssigkeitsansammlung *(*)*, die nach dorsal von der prärenalen Faszie *(Pfeil)* und der Fascia lateroconalis *(weiße Pfeilspitze)* begrenzt wird. Diese beiden Faszien sind verdickt

oder auch weit von diesem Organ entfernt liegen. Zu unterscheiden sind also:

- Intrapankreatische Flüssigkeitsansammlungen, die meist im Kopf oder im Schwanz des Organs liegen.
- Peripankreatische Flüssigkeitsansammlungen, z. B. in der Bursa omentalis und/oder in den verschiedenen retroperitonealen Kompartimenten (Abb. 5.15).
- Weit entfernte Flüssigkeitsansammlungen, z. B. in der Psoasloge, in der Peritonealhöhle mit ih-

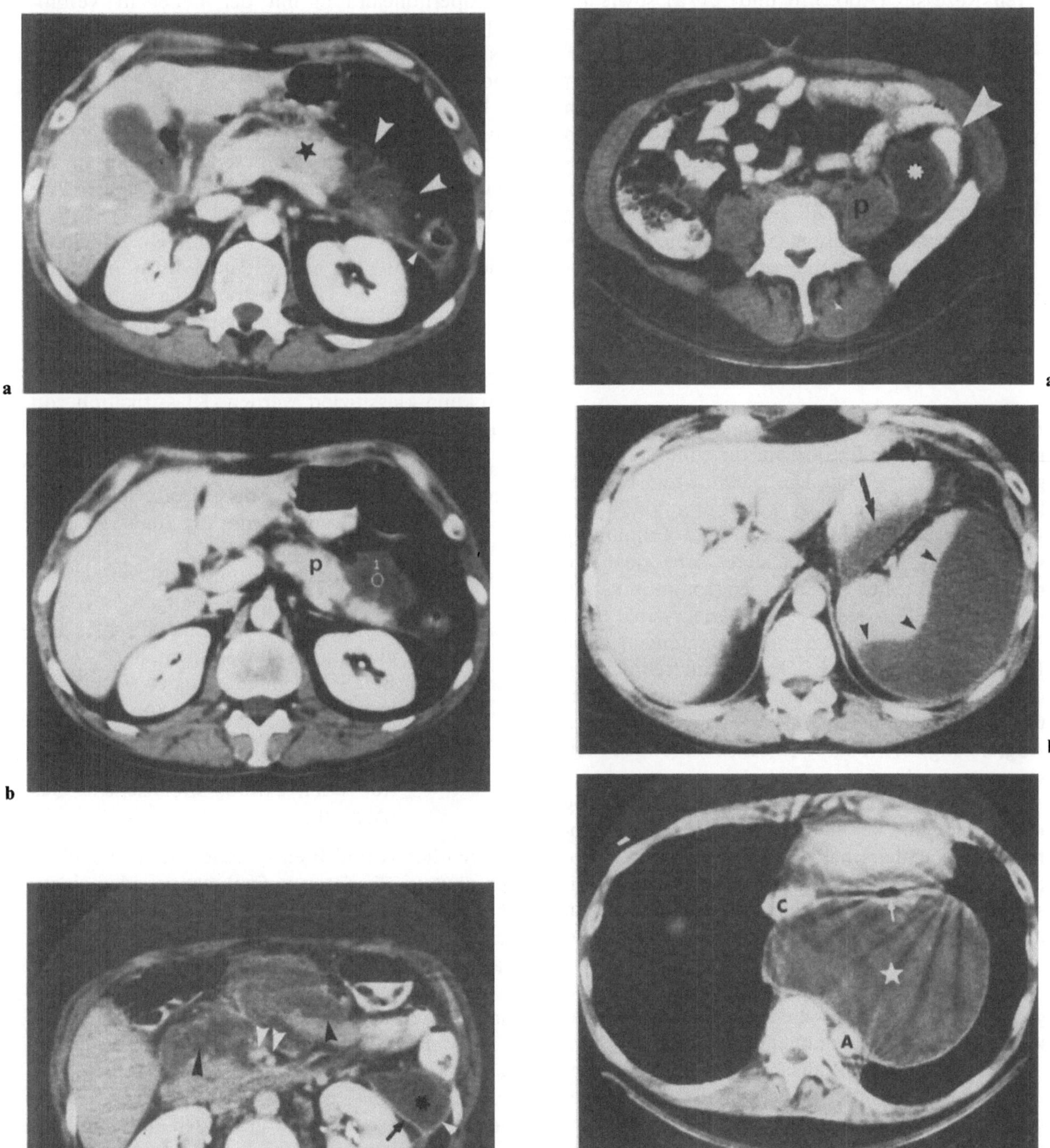

Abb. 5.17 a–c. Pankreatogene Flüssigkeitsansammlungen. **a** Dieser in Nabelhöhe angefertigte Schnitt zeigt eine Flüssigkeitsansammlung *(*)* zwischen M. psoas *(P)* und Colon descendens *(Pfeilspitze)*. **b** Intralienale subkapsuläre Flüssigkeitsansammlung *(Pfeilspitzen)*, die im Verlauf einer akuten Pankreatitis aufgetreten ist. Zu beachten ist eine weitere Flüssigkeitsansammlung *(Pfeil)* in der Bursa omentalis. **c** Voluminöse Flüssigkeitsansammlung im Mediastinum *(*)*, die das Herz, die V. cava inferior *(c)* und den Ösophagus *(Pfeil)* nach ventral verdrängt. *A* Aorta

ren Rezessus (Abb. 5.16 und 5.17 a) sowie im Becken. Es treten auch Flüssigkeitsansammlungen in den inneren Organen auf (Niere, Leber, Milz), die in der Regel subkapsulär lokalisiert sind (Abb. 5.17 b). Flüssigkeitsansammlungen können sich bis in die Leistengegend oder in den Thorax ausbreiten (Pleuraerguß, mediastinale Flüssigkeitsansammlungen (Abb. 5.17 b), Perikarderguß). Nicht selten liegen mehrere Flüssigkeitsansammlungen in verschiedener Lokalisation vor. So sollte jede ungeklärte abdominale Flüssigkeitsansammlung an eine Pankreatitis denken lassen. Bei ungeklärten Flüssigkeitsansammlungen kann die Untersuchung des Feinnadelaspirats zur Diagnose beitragen.

Die anatomische Lage der Flüssigkeitsansammlungen hat großen Einfluß auf die computertomographische Darstellung. Die Dichte dieser Flüssigkeitsansammlung liegt zwischen 0 und 20 HE. Nur wenn Nekroseinhalt oder eine Einblutung vorliegen, ist eine höhere Dichte vorhanden. Abgesehen vom seltenen Fall einer Kommunikation mit dem Gefäßsystem (Pseudoaneurysma nach Nekrose) weisen Flüssigkeitsansammlungen keine Dichteanhebung nach Kontrastmittelinjektion auf. Die Kontrastmittelaufnahme der benachbarten, komprimierten Organe kann zu einer besseren Abgrenzung der Flüssigkeitsansammlungen beitragen.

Der Mechanismus der Flüssigkeitsausbreitung ist komplex und beruht auf 3 Faktoren: der anatomischen Nachbarschaft, der proteolytischen Potenz des Pankreassekretes und den respiratorischen Druckschwankungen. Letztere unterliegen andauernden Variationen durch die Atmung, so daß ein pumpenähnlicher Effekt resultiert.

Die Aufzählung dieser Flüssigkeitsansammlungen kann den dynamischen Aspekt der Flüssigkeitsausbreitung nur ungenügend wiedergeben. Wenn z. B. Flüssigkeitsansammlungen in der Psoasloge und im vorderen Pararenalraum nachgewiesen werden, muß diese Flüssigkeit notwendigerweise durch den hinteren pararenalen Raum eingedrungen sein. Hier ist sie jedoch oft nicht mehr nachweisbar.

Einige wichtige anatomische Punkte sollen hier noch einmal kurz angeführt werden, da die Anatomie einen wichtigen Faktor für die Ausbreitung pankreatogener Flüssigkeit darstellt: Der Pankreasschwanz liegt in enger Nachbarschaft des Milzhilus; zwischen Pankreaskopf und Leberpforte besteht über das Lig. hepatoduodenale eine enge Beziehung; über das Lig. coronarium steht der Retroperitonealraum mit der Leber in Verbindung; der Retroperitonealraum ist mit dem Mediastinum über die Hiatus von Aorta, Ösophagus und V. cava verbunden.

Pankreatogene Flüssigkeitsansammlungen sollten im Prinzip drainiert werden. Hierfür stellt die sonographisch oder computertomographisch gesteuerte Katheterdrainage ein hervorragendes Verfahren dar.

Die computertomographische Untersuchung eines Patienten mit akuter Pankreatitis umfaßt also nicht nur die Untersuchung der Pankreasregion, sondern auch die Untersuchung der gesamten Peritonealhöhle und der supradiaphragmalen Regionen. Mit dieser Untersuchung kann die Erkrankung klassifiziert werden (Klassifikation von Ranson):

Stadium A: Normales Pankreas.
Stadium B: Segmentale oder diffuse Organvergrößerung. Keine extrapankreatische Manifestation.
Stadium C: Pankreasbefall und Infiltration des peripankreatischen Fettgewebes.
Stadium D: Befall einer peripankreatischen Region (meist Bursa omentalis).
Stadium E: Befall von mindestens zwei peripankreatischen Regionen (meist Bursa omentalis und linker vorderer Pararenalraum) oder Vorhandensein von intra- oder extrapankreatischem Gas (Abszeß).

Die Stadien A und B entsprechen in der Regel einer akuten ödematösen Pankreatitis oder einem akuten Schub einer chronischen Pankreatitis. In beiden Fällen ist eine spontane Remission zu erwarten.

Die Stadien D und E entsprechen einer hämorrhagisch-nekrotisierenden akuten Pankreatitis, die in der Regel drainiert werden muß. Gelegentlich ist ein chirurgischer Eingriff erforderlich.

Das Stadium C kann sich sowohl wie die Stadien A und B spontan zurückbilden als auch in eine Nekrose übergehen.

Kontrolluntersuchungen bei akuter Pankreatitis zeigen:
- Abschwellung des Organs mit Rückkehr zur normalen Organgröße und Rückgang der peripankreatischen Infiltration,
- Ausbildung einer Nekrose mit Übergang in Pankreaspseudozysten (Abb. 5.15),
- Ausbreitung der Läsionen,
- Komplikationen.

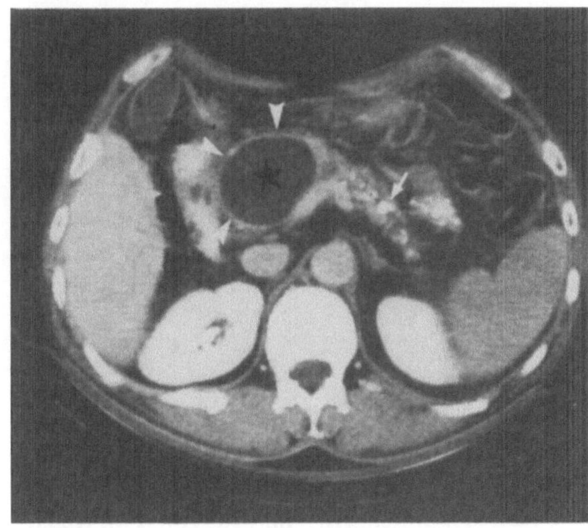

Abb. 5.18. Pseudozyste im Pankreaskopf. Es handelt sich hier um eine Flüssigkeitsansammlung, die eine deutlich erkennbare Wand aufweist *(Pfeilspitzen)*. Zu beachten ist die Atrophie des Pankreasschwanzes, der multiple Verkalkungen aufweist. Diese Befunde sprechen für eine chronische Pankreatitis

Abb. 5.19 a–d. Pseudozyste im Pankreasschwanz (Angiocomputertomographie). Die Pseudozyste *(Pfeilspitze)* liegt z. T. im Pankreasschwanz *(p)*, z. T. auch im Lig. gastrolienale. *e* Magen

Komplikationen der akuten Pankreatitis

Pankreatogene Flüssigkeitsansammlungen. Die multiplen Lokalisationsmöglichkeiten der freien oder abgekapselten Flüssigkeitsansammlungen sollen hier nicht noch einmal aufgezählt werden. Die nichtdrainierten Flüssigkeitsansammlungen bilden im Laufe der Zeit durch eine periläsionale entzündliche Reaktion eine Wand aus. Jetzt werden sie als „Pseudozysten" bezeichnet. Wie die pankreatogenen Flüssigkeitsansammlungen können auch die Pseudozysten ubiquitär vorkommen. Computertomographisch stellen sie sich als gut abgegrenzte Flüssigkeitsansammlung mit einer Dichte zwischen 0 und 20 HE dar (Abb. 5.18). Gelegentlich findet sich ein Sediment von nekrotischem Debris. Wenn die Metamorphose („Reifung") abgeschlossen ist, ist computertomographisch auch die Wand zu erkennen (Abb. 5.19). Weder der Zysteninhalt noch die Zystenwand nehmen Kontrastmittel auf. Bei der gezielten Punktion läßt sich gelbliche, mehr oder weniger klare oder mehr oder weniger hämorrhagische Flüssigkeit aspirieren. Nach Kontrastmittelinjektion zeigt sich gelegentlich eine Kommunikation mit dem Ductus pancreaticus. Pseudozysten können multipel auftreten.

Wenn die Pseudozysten dieses Stadium erreicht haben, kommt es nicht mehr zu einer spontanen Regression. Gelegentlich obliteriert das Zystenlumen durch eine allmähliche Dickenzunahme der Pseudozystenwand. Wenn die gesteuerte Drainage der Pseudozysten sich als ineffektiv erweist, muß ein chirurgischer Eingriff durchgeführt werden.

Komplikationen der Flüssigkeitsansammlungen
- Kompression der Nachbarorgane. Hier handelt es sich vor allem um eine Kompression der Gallenwege, die sich durch einen Ikterus bemerkbar macht oder eine Kompression der Milzvene.
- Ausbreitung des entzündlichen Prozesses auf das bisher nicht befallene Pankreasparenchym.

Andere Komplikationen. Zwei Komplikationen können in der proteolytischen Phase auftreten:

- Fistelbildung einer Flüssigkeitsansammlung mit einem Hohlorgan. Hierdurch findet eine Spontandrainage der Flüssigkeitsansammlung statt. Diese Fisteln können vermutet werden, wenn computertomographisch Gasblasen in einer Nekrosehöhle nachzuweisen sind (Abb. 5.20). Auch der Übertritt von Kontrastmittel in die Nekrosehöhle nach peroraler Kontrastierung weist auf eine Fistel hin.
- Pseudoaneurysmen mit intrazystischer Einblutung.

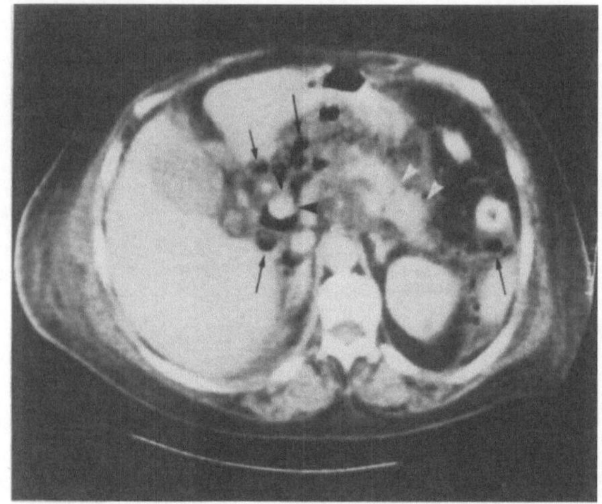

Abb. 5.20. Abszedierende Pankreatitis. Dieser Schnitt wurde 3 Tage nach Beginn einer akuten Pankreatitis angefertigt. Zu erkennen ist der Pankreasschwanz *(Pfeilspitzen)*. In der Gegend des Pankreaskopfes finden sich multiple Gasblasen *(Pfeile)*, die entweder durch eine Superinfektion mit Anaerobiern oder durch eine Perforation des Prozesses in den Gastrointestinaltrakt verursacht wurden. In diesem Fall handelte es sich um einen Abszeß. Zu beachten sind die Gasblasen, die sich praktisch im gesamten peripankreatischen Fettgewebe finden, insbesondere in der Umgebung der V. portae *(schwarze Pfeilspitzen)*

Abszesse. Es handelt sich um spät auftretende Komplikationen mit ernster Prognose (70% Mortalität ohne Therapie). Abszesse finden sich bei der hämorrhagisch-nekrotisierenden Pankreatitis relativ häufig. Sie können multipel auftreten.

Computertomographisch zeigt sich eine heterogen strukturierte Flüssigkeitsansammlung, die nicht selten Gasblasen enthält (Abb. 5.20). Der Abszeß wird von einer unregelmäßig begrenzten hyperämischen Zone umgeben, die sich nach Kontrastmittelinjektion besonders deutlich darstellt. Oft ist die Diagnose jedoch aus den morphologischen Kriterien allein nicht zu stellen. So kommen z. B. Abszesse ohne Kapsel vor, die das typische Aussehen einer Pseudozyste haben. Aus diesem Grunde ist die diagnostische Feinnadelpunktion bei pankreatogenen Flüssigkeitsansammlungen, die mit Fieber einhergehen, indiziert. Bei einem positiven Ergebnis kann eine Drainage angelegt werden.

Milzvenen- und Pfortaderthrombose. Diese bei der chronischen Pankreatitis häufig auftretende Komplikation führt zu einer segmentalen Pfortaderhypertension. Die Verdachtsdiagnose kann schon vor Ausbildung einer peripankreatischen Kollateralzirkulation durch die fehlende Kontrastierung von Milzvene und Pfortader nach Kontrastmittelinjektion gestellt werden (s. Abb. 3.16 c).

Oft wird die Sonographie als Erstuntersuchung beim akuten Abdomen eingesetzt. Dadurch läßt sich die akute Pankreatitis diagnostizieren. Die Computertomographie ist jedoch bei der akuten Pankreatitis unverzichtbar, da nicht nur das Pankreas, sondern auch die extrapankreatische Manifestation der Erkrankung dargestellt werden kann.

Pankreastrauma

Ein Pankreastrauma kann sich wie eine akute Pankreatitis darstellen, wenn durch eine Ruptur eines Pankreasganges ein Austritt von Pankreasflüssigkeit auftritt.

Pankreastraumen werden durch eine Zerquetschung des Pankreas auf der Wirbelsäule verursacht, so daß insbesondere Pankreaskorpus und -isthmus betroffen sind.

Tumoren

Die verschiedenen tumorösen und zystischen Pankreasprozesse sind in Tabelle 5.1 und 5.2 zusammengefaßt.

Tabelle 5.1. Zystische Prozesse des Pankreas

1. Nekrose/Pseudozyste
2. Obstruktion des Ductus pancreaticus
3. Polyzystisches Syndrom
4. Zystische Echinokokkose
5. Zystische Tumoren (Zystadenome)

Tabelle 5.2. Pankreastumoren

Tumoren des exokrinen Pankreas
  Benigne: Zystadenom
  Maligne: Adenokarzinom, Zystadenokarzinom
Tumoren des endokrinen Pankreas
  Sezernierender oder nichtsezernierender, benigner oder maligner Inselzelltumor
Mesenchymale Tumoren (selten)
  Benigne: Fibrom, Lipom, Leiomyom, Lymphangiom
  Maligne: Sarkom
Metastasen (insbesondere von Bronchialkarzinomen)
Maligne Lymphome

Adenokarzinome

Adenokarzinome stellen 80% der Pankreastumoren dar. Sie manifestieren sich vorwiegend im Pankreaskopf.

Computertomographische Symptomatologie

Raumforderung (Abb. 5.21–5.24). Vor Kontrastmittelinjektion ist eine isodense Vergrößerung des Pankreas zu erkennen. Oft ist diese Vergrößerung lokalisiert. Die benachbarten Strukturen des Verdauungstraktes (Duodenum, Magen, Kolon) werden verdrängt, die Gefäße (V. lienalis, V. mesenterica, V. cava) werden komprimiert. Wenn der Tumor klein ist, werden die Konturen des Organs nicht verändert. Im computertomographischen Nativbild kann die Diagnose dann nicht gestellt werden, während kleine Tumoren aufgrund ihres Echoverhaltens sonographisch oft erkennbar sind.

Nach Kontrastmittelinjektion stellt sich der Tumor in der Regel als heterogen strukturierte hypodense Zone mit unregelmäßiger Begrenzung dar.

Begleitzeichen: Veränderungen tubulärer Organe. Die Dilatation der Gallenwege ist bei Pankreaskopftumoren ein fast konstantes Zeichen. Hier ist der dilatierte Ductus choledochus bis hin zum obstruierenden Tumor erkennbar (Abb. 4.2). Begleitend findet sich in der Regel eine vergrößerte Gallenblase.

Die Erweiterung des Ductus pancreaticus proximal des Tumors wird häufiger beobachtet als bei der chronischen Pankreatitis (Abb. 5.23). Eine lokalisierte Atrophie des Pankreas vor dem Tumor entspricht oft einer Pankreatitis. Umgekehrt kann eine Begleitpankreatitis jedoch auch zu einer Vergrößerung des Organs, zu einer Infiltration des peripankreatischen Fettgewebes, einer Verdickung der Faszien, einer Ausbildung pankreatogener Flüssigkeit führen, so daß sich hier kein Unterschied zur akuten Pankreatitis ergibt.

Wenn eine Pankreasvergrößerung entdeckt wird, muß zunächst nach einer lokoregionalen Tumorinvasion gesucht werden (Abb. 5.23c, 5.24).

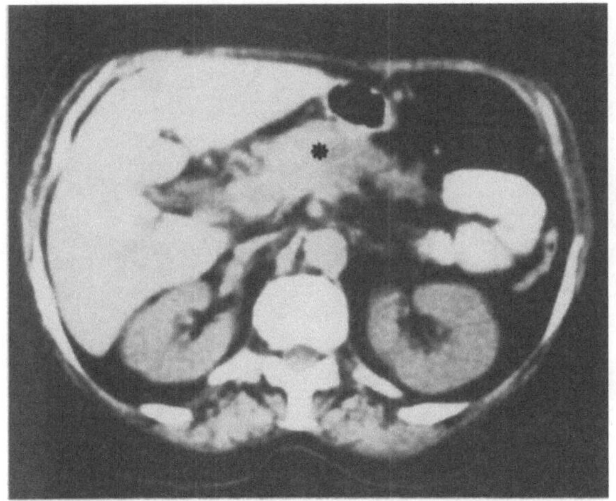

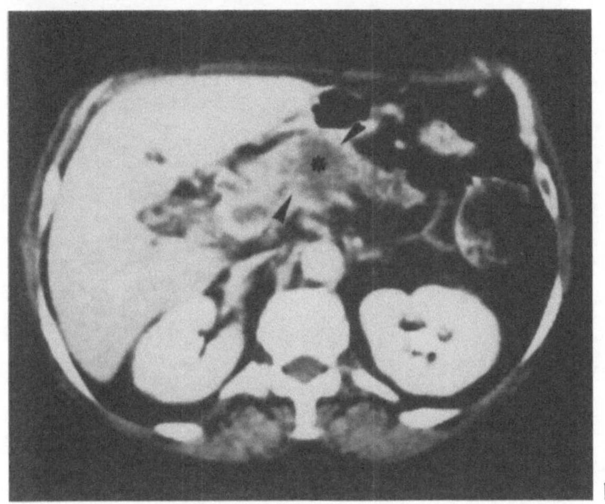

Abb. 5.21 a, b. Pankreaskarzinom. **a** Auf dem Nativschnitt ist eine Vergrößerung des Pankreasisthmus zu erkennen *(*)*. **b** Nach Kontrastmittelinjektion findet sich eine heterogen strukturierte Raumforderung in dieser Region *(Pfeilspitzen)*. Das retropankreatische Fettgewebe ist nicht infiltriert

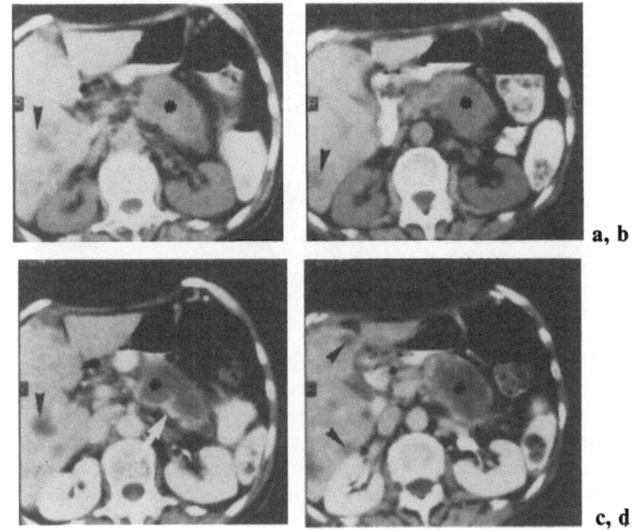

Abb. 5.22 a–d. Pankreaskarzinom. **a, b** Die Nativschnitte ▶ zeigen eine relativ homogen strukturierte Vergrößerung des Pankreaskorpus *(*)*. Zu beachten sind hypodense Areale der Leber, die verdächtig auf Lebermetastasen sind *(Pfeilspitzen)*. **c, d** Nach Kontrastmittelinjektion imponiert der Tumor hypodens *(*)* mit einem hyperdensen Randsaum *(Pfeil)*. Die Lebermetastasen stellen sich deutlicher dar *(Pfeilspitzen)*

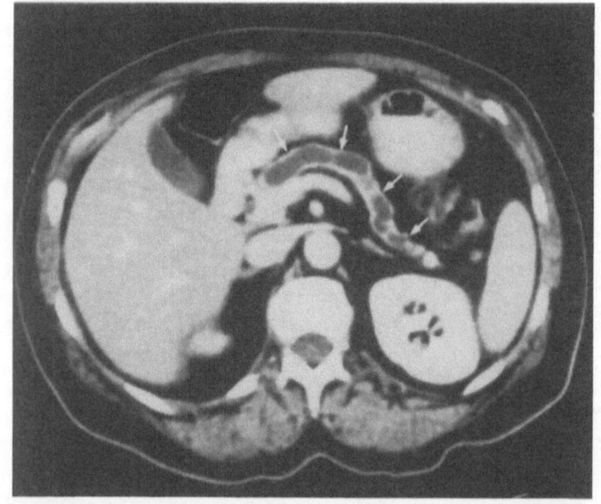

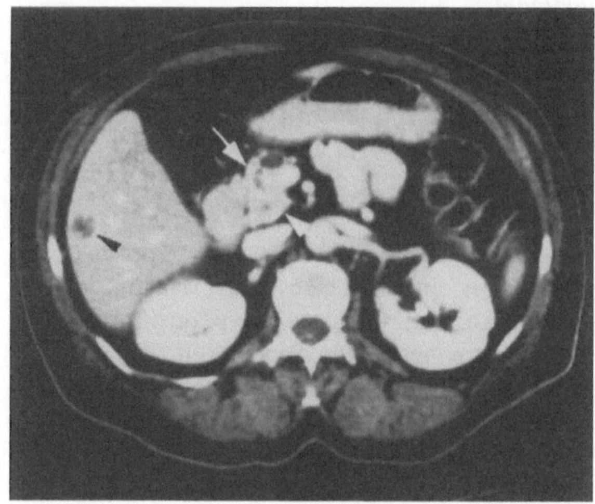

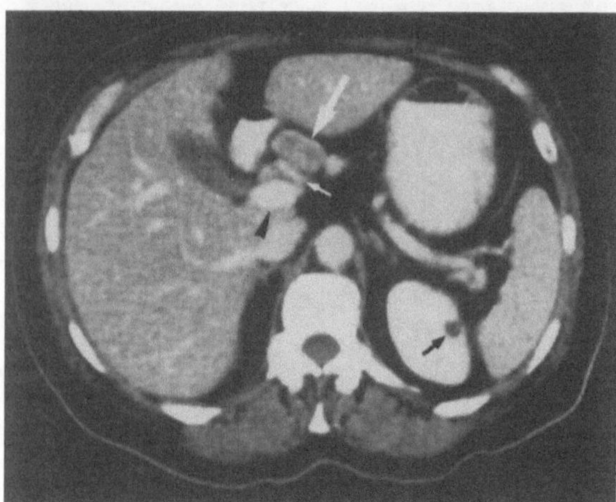

Abb. 5.23 a–c. Pankreaskarzinom. **a** Dieser Schnitt durch Pankreaskorpus und -schwanz zeigt einen erweiterten Ductus pancreaticus *(Pfeile)*. **b** Die Erweiterung des Ductus pancreaticus beruht auf einem Tumor im Pankreaskopf, der sich nach Kontrastmittelinjektion heterogen strukturiert darstellt *(Pfeile)*. Der Ductus choledochus ist dilatiert. Daneben ist eine Lebermetastase *(Pfeilspitze)* zu erkennen. **c** An der Leberpforte ist ventral der V. portae *(Pfeilspitze)* und der A. hepatica *(kleiner weißer Pfeil)* eine noduläre hypodense Struktur zu erkennen, die nach Kontrastmittelinjektion nur eine geringe Dichteanhebung zeigt *(großer weißer Pfeil)*. Es handelt sich um eine Metastase an der Leberpforte. Zu beachten ist daneben eine kleine Nierenzyste *(kleiner schwarzer Pfeil)*

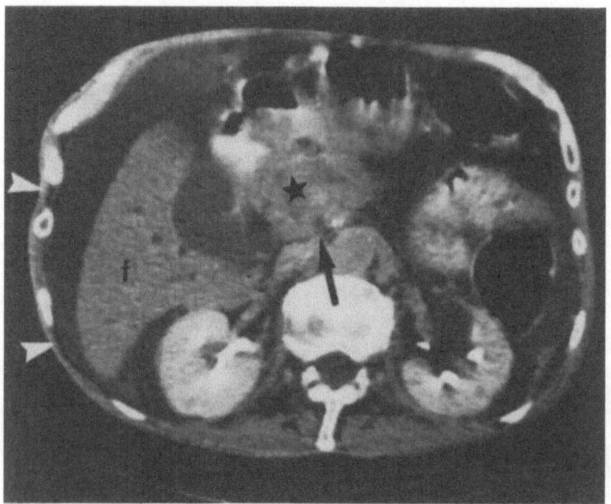

Abb. 5.24. Pankreaskarzinom. Ausgeprägte Vergrößerung des Pankreaskopfes *(*)* mit heterogener Struktur und flauer, unregelmäßiger Begrenzung. Zu beachten ist die Infiltration des retropankreatischen Fettgewebes *(Pfeil)*, die auf eine Tumorinvasion nach dorsal hinweist und für einen inoperablen Status spricht. Zu erkennen ist Aszites *(Pfeilspitzen)* in der Umgebung der Leber *(f)*

Die lokoregionale Tumorinvasion ist ein spezifisches Zeichen für einen Pankreastumor.

Zeichen der lokoregionalen Tumorinvasion

Unregelmäßige Begrenzung des Tumors. Dieses Zeichen weist auf eine Tumorinvasion des peripankreatischen Fettgewebes hin.

Verschwinden des peripankreatischen Fettsaumes. Dieses Zeichen findet sich meist dorsal des Pankreas. Es ist ein klassisches Kriterium der Inoperabilität (Abb. 5.24).

Tumorinvasion von Gefäßen mit Ausbildung einer Kollateralzirkulation, die nach Kontrastmittelinjektion sichtbar wird.

Tumorinfiltration benachbarter Hohlorgane. Die Wand des Magens oder des Dünndarms ist in diesem Fall verdickt. Das kontrastierte betroffene Darmlumen zeigt eine Kontrastmittelaussparung.

Lymphknotenmetastasen. Sie stellen sich als noduläre Strukturen dar, die Gewebedichte aufweisen und nach Kontrastmittelinjektion nur eine geringe Dichteanhebung zeigen. Die vergrößerten Lymphknoten sind entweder retroperitoneal lokalisiert oder entlang des Truncus coeliacus und seiner Äste oder entlang der V. portae im Lig. hepatoduodenale (Abb. 5.23 c). Wenn die zöliakalen Lymphknoten befallen sind, kann eine perkutane Verödung ins Auge gefaßt werden. Dadurch können die oft erheblichen Schmerzen bedeutend gelindert werden.

Lebermetastasen sind in Kapitel 3 beschrieben (s. Abb. 5.22 und 5.23 b).

Aszites. Geringe Aszitesmengen sind zunächst in der Peripherie der Leber zu erkennen. Man findet in diesem Fall einen flüssigkeitsdichten Saum in der Umgebung der Leber, der die Leberrückfläche ausspart, wo das Lig. coronarium ansetzt. Auch in den übrigen peritonealen Rezessus muß nach Aszites gefahndet werden (Abb. 5.24, s. Kap. 8, S. 109).

Differentialdiagnose. Die differentialdiagnostischen Probleme sollen hier nicht im Detail diskutiert werden (nicht kontrastierte Darmschlingen, vergrößerte Lymphknoten, andere intra- oder extraperitoneale Tumoren). Betont werden soll nur das sehr ähnliche Aussehen inflammatorischer Lymphknotenvergrößerungen. Wenn die Entscheidung zur Operation auf einer exakten Diagnose beruht, kann die gesteuerte Punktion zur zytologischen Materialgewinnung unverzichtbar sein.

Zystische Tumoren

Pathomorphologisch werden mikrozystische und makrozystische Adenome unterschieden. Während die mikrozystischen Adenome (seröse Zystadenome) im Prinzip benigne sind, sind die makrozystischen Adenome (muköse Zystadenome) potentiell maligne. Letztere können in Zystadenokarzinome transformiert werden.

Es handelt sich im Prinzip um eine makroskopische Unterscheidung, die einerseits auf der Größe der Zysten (größer oder kleiner als 2 cm), andererseits auf der Art des Zysteninhalts beruht. Man muß sich jedoch klar machen, daß der gleiche Tumor gleichzeitig seröse und muköse Zysten enthalten kann. Bei der Messung des Zystendurchmessers muß man sich vor Augen halten,

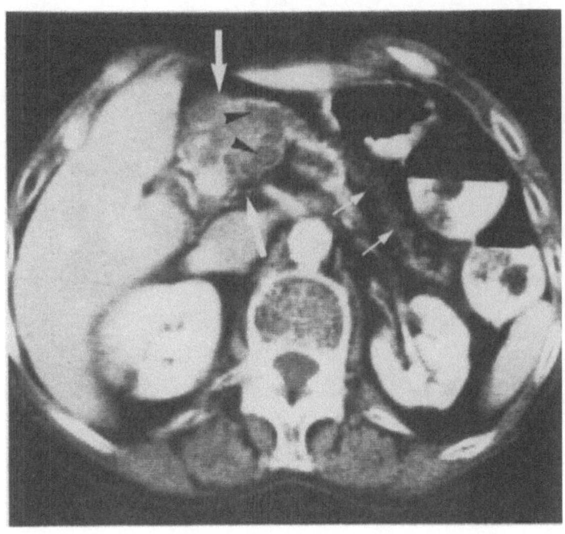

Abb. 5.25. Mikrozystisches Zystadenom des Pankreas. Vergrößerung des Pankreaskopfes *(große Pfeile)* durch multiple kleine Flüssigkeitsansammlungen mit einem Durchmesser von weniger als 2 cm. Der Pankreasschwanz *(kleine Pfeile)* ist atrophiert

daß die Zysten nicht unbedingt rund sein müssen. Mit der Diagnose eines mikrozystischen Adenoms sollte man daher vorsichtig umgehen.

Es handelt sich um seltene Tumoren, die sich vor allem bei Frauen manifestieren. Der Hauptgallengang wird in der Regel nicht beeinträchtigt.

Mikrozystische Zystadenome. Vor Kontrastmittelinjektion stellen sie sich als Raumforderung mit geringer Dichte dar. Manchmal weisen sie fokale Verkalkungen auf.

Nach Kontrastmittelinjektion nimmt der Tumor ein charakteristisches Aussehen an, das auf dem Vorhandensein multipler kleiner Zysten von weniger als 2 cm Durchmesser beruht. Das Kontrastmittel wird von der Zystenwand, nicht jedoch vom Zysteninhalt aufgenommen (Abb. 5.25).

Makrozystische Zystadenome. Sie manifestieren sich vor allem in Pankreaskörper und -schwanz. Sie stellen sich als Raumforderungen dar, die aus soliden Arealen mit Gewebedichte und zystischen Formationen von mehr als 2 cm Durchmesser bestehen. Manchmal haben diese Zysten eine erhebliche Größe (Abb. 5.26). Die beiden Tumorkomponenten lassen sich nach Kontrastmittelinjektion besser abgrenzen. Die Dichteanhebung der Zystenwand nach Kontrastmittelapplikation ist ein wichtiges Unterscheidungskriterium im Vergleich zu Pankreaspseudozysten und Echinokokkuszysten, deren Wand kein Kontrastmittel aufnimmt.

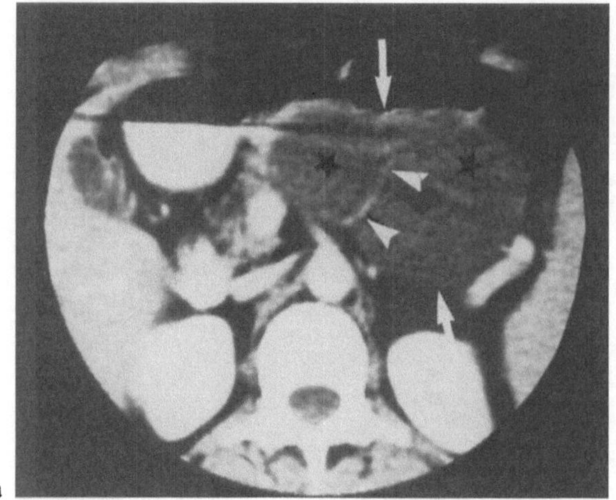

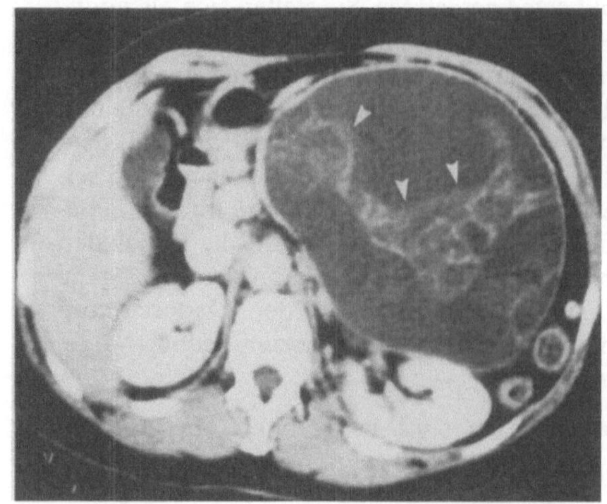

Abb. 5.26 a, b. Makrozystisches Zystadenom des Pankreas.
a Erhebliche Vergrößerung von Pankreaskorpus und -kauda *(Pfeile)* durch große Flüssigkeitsansammlungen *(*),* die
einen Durchmesser von weit über 2 cm aufweisen. Einzelne
Septen *(Pfeilspitzen)* haben das Kontrastmittel aufgenommen. **b** Ein weiteres Beispiel: Der Tumor nimmt den gesamten linken Oberbauch ein. Deutlich erkennbar ist die
Wand des Zystadenoms, die nach Kontrastmittelinjektion
eine Dichteanhebung erkennen läßt. Nach Kontrastmittelinjektion lassen sich solide Tumoranteile abgrenzen *(Pfeilspitzen)*

Zystadenokarzinome. Makroskopisch unterscheiden sich diese Tumoren nicht von makrozystischen Adenomen. Gelegentlich können Malignitätskriterien vorliegen:

- Lebermetastasen,
- Lymphknotenmetastasen,
- Tumorausbreitung in benachbarte Organe,
- Gallenwegsobstruktion.

Wenn sich computertomographisch nicht eindeutig ein mikrozystisches Zystadenom darstellt, kann
eine gezielte Punktion durchgeführt werden.
Wenn es sich um einen benignen Prozeß handelt
und wenn keine Gallengangskompression besteht,
sind Kontrolluntersuchungen ausreichend. Alle
anderen zystischen Pankreastumoren sollten operiert werden.

Endokrine Pankreastumoren

Diese vom APUD-System ausgehenden Tumoren
können entweder isoliert oder im Rahmen eines
MEN-Syndroms (multiple endokrine Neoplasie)

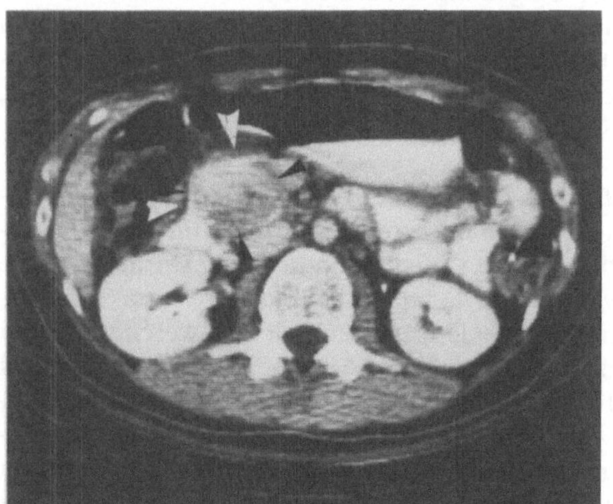

a

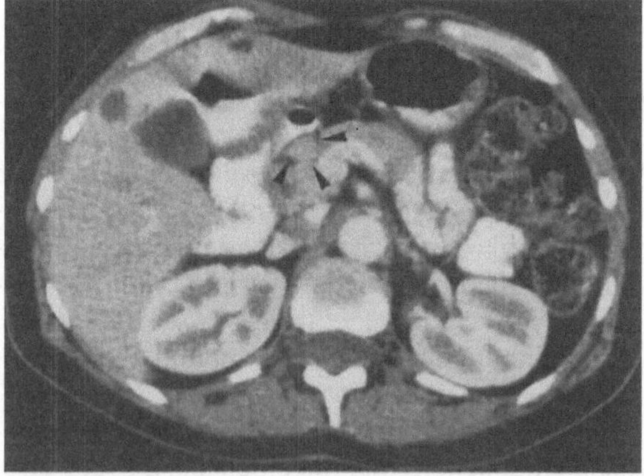

b

Abb. 5.27 a, b. APUDome im Pankreas. **a** Großes Gastrinom: Im Pankreaskopf ist eine Raumforderung nach Kontrastmittelinjektion zu erkennen *(Pfeilspitzen)*. **b** Kleines Insulinom: Kleine noduläre Struktur *(Pfeilspitzen)*, die sich
gerade eben noch abgrenzen läßt. Sie ist isodens im Vergleich zum Pankreasgewebe. Die intraoperative Sonographie konnte die Diagnose bestätigen

auftreten. Klinisch manifestieren sich diese Tumoren (Insulinom, Gastrinom) durch die sezernierten Hormone. Es kann sich um gutartige oder bösartige Tumoren handeln.

In der Regel sind diese Tumoren sehr klein, so daß sie computertomographisch nur schwierig zu entdecken sind. Sie stellen sich als noduläre Strukturen dar, die kaum hypervaskularisiert sind (Abb. 5.27). In der Angiocomputertomographie sind sie besser erkennbar, obwohl auch dieses Verfahren die Diagnose nur in 50% stellt. Manche Inselzelltumoren lassen sich angiographisch besser darstellen. Das beste Schnittbildverfahren ist die intraoperative Sonographie ist.

Die nichthormonaktiven Insulinome sind maligne. Sie stellen sich nach Kontrastmittelinjektion als voluminöse Raumforderung dar. Die Diagnose wird histologisch gestellt.

Sekundäre Pankreastumoren

Metastasen. Die seltenen Pankreasmetastasen haben manchmal ein zystisches Aussehen.

Manifestation maligner Lymphome. Diese beim Burkitt-Lymphom häufig auftretende Manifestation zeigt sich als hypodense Raumforderung des Pankreas. In der Regel sind gleichzeitig andere Manifestationen (Lymphknoten, Bauchorgane) zu erkennen.

Diagnostische Strategie – Interventionelle Radiologie

Akute Pankreatitis

Wie bereits gesagt, stellt die Computertomographie hier das beste diagnostische Verfahren dar. Im Verlauf einer akuten Pankreatitis wird die CT mehrfach durchgeführt, um die Ausbreitung oder Rückbildung des Prozesses zu beurteilen. Sonographie und Computertomographie können zur gesteuerten Drainage von Abszessen und Flüssigkeitsansammlungen beitragen. Wenn die Flüssigkeitsansammlungen allerdings mit dem Pankreasgangsystem kommunizieren, werden diese interventionellen Eingriffe sich als vergeblich erweisen. Die Arteriographie hat nur eine einzige Indikation: das Pseudoaneurysma durch die Arrosion einer Arterie. Durch eine selektive Embolisation kann diese Komplikation beherrscht werden.

Chronische Pankreatitis

Auch hier stellt die Computertomographie das beste diagnostische Instrument dar. Die retrograde Pankreatographie kann zur Abklärung dolenter Pankreasgangstenosen benutzt werden. Dieses ist für die retrograde Pankreatographie neben der Abklärung des Pancreas anulare die einzige Indikation.

Tumoren

Die Sonographie ist bei der Abklärung kleiner Karzinome der Computertomographie überlegen. Die Computertomographie ist jedoch unverzichtbar für die Beurteilung der lokoregionalen Tumorausbreitung und eventuell vorhandener entzündlicher Komplikationen. Bei kleinen zystischen Läsionen ist die Sonographie sehr aussagekräftig. Die Computertomographie stellt dagegen die Kontrastmittelaufnahme der Zystenwände des Zystadenokarzinoms dar. Bei den kleinen endokrinen Tumoren ist die Computertomographie der transkutanen Sonographie überlegen. Nicht selten stellt die intraoperative Sonographie jedoch weitere Manifestationen dar. Beide Verfahren ergänzen sich also. Die meisten interventionell-radiologischen Verfahren werden sonographisch gesteuert. Die computertomographische Steuerung ist für schwierig zugängliche Läsionen reserviert.

Kapitel 6 Milz

P. Rohmer

Anatomie

Die Milz stellt sich computertomographisch unterschiedlich dar. Oft hat sie eine sichelförmige Gestalt, wobei die mediale Fläche konkav erscheint. Die mediale Oberfläche der Milz kann lobuliert sein.

Größe

Für Erwachsene gelten folgende Grenzwerte:

- kraniokaudaler Durchmesser bis 14 cm,
- sagittaler Durchmesser bis 12 cm,
- transversaler Durchmesser 4–8 cm.

Bei Kindern zwischen 0 und 16 Jahren liegt der obere Grenzwert der Milzlänge zwischen 4 und 11 cm.

Densitometrie

Die Milz stellt sich sowohl vor als auch nach Kontrastmittelinjektion etwas weniger dicht als die Leber dar. Der Dichteunterschied zwischen Milz- und Leberparenchym beträgt im Mittel 7 HE.

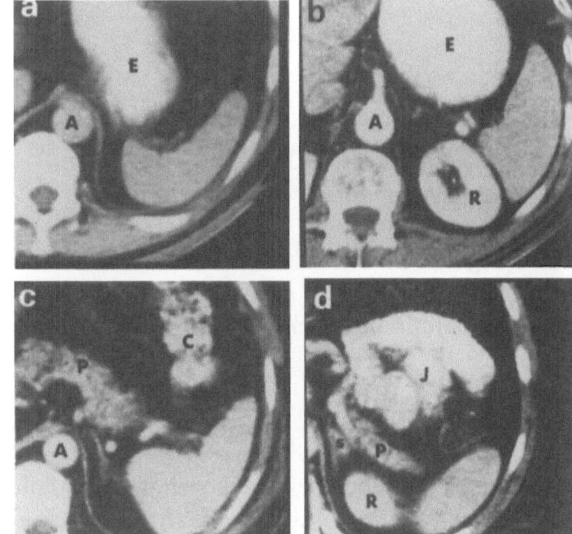

Abb. 6.1a–d. Normale Milz. Die Milz liegt dorsal im linken Oberbauch. Sie stellt sich vor (**a**) und nach Kontrastmittelinjektion (**b, c, d**) homogen strukturiert dar. Benachbart liegen Magen *(E)*, linke Niere *(R)*, Colon descendens *(C)* und Pankreasschwanz *(P)*. *A* Aorta, *J* Jejunum, *s* linke Nebenniere

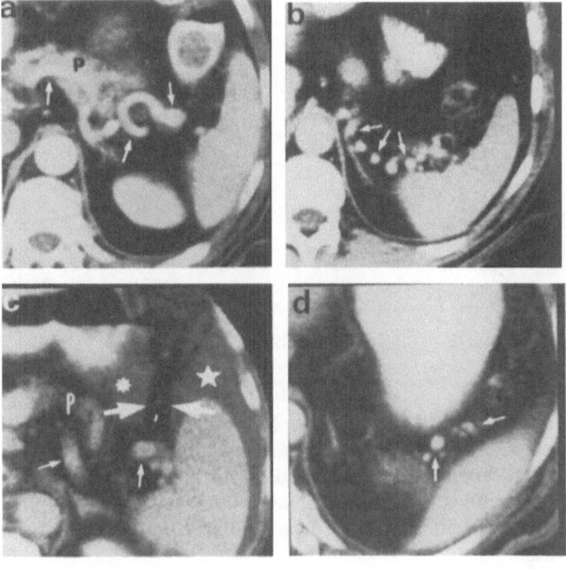

Abb. 6.2a–d. Die Gefäße der Milz. **a** Die geschlängelte ▶ Milzarterie *(Pfeile)* verläuft oberhalb des Pankreas *(P)*. Sie überkreuzt den Pankreasschwanz. **b** Die geschlängelt verlaufende Milzarterie wird manchmal mehrfach angeschnitten, so daß multiple rundliche Gefäßanschnitte zu erkennen sind, besonders nach Kontrastmittelinjektion *(Pfeile)*. **c** Durch Aszites in der Peritonealhöhle *(*)* – auch in der Bursa omentalis *(*)* – läßt sich das Lig. gastrolienale *(große Pfeile)* abgrenzen, das sich nach kaudal in das Lig. pancreaticolienale fortsetzt, welches den Pankreasschwanz *(P)* und die Milzgefäße *(kleine Pfeile)* enthält. **d** Im Lig. gastrolienale lassen sich manchmal nach Kontrastmittelinjektion kleine Magengefäße identifizieren *(Pfeile)*

Benachbarte Organe

Die engen Beziehungen zu Magen, Kolon und linker Niere sollen hier nur erwähnt werden (Abb. 6.1). Enge Beziehungen bestehen zwischen Milz und Pankreasschwanz, der sich im splenopankreatischen Meso bis zum Milzhilus erstreckt. In dieser Ebene sind die Milzgefäße gut erkennbar (Abb. 6.2). Die Milz wird von weiteren Ligamenten in ihrer Lage fixiert: dem Lig. phrenicolienale, Lig. gastrolienale sowie Lig. phrenicocolicum.

Milzerkrankungen

Kongenitale Anomalien

Hierher gehören die seltene Asplenie sowie die Polysplenie, die mit anderen, vor allem kardiovaskulären Fehlbildungen einhergeht.

Splen mobilis

Bei dieser sehr seltenen, angeborenen Anomalie, die v. a. bei Frauen vorkommt, kann die Milz mit ihren Gefäßen (und dem Pankreasschwanz) lageabhängig eine andere Position in der Bauchhöhle oder im Thorax einnehmen. Die Dichte der Splen mobilis ist identisch mit der Dichte der normalen Milz. Der Milzvolvulus um den Gefäßstiel stellt eine mögliche Komplikation dar, bei deren Abklärung diese Anomalie entdeckt werden kann.

Akzessorische Milz

Akzessorische Milzen stellen solitäre oder multiple Areale von Milzgewebe dar, die eine eigene Gefäßversorgung aufweisen. Gelegentlich liegen sie von der eigentlichen Milz weit entfernt, z. B. in den peritonealen Ligamenten, meist jedoch liegen sie neben der Hauptmilz (Abb. 6.3). Computertomographisch stellen sie sich als noduläre Strukturen mit gleicher Dichte wie die Milz dar. Bei Splenektomie werden akzessorische Milzen gelegentlich belassen (Abb. 6.4). In diesen Milzen können sich natürlich in der Folgezeit andere Milzerkrankungen abspielen.

Milzverkalkungen

Milzverkalkungen kommen solitär oder multipel vor. Sie haben eine unterschiedliche Größe und beruhen in der Regel auf verkalkten Granulomen

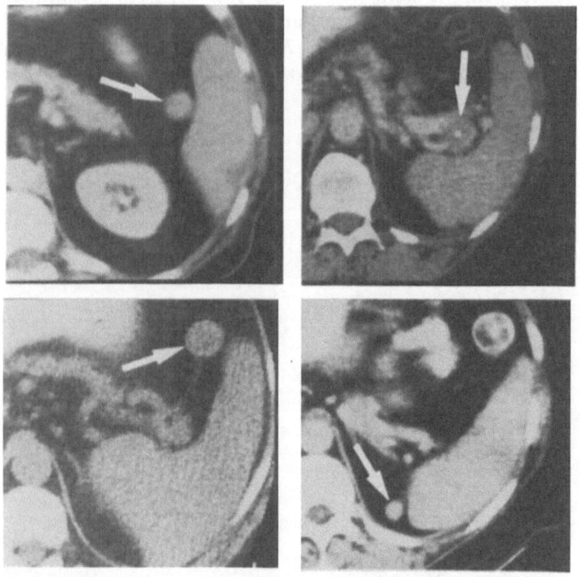

a, b

c, d

Abb. 6.3. a–d. Akzessorische Milz. Die akzessorische Milz stellt sich als gut abgegrenztes noduläres Element dar, das sowohl vor als auch nach Kontrastmittelinjektion die gleiche Dichte wie die Milz aufweist. Oft – jedoch nicht immer – liegen Nebenmilzen in unmittelbarer Nachbarschaft der Milz

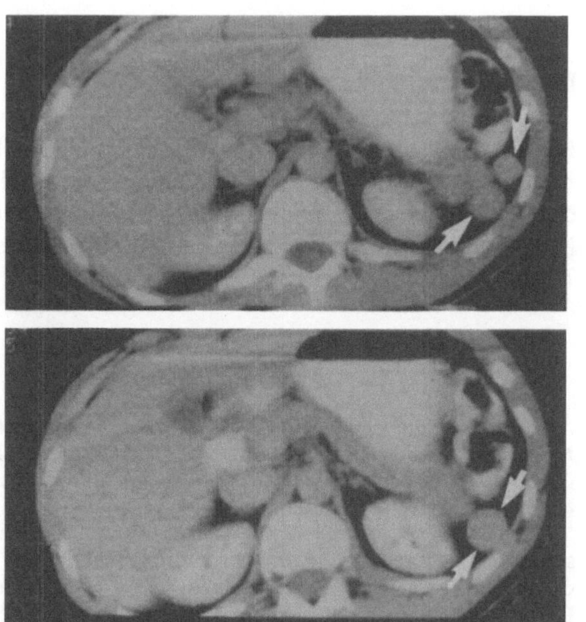

a

b

Abb. 6.4a, b. Hypertrophierte akzessorische Milz. Dieser Patient wurde wegen einer traumatischen Milzruptur splenektomiert. Zwei Jahre später fanden sich computertomographisch 2 kleine Nebenmilzen im Milzlager *(Pfeile)*

Abb. 6.5. Milzverkalkungen. In der Milz sind multiple kleine Verkalkungen zu erkennen *(Pfeile)*. Kleinere Verkalkungen finden sich auch in der Leber *(Pfeilspitze)*. Es handelt sich hier um verkalkte tuberkulöse Granulome ▶

(Tuberkulose, Histoplasmose, Brucellose) (Abb. 6.5).

Computertomographisch lassen sich die Verkalkungen eines Milzarterienaneurysmas darstellen. In der dynamischen Computertomographie kann diese Diagnose gesichert werden. Mit diesem Verfahren lassen sich auch arterioportale Fisteln nachweisen.

Milzabszeß

Diese seltene Erkrankung tritt vor allem im Verlauf einer Septikämie auf, insbesondere bei immunsupprimierten Patienten. Computertomographisch findet sich eine gut begrenzte, hypodense, mehr oder weniger homogene Flüssigkeitsansammlung in der Milz. Diese Flüssigkeitsansammlung kann Gasblasen enthalten. Nach Kontrastmittelinjektion stellt sich ein hyperdenser Randsaum dar.

Tumoren und Zysten

In Tabelle 6.1 sind die verschiedenen Milztumoren zusammengefaßt, in Tabelle 6.2 die verschiedenen zystischen Milzerkrankungen.

Tabelle 6.1. Milztumoren

Benigne Milztumoren
  Hämangiom
  Hamartom
Maligne Milztumoren
  Sarkom
  Malignes Lymphom
Metastasen
  (Ovarial-, Mamma-, Lungenkarzinom, Melanom, Choriokarzinom)

Tabelle 6.2. Zystische Milzveränderungen

1. Milzzyste
2. Pseudozyste (serös oder durch Einblutung nach Trauma oder Milzinfarkt)
3. Parasitäre Zyste
4. Zystisches Lymphangiom
5. Subkapsuläre Flüssigkeitsansammlungen
  - infektiös
  - nach Trauma oder Infarkt
  - bei akuter Pankreatitis

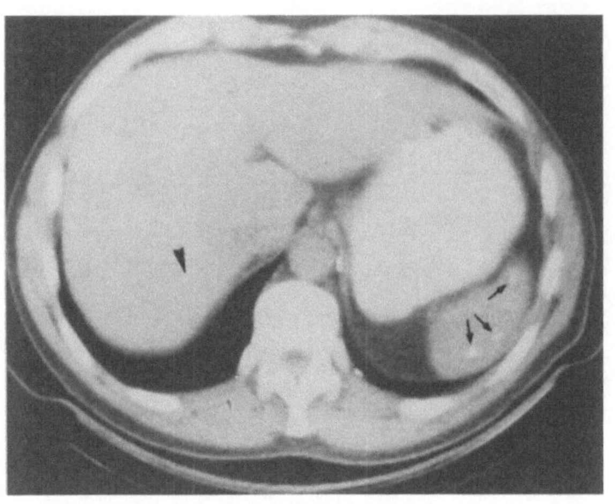

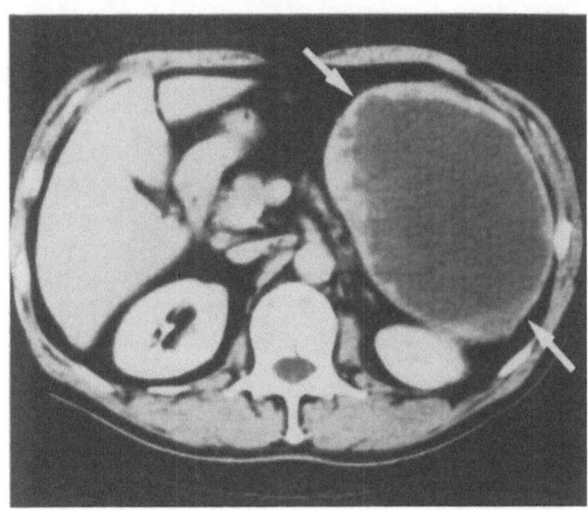

Abb. 6.6. Lymphosarkom der Milz. Die vergrößerte Milz *(Pfeile)* weist nach Kontrastmittelinjektion zentral ein großes hypodenses Areal auf

Maligne Tumoren

Primäre Milztumoren sind selten. Meist handelt es sich dabei um Sarkome. Computertomographisch findet sich dabei oft eine vergrößerte Milz, die nach Kontrastmittelinjektion durch unterschiedliche Kontrastmittelaufnahme ein heterogenes Aussehen annimmt (Abb. 6.6).

Milzmetastasen

Milzmetastasen (Pankreaskarzinom, Magenkarzinom, Mammakarzinom, Bronchuskarzinom, malignes Melanom, Kolonkarzinom) stellen sich typischerweise als hypodense Areale in einer nor-

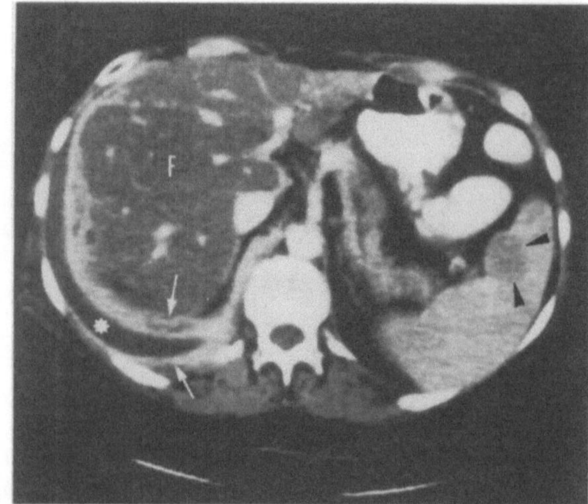

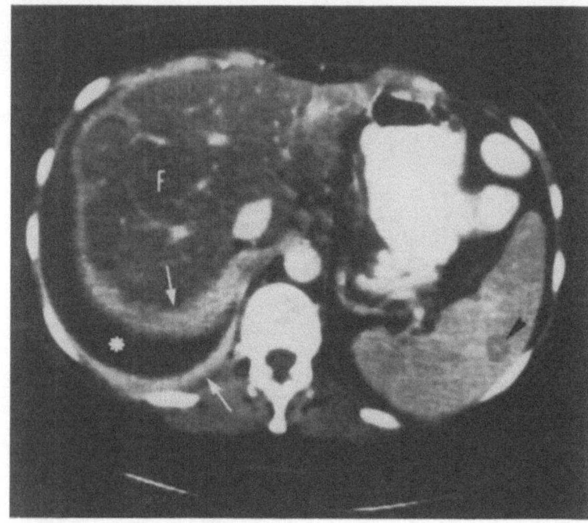

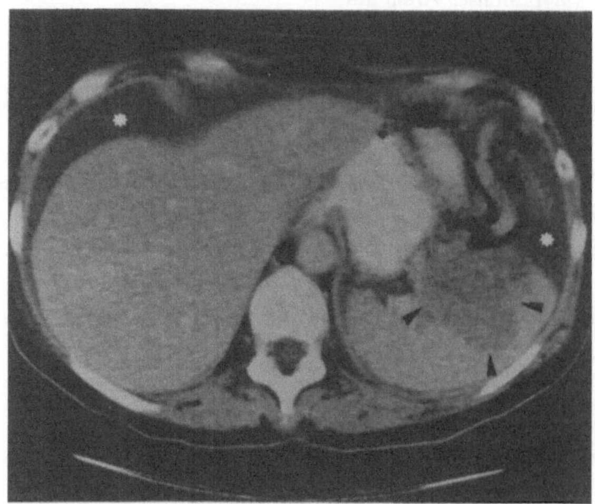

Abb. 6.8. Milzmetastase. In der Milz ist ein großes hypodenses Areal zu erkennen *(Pfeilspitzen)*, bei dem es sich um die Metastase eines Ovarialkarzinoms handelt. Der Aszites *(*)* wird durch eine Peritonealkarzinose verursacht

I **Abb. 6.7 a, b.** Milzmetastasen. In der Milz sind nach Kontrastmittelinjektion hypodense Areale zu erkennen *(Pfeilspitzen)*. Es handelt sich um Metastasen eines kleinzelligen Tumors. Zu erkennen ist ein rechtsseitiger Pleuraerguß *(*)*. Die Pleura ist verdickt *(Pfeile)*. Die Leber *(F)* ist hochgradig verfettet

mal großen oder leicht vergrößerten Milz dar (Abb. 6.7 und 6.8). Die meisten Metastasen zeigen nach Kontrastmittelinjektion keine Dichteanhebung.

Lymphome

Die Milz ist ein häufiger Manifestationsort von Hodgkin-Lymphomen und Non-Hodgkin-Lymphomen (Abb. 6.9). Dabei handelt es sich in der Regel um eine diffuse Organinfiltration, die schwierig zu diagnostizieren ist.

Computertomographische Hinweise geben Größe und Struktur der Milz:

- Die Größe der Milz kann normal oder auch vermehrt sein. 10% der vergrößerten Milzen bei gesichertem Lymphombefall in anderer Lokalisation weisen keinen Lymphombefall auf.
- Unabhängig von der Milzgröße können hypodense Areale in der Milz vorliegen. Nach Kontrastmittelinjektion zeigen sie keine Dichteanhebung.

Benigne Milztumoren

Die Diagnose dieser sehr seltenen Tumoren kann nur histologisch gestellt werden. Lediglich die Hämangiome weisen computertomographisch eine gewissen Spezifität auf. Wie bei den Leberhämangiomen findet sich auch bei diesen primär hypodensen Strukturen eine verzögerte und prolongierte Kontrastmittelaufnahme. Nicht selten fehlt dieses typische Zeichen jedoch (Abb. 6.10).

Milzzysten (s. Tabelle 6.2)

- Die kongenitalen serösen Milzzysten haben Dichtewerte von 0–20 HE. Sie weisen eine Eigenwand auf und nehmen keinen Kontrast auf (Abb. 6.11).
- Zystische Lymphangiome stellen sich als multilokuläre Läsionen dar, deren Wand keine Dichteanhebung nach Kontrastmittelinjektion zeigt (Abb. 6.12).

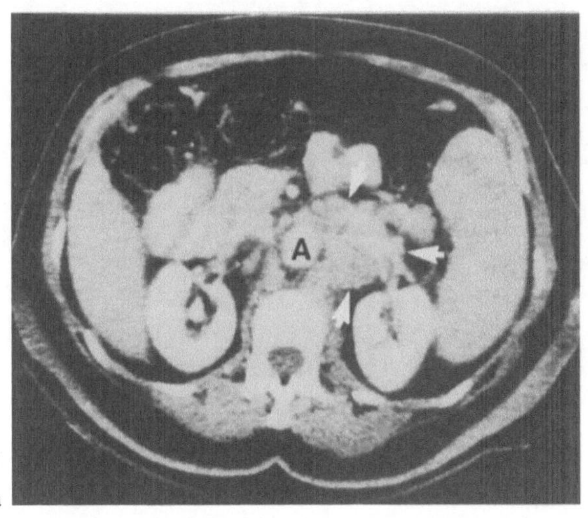

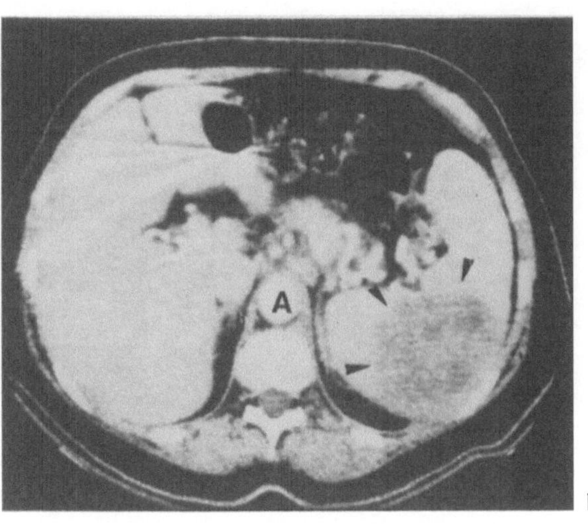

Abb. 6.9 a, b. Morbus Hodgkin. **a** Multiple vergrößerte Lymphknoten umgeben die Gefäße der linken Niere und die Aorta *(A)*. **b** Die Erkrankung manifestiert sich in der Milz als großes hypodenses Areal *(Pfeilspitzen)*

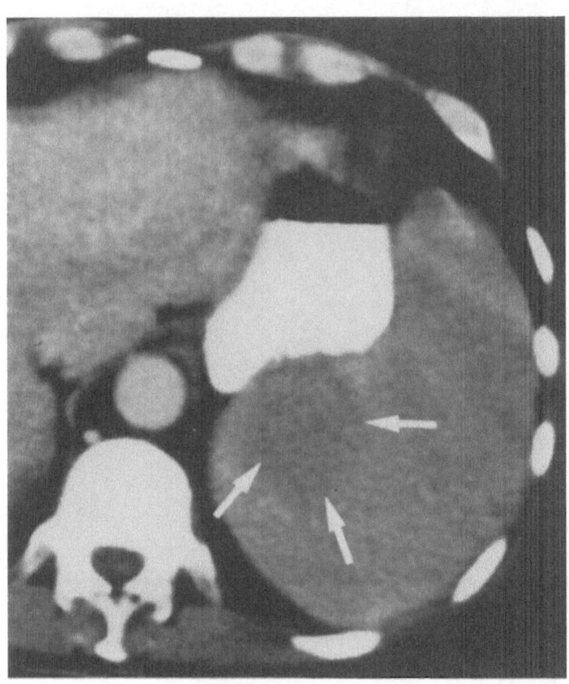

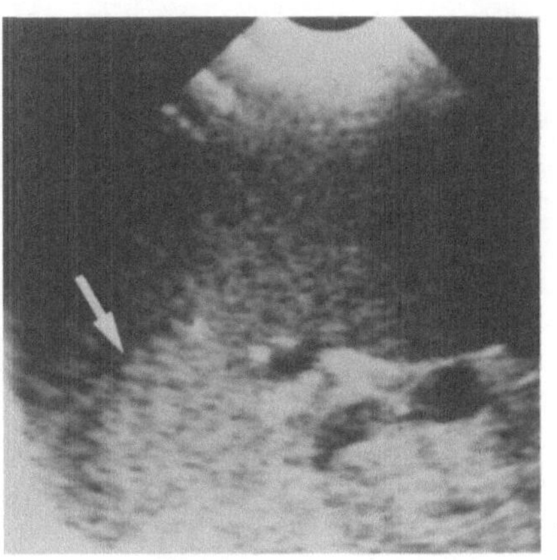

Abb. 6.10 a, b. Milzhämangiom. **a** Als Zufallsbefund findet sich in der Milz eine rundliche, gut abgegrenzte Läsion, die nach Kontrastmittelinjektion nur eine geringe Dichteanhebung aufweist *(Pfeile)*. **b** Sonographisch weist dieses Areal eine echoreiche Struktur wie ein Leberhämangiom auf

- Bei Pseudozysten handelt es sich um verflüssigte ältere Hämatome. Sie besitzen keine Wand und nehmen auch keinen Kontrast auf (Abb. 6.13).
- Echinokokkuszysten haben zunächst Dichtewerte von 0–20 HE (Abb. 6.14). Weder der Zysteninhalt noch die Zystenwand zeigen eine Dichteanhebung nach Kontrastmittelinjektion. Im Laufe der Zeit kommt es durch das Auftreten von Tochterzysten sowie von Wandverkalkungen zu einer Gestaltänderung, die etwa der für Echinokokkuszysten der Leber beschriebenen Änderung entspricht (s. S. 51).

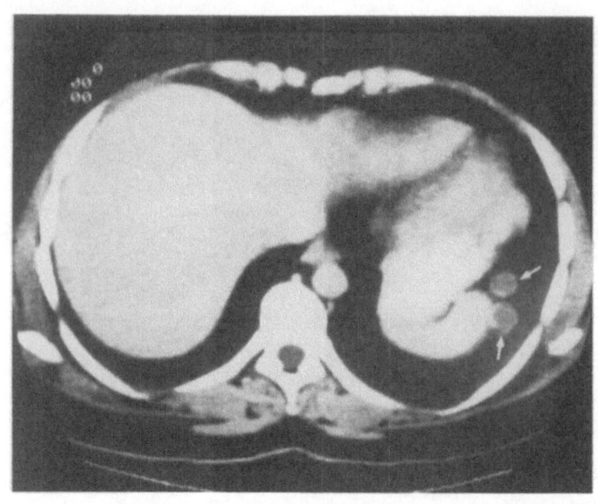 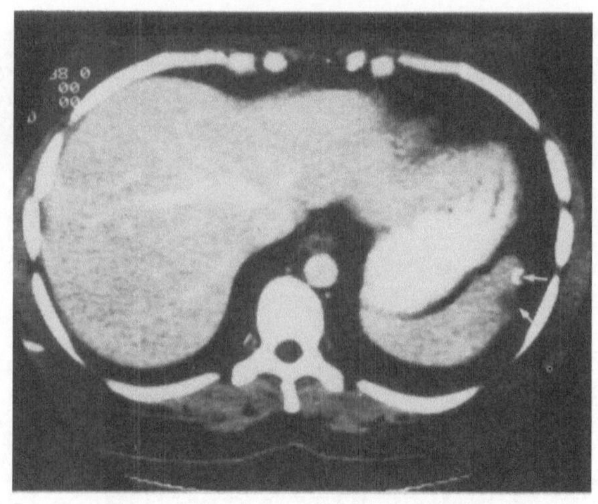

6.11 a, b

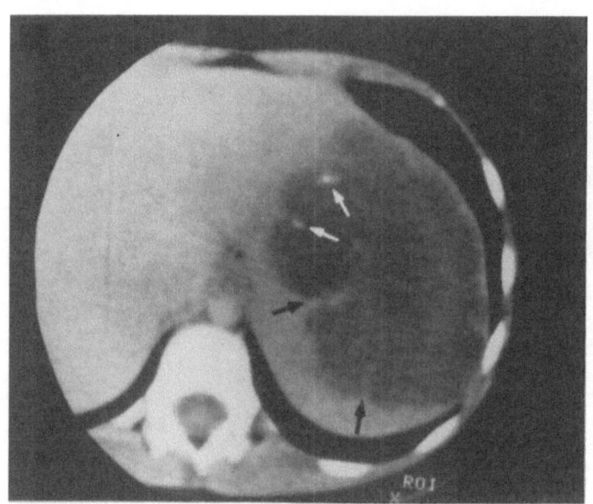 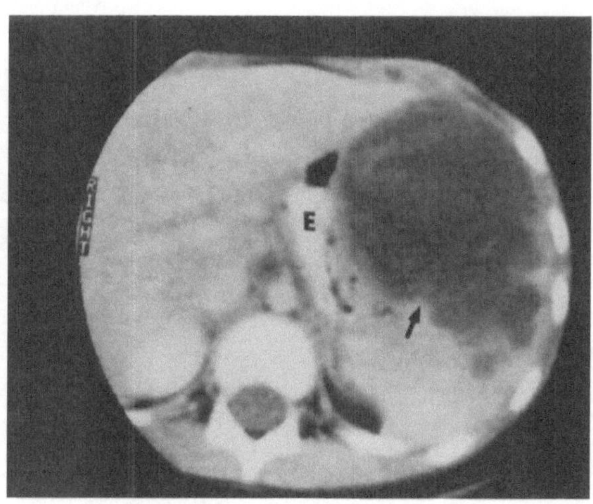

6.12 a, b

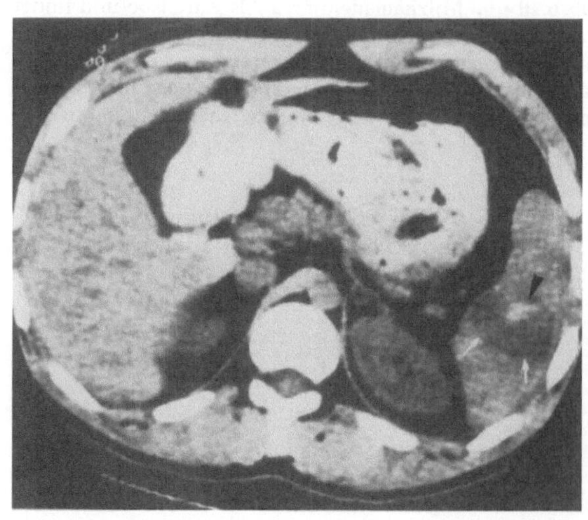 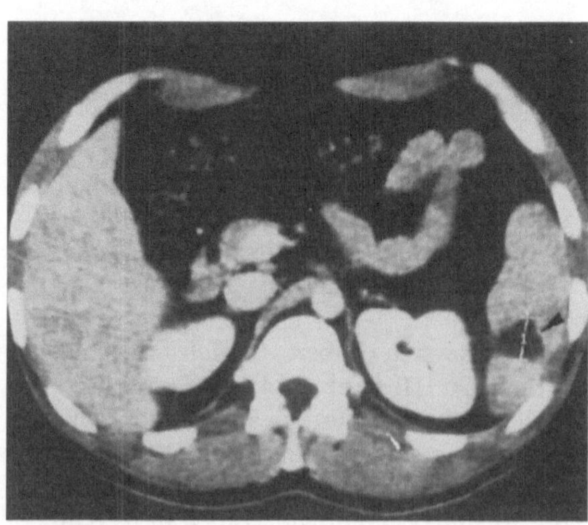

6.13 a, b

◄ **Abb. 6.11 a, b.** Milzzysten. **a** Dieser Schnitt direkt unterhalb des Zwerchfells zeigt 2 kleine hypodense Formationen mit deutlich erkennbarer Eigenwand *(Pfeile)*. Es handelt sich um Milzzysten. **b** Weiter kaudal ist die Verbindung der Zysten *(Pfeile)* mit der Milz zu erkennen. Eine dieser Zysten weist eine verkalkte Wand auf

◄ **Abb. 6.12 a, b.** Zystisches Lymphangiom. **a** Vor Kontrastmittelinjektion stellt sich eine große hypodense Raumforderung in der Milz dar. Der Tumor erscheint lobuliert. Es sind einzelne Septen *(schwarze Pfeile)* zu erkennen. Daneben finden sich auch Verkalkungen *(weiße Pfeile)*. **b** Nach Kontrastmittelinjektion kommt es nicht zu einer Dichteanhebung der zentralen Tumoranteile *(Pfeil)*. Der Magen *(E)* wird verdrängt. Wenn eine derartige Läsion bei einem Kind entdeckt wird, kann die Diagnose eines zystischen Lymphangioms praktisch sicher gestellt werden

◄ **Abb. 6.13 a, b.** Milzhämatom. Verlauf. **a** Nach einer Kontusion des linken Oberbauches findet sich in der Milz ein hypodenser Bezirk *(Pfeile)*. Das hyperdense Areal *(Pfeilspitze)* entspricht einer frischen Blutung. **b** Eine Kontrolluntersuchung 6 Monate später zeigt die Entwicklung einer Pseudozyste *(Pfeilspitze)*

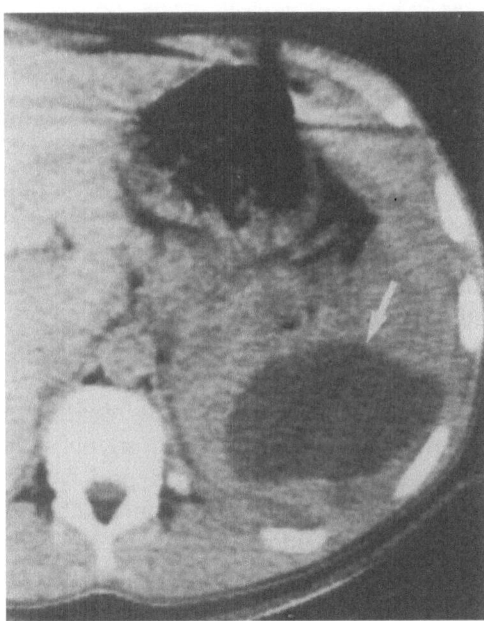

Abb. 6.14. Echinokokkuszyste der Milz. Dieser Nativschnitt zeigt eine große intralienale Raumforderung, die sich gut abgrenzen läßt *(Pfeil)*. Es handelt sich hier um eine Echinokokkuszyste. Die Diagnose wird serologisch gestellt

Abb. 6.15. Subkapsuläres Hämatom. Bei diesem Patienten ►
mit dekompensierter Leberzirrhose findet sich Aszites neben der Leber *(Pfeil)*. Durch ein geringfügiges Trauma des linken Oberbauches, wurde ein subkapsuläres Milzhämatom verursacht, das sich hier als gut abgrenzbare heterogen strukturierte Raumforderung *(Pfeilspitzen)* darstellt. Zwischen dem frischen Hämatom und dem Aszites besteht ein deutlicher Dichteunterschied

Nichttumoröse Splenomegalie

Diese Splenomegalien haben eine unterschiedliche Ätiologie (Tabelle 6.3). Zur Diagnostik werden zunächst Anamnese, Klinik und Labor herangezogen. Die isolierte Splenomegalie stellt keine Indikation zur Computertomographie dar.

Nur wenn Komplikationen auftreten oder fokale Milzläsionen vorliegen, kann sich die Computertomographie als nützlich erweisen (Abszeß, Infarkt, Spontanruptur) (Tabelle 6.4). Nach Spontanruptur ist das Aussehen der Milz erheblich verändert. Besonders deutlich wird die Milzruptur nach Kontrastmittelinjektion. Begleitend kann ein subkapsuläres Milzhämatom (Abb. 6.15) oder ein Hämoperitoneum vorliegen.

Tabelle 6.3. Ursachen der Splenomegalie

1. Infektion (bakteriell, viral oder parasitär)
2. Systemerkrankungen (Sarkoidose, Lupus erythematodes)
3. Portale Hypertension
4. Speicherkrankheiten (Amyloidose, M. Gaucher)
5. Milztumoren
6. Hämatologische Erkrankungen
   - Myeloproliferatives Syndrom
   - Erkrankung der lymphatischen oder histiozystären Zellreihe
7. Hämolyse
   - Angeborene Erythrozytenanomalien
   - Erworbene Hämolysen

Tabelle 6.4. Ursachen der spontanen Milzruptur

Infektiöse Mononukleose
Milzabszeß
Milzinfarkt
Hämatologische Erkrankungen
Malaria, Kala-Azar
Sichelzellanämie
„Mittelmeermilz"

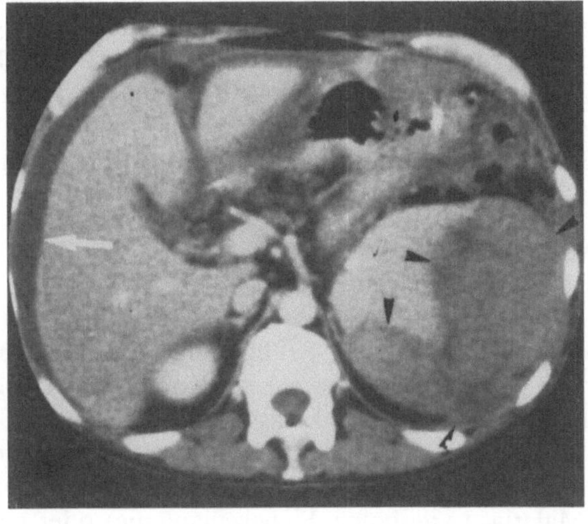

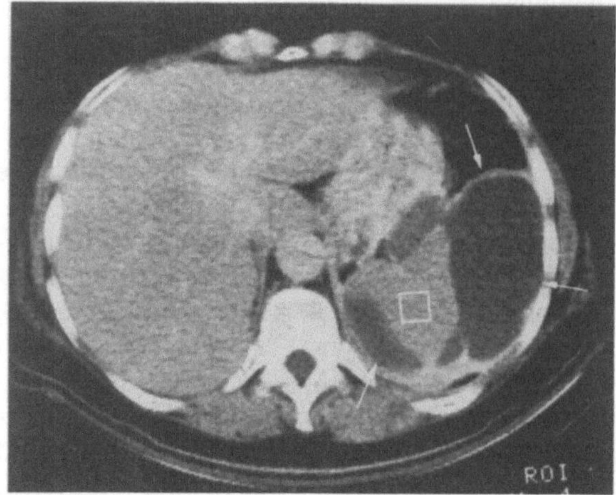

Abb. 6.16. Subkapsuläre intralienale Flüssigkeitsansammlung bei akuter Pankreatitis. Innerhalb der Milz findet sich subkapsulär eine ausgedehnte Flüssigkeitsansammlung, die das Milzparenchym verdrängt. Die Milzkapsel *(Pfeile)* umgibt diese Flüssigkeitsansammlung

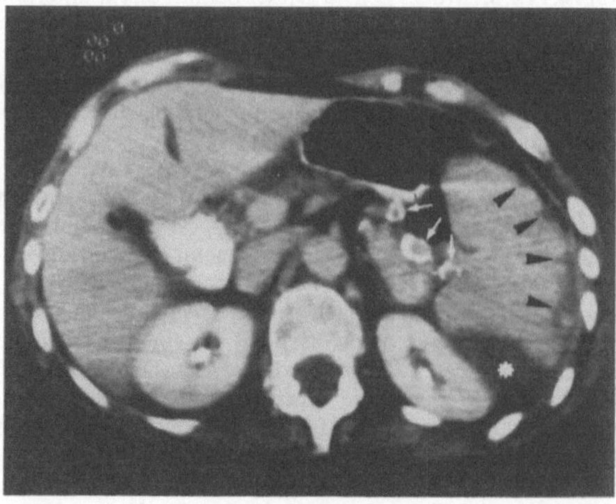

Abb. 6.17. Milzinfarkt. In der Milz sind multiple kleine hypodense Areale zu erkennen, die eine typische Dreieckform aufweisen und peripher lokalisiert sind *(Pfeilspitzen)*. Es handelt sich um Milzinfarkte. Nach Kontrastmittelinjektion kommt es nicht zu einer Dichteanhebung. Dorsal in der Milz, unmittelbar neben der linken Niere, ist ein größerer Milzinfarkt zu erkennen *(*)*. Die multiplen Milzarterienverkalkungen *(Pfeile)* lassen an eine atheromatöse Genese der Infarzierungen denken

Subkapsuläre Flüssigkeitsansammlungen sind – unabhängig von ihrer Ätiologie – meist nicht sehr ausgeprägt. Sie stellen sich oft lediglich nach Kontrastmittelinjektion dar, da die Flüssigkeitsansammlung selbst keinen Kontrast annimmt. Subkapsuläre Flüssigkeitsansammlungen der Milz haben eine geringere Tendenz, das Parenchym zu verdrängen, als subkapsuläre Flüssigkeitsansammlungen der Leber. Neben den Flüssigkeitsansammlungen in der Milz aufgrund von Infarkten, Gerinnungsstörungen, Traumen und Lymphomen müssen die pankreatogenen Flüssigkeitsansammlungen in der Milz nach akuter Pankreatitis erwähnt werden. Diese Flüssigkeitsansammlungen wandern über den Pankreasschwanz und entlang der Milzgefäße in die Milz (Abb. 6.16). Da nach Pankreatitis auch Milzinfarkte durch eine Milzvenenthrombose auftreten können, ist für eine exakte Diagnose eine Feinnadelpunktion unverzichtbar.

Gefäßerkrankungen

Ein Milzinfarkt kann sich als Folge einer Thrombose einstellen (Atheromatose, Kompression und Thrombose durch Pankreastumor oder Pankreatitis). Es kann sich jedoch auch um die Komplikation eines pathologischen Milzprozesses handeln (Malaria, Lymphome, Sichelzellanämie) oder um

eine Embolie (Endokarditis). Der Infarkt stellt sich als hypodenses Areal vor Kontrastmittelinjektion dar. Er hat die Form eines Dreiecks mit zum Milzhilus gerichteter Spitze und zur Milzperipherie gerichteter Basis. Begleitend kann ein subkapsuläres Hämatom vorliegen (Abb. 6.17). Wie bei allen frischen Hämatomen findet sich auf den Nativbildern eine erhöhte Dichte. Nach Kontrastmittelinjektion ergibt sich aufgrund der Dichteanhebung des gesunden Parenchyms ein deutlicher Kontrast. Bei sehr ausgedehnten Infarkten stellt sich das Milzparenchym insgesamt hypodens dar. Durch eine zystische Degeneration kann sich daraus langsam eine Pseudozyste entwickeln. Die Pseudozysten weisen eine glatte Begrenzung und eine Dichte von 0–20 HE auf.

Milztraumen

Frische Hämatome weisen relativ hohe Dichtewerte auf, so daß sie vor Kontrastmittelinjektion schwer vom normalen Milzparenchym abzugrenzen sind. Dies gilt auch für die subkapsulären und die intralienalen Hämatome (Abb. 6.18 und 6.19). Die Milzhämatome verlieren im Laufe der Zeit ihre Dichte, so daß die Dichtewerte etwa 10 Tage später 0–20 HE betragen. Durch eine Kontrastmittelinjektion können subkapsuläre und intralienale Hämatome dargestellt werden, da die

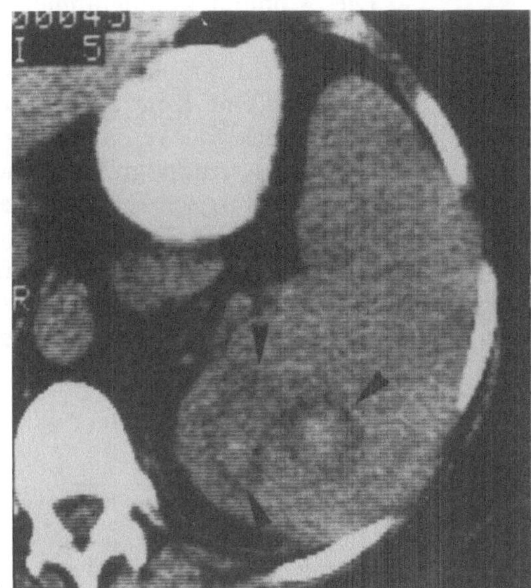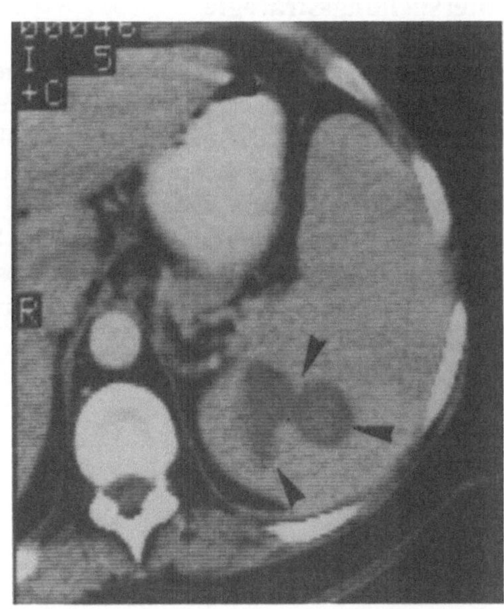

Abb. 6.18 a, b. Milzhämatom. a Der Nativschnitt nach Bauchtrauma zeigt innerhalb der Milz eine kokardenförmige Läsion mit hyperdensem Zentrum. Es handelt sich um ein Hämatom *(Pfeilspitzen)*. b Nach Kontrastmittelinjektion kommt es nicht zu einer Dichteanhebung des Hämatoms, so daß eine bessere Abgrenzung gegenüber dem Milzgewebe gelingt

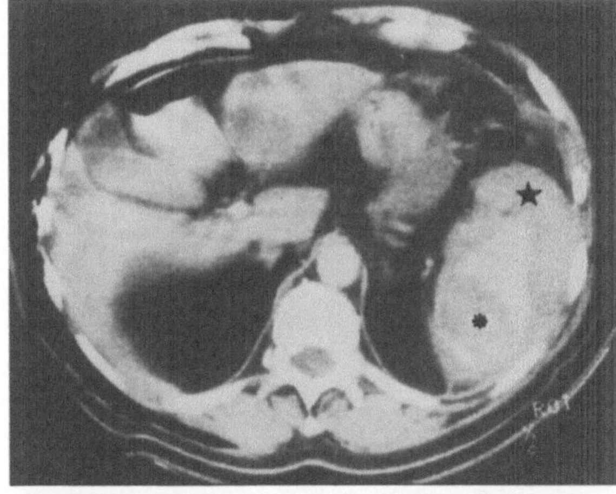
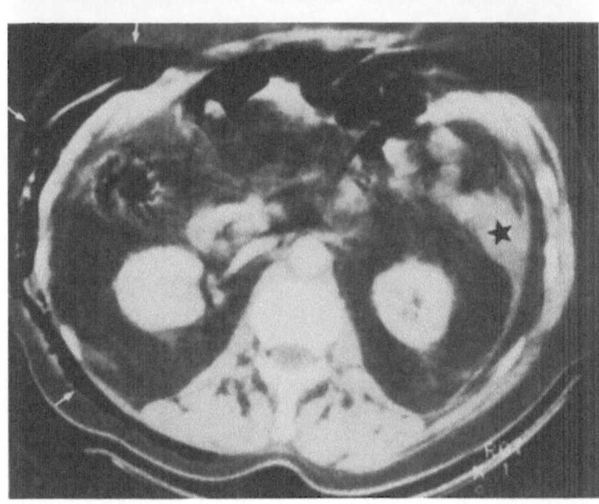

◀ Abb. 6.19 a, b. Komplette Milzruptur. a Zu erkennen sind 2 Fragmente der Milz, die durch ein großes Hämatom voneinander getrennt sind *(*)*. Daneben liegt ein perilienales Hämatom vor *(*)*. b Weiter kaudal ist ein Hämoperitoneum zu erkennen *(*)*. Die Pfeile markieren ein Hautemphysem

Hämatome im Unterschied zum umgebenden Milzgewebe keine Dichteanhebung zeigen (Abb. 6.18 b). Stets muß bei Milzhämatomen nach Hämoperitoneum (Abb. 6.1 a), Hämothorax und einer begleitenden Pankreas-, Nieren- oder Leberverletzung gesucht werden.

Aufgrund des erhöhten allgemeinen Infektionsrisikos nach Splenektomie wird dieser Eingriff heute viel seltener durchgeführt als früher. Nach einem Milztrauma sind Kontrolluntersuchungen in kürzeren Abständen angezeigt, um Komplikationen rechtzeitig zu erkennen.

Die Treffsicherheit der Sonographie bei der Untersuchung der Milz und der Peritonealhöhle stellt dieses Verfahren bei Milztraumen an die erste Stelle. Die Computertomographie wird in Zweifelsfällen ergänzend oder auch vor operativen Eingriffen eingesetzt.

Nach Splenektomie findet sich nicht selten in der Milzloge eine seröse Flüssigkeitsansammlung, ohne daß eine Blutung oder eine Infektion vorliegen muß.

Untersuchungsstrategie

Milzverkalkungen können durch Abdomenübersichtsaufnahmen dargestellt werden. Zur exakten Untersuchung der Milz bietet sich vor allem die Sonographie an. Es scheint, daß die Techniken der gesteuerten Biopsie ohne Gefahr bei Milzläsionen angewendet werden können. So können durch Sonographie oder sonographisch gesteuerte Punktion die meisten diagnostischen Probleme der Milz gelöst werden.

Die Computertomographie wird eingesetzt, wenn durch eine Dichtemessung eine weitere Abklärung der Erkrankung zu erwarten ist, oder wenn durch eine Kontrastmitteluntersuchung die Diagnose geklärt werden kann (Hämangiome, Milzinfarkte). Arteriographie und Milzszintigraphie haben praktisch keine Indikation mehr.

Die gesteuerte Drainage von Milzabszessen und -hämatomen ist ein hervorragendes nichtchirurgisches Therapieverfahren, sofern es gelingt, bei der Punktion die Pleurahöhle zu vermeiden.

Kapitel 7   Gastrointestinaltrakt

M. Manzoni, F. S. Weill

Die Abklärung von Erkrankungen des Verdauungstrakts ist eine Domäne der Endoskopie und der konventionellen radiologischen Verfahren. Diese Verfahren erlauben eine Beurteilung des Lumens und der Mukosa dieser Hohlorgane. Die Computertomographie liefert demgegenüber bei Tumoren oder Entzündungen wertvolle Informationen über die Wand der Hohlorgane und die benachbarten Gewebe.

Anatomie

Die computertomographische Beurteilung der Wände des Intestinaltrakts setzt einerseits eine Kontrastierung des Darmlumens mit verdünntem Kontrastmittel voraus, andererseits auch die Hypotonie des Verdauungstrakts durch die Injektion eine Anticholinergikums. Auch Darmgase bewirken einen Kontrast, mit dem sich Wandläsionen

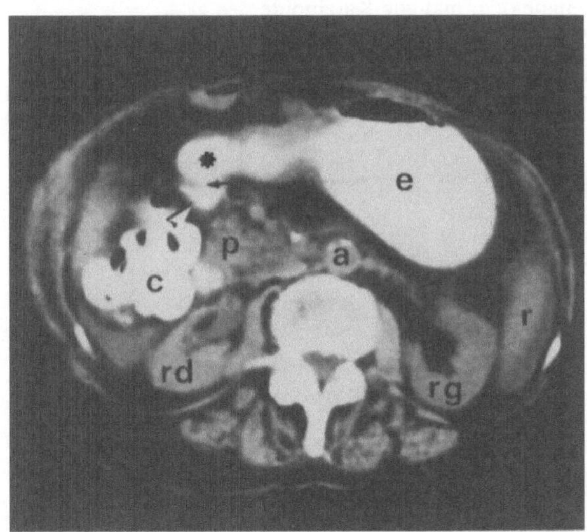

Abb. 7.1. Normaler Magen. Der Schnitt geht durch Antrum *(*)*, Pylorus *(Pfeil)* und Bulbus duodeni *(Pfeilspitze)*. Im Magen *(e)* ist ventral eine Luftblase zu erkennen. *a* Aorta, *c* Colon, *p* Pankreas, *r* Milz, *rd* rechte Niere, *rg* linke Niere

erkennen lassen. Gefüllte Darmschlingen können Tumoren des Verdauungstrakts oder auch Tumoren in benachbarten Organen vortäuschen. Wichtig ist, eine ausreichende Menge Kontrastmittel ausreichend lange vor der Untersuchung trinken zu lassen. Im Zweifelsfall sollte das perorale Kontrastmittel mehrfach appliziert werden. Für die Beurteilung ist die Kontinuität des periviszeralen Fettsaums wichtig.

Ösophagus

Der Ösophagus läßt sich aufgrund seiner Topographie (retrotracheal, retroaortal) erkennen, gelegentlich auch durch intraluminale Luftblasen (Abb. 5.17c). Die normale Ösophaguswand hat eine Dicke von weniger als 5 mm.

Magen

Die Dicke der Magenwand wird zwischen dem Grund der Falten und der Serosa gemessen. Sie beträgt stets weniger als 1 cm (Abb. 7.1).

Duodenum und Dünndarm

Der Durchmesser dieser Darmabschnitte übersteigt 3 cm normalerweise nicht. Die Dicke der Darmwand liegt unter 3 mm. Duodenaldivertikel stellen sich als luftgefüllte oder luft- und flüssigkeitsgefüllte Areale in unmittelbarer Nachbarschaft des Duodenums dar (Abb. 7.2).

Kolon

Das Colon transversum unterscheidet sich vom Dünndarm durch Haustrierung, lufthaltigen Darminhalt und ventrale Lokalisation. Die Dicke der Kolonwand liegt unter 5 mm (Abb. 7.3).

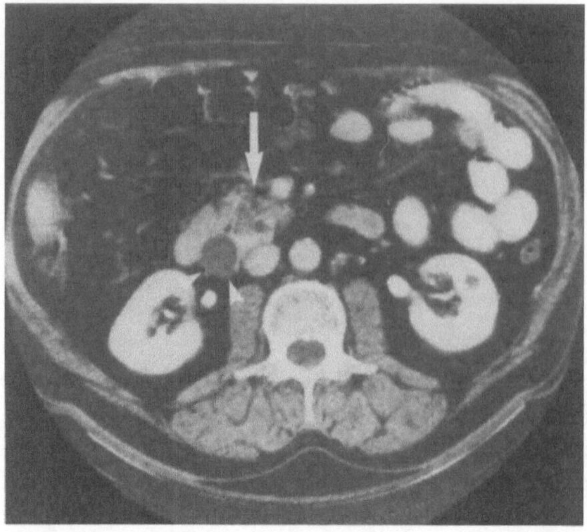

Abb. 7.2. Duodenaldivertikel. Zu erkennen ist ein erheblich erweiterter Ductus choledochus *(Pfeilspitzen)*. Das zugrundeliegende Ampullom ist hier nicht abgebildet. Die heterogene Struktur *(Pfeil)* könnte dem Processus uncinatus zugeordnet werden. In diesem Fall handelt es sich um ein Duodenaldivertikel

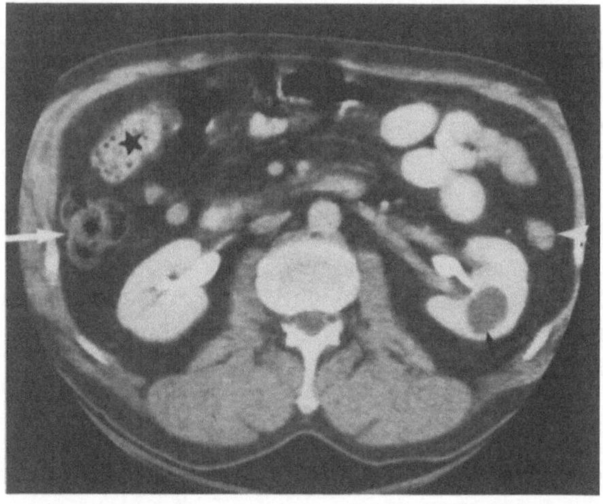

Abb. 7.3. Normales Kolon. Das Colon ascendens *(weißer Pfeil)* ist aufgrund seiner Haustrierung hier im Schnittbild kleeblattförmig dargestellt. Angeschnitten ist auch das Colon transversum *(*)*, das Luftblasen enthält. Ventral des Colon descendens *(weiße Pfeilspitze)* und der linken Niere liegen kontrastierte Jejunalschlingen. In der linken Niere ist eine Zyste zu erkennen *(schwarzer Pfeil)*

Abb. 7.4. Maligner Tumor im oberen Drittel des Ösophagus. In dem sehr weiten Ösophaguslumen ist ein vorspringender Zapfen zu erkennen *(Pfeil)* ▶

Erkrankungen des Intestinaltrakts

Tumoren

Maligne Primärtumoren

In der Regel handelt es sich um Adenokarzinome (Tabelle 7.1).

Diese Tumoren stellen sich unabhängig vom Segment des Verdauungstrakts, in dem sie sich entwickeln, zunächst als lokalisierte Wandverdikkung dar. Sie verursachen ein unregelmäßig begrenztes oder exzentrisches Aussehen des Darmlumens (Abb. 7.4). In einem weiter fortgeschrittenen Stadium besteht eine Darmwandverdickung der gesamten Zirkumferenz oder eine intraluminale Raumforderung (Abb. 7.5). Nach Kontrastmittelinjektion kommt es zu einer mäßigen Dichteanhebung des Tumorgewebes. Intratumoral können Nekrosezonen vorliegen. Wenn es sich um einen obstruierenden Tumor handelt, sind die proximal davon gelegenen Anteile des Verdau-

Tabelle 7.1. Tumoren des Verdauungstraktes

Epitheliale Tumoren
  Benigne: Papillom (Ösophagus), Adenom, villöse
  Tumoren
  Maligne: Plattenepithelkarzinom (Ösophagus), Adenokarzinom
Mesenchymale Tumoren
  Benigne: Leiomyom, Schwannom, Lipom, Angiom,
  Fibrom
  Maligne: Sarkom (vor allem Leiomyosarkom)
Benigne oder maligne Karzinoide
Malignes Lymphom
Metastasen (Lungen-, Mammakarzinom, Melanom usw.)

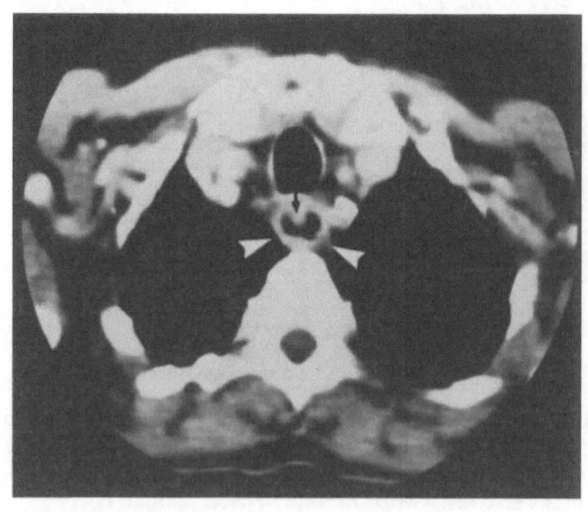

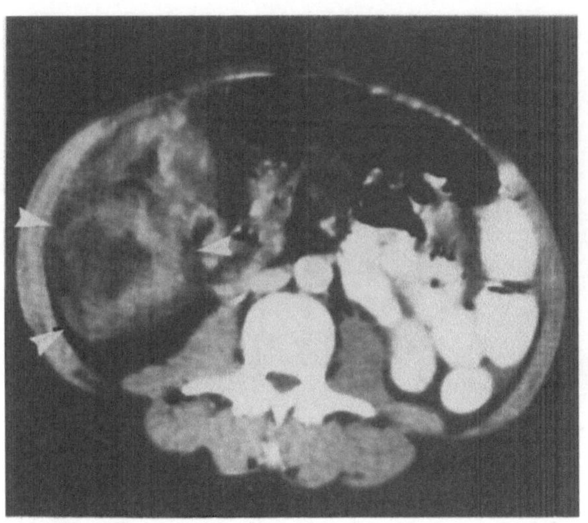

Abb. 7.5. Tumor des Colon ascendens: Zu erkennen ist eine große, heterogen strukturierte Raumforderung *(Pfeilspitzen)* in der rechten Fossa iliaca

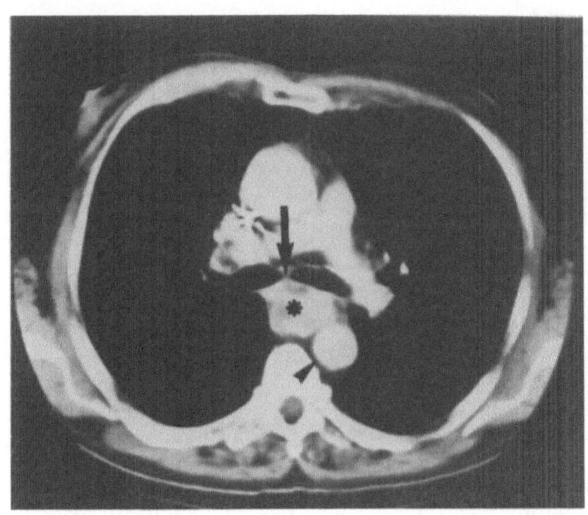

Abb. 7.6. Ösophaguskarzinom: Man erkennt eine Raumforderung *(*)* zwischen Trachealbifurkation *(Pfeil)* und Aorta descendens *(Pfeilspitze)*. Der Fettgewebsstreifen zwischen Aorta und Tumor ist erhalten. Der Tumor steht höchstens mit einem geringen Teil der Aortenzirkumferenz in Kontakt, jedenfalls weniger als einem Viertel des Aortenumfangs. Das bedeutet, daß eine Infiltration der Aorta unwahrscheinlich ist. Eine Infiltration der Hauptbronchien läßt sich dagegen nicht sicher ausschließen

Abb. 7.7. Zustand nach Rektumamputation und perkutaner ▶ Bestrahlung. Die Harnblase *(V)* ist nach dorsal verzogen. Dorsal der Harnblase finden sich im Rektumlager streifige Strukturverdichtungen *(Pfeile)*, ohne daß eine sichere Raumforderung auszumachen ist. Dieses Bild spricht für narbige Veränderungen und nicht für ein Rezidiv

ungstrakts dilatiert. Hier lassen sich Flüssigkeitsspiegel erkennen.

Computertomographisch läßt sich die lokoregionale Ausdehnung des Tumors beurteilen. Das Verschwinden des Fettsaums neben dem Tumor spricht für eine Tumorausdehnung in das umgebende Gewebe.

Beim invasiv wachsenden Ösophagustumor sind Mediastinalverbreiterung und Lymphknotenvergrößerungen zu erwarten. Das Fehlen vergrößerter Lymphknoten spricht jedoch nicht gegen eine Invasion der Umgebung. Oft ist es schwierig, ein einfaches Angrenzen des Tumors an die Aorta von einer Tumorinvasion der Aorta abzugrenzen. Wenn das Fehlen des Fettsaums sich wenigstens auf ein Viertel des Aortenumfanges erstreckt, muß eine Aorteninfiltration vermutet werden (Abb. 7.6).

Bei allen Tumoren des Verdauungstrakts muß nach sekundären Manifestationen gesucht werden: Lebermetastasen, Lymphknotenmetastasen, Peritonealkarzinomatose, Aszites, Befall benachbarter Organe (Dilatation der Harnwege, Invasion von Harnblase oder Genitale, Krukenberg-Tumoren).

Nachsorgeuntersuchungen. Nach operativen Eingriffen wegen Magen- oder Kolonkarzinoms werden in regelmäßigen Abständen computertomographische Kontrolluntersuchungen durchgeführt, um Rezidive, Lymphknotenmetastasen oder Peritonealkarzinose frühzeitig zu erkennen.

Besonders wichtig sind die Kontrolluntersuchungen nach Rektumtumoren, die alle 6 Monate durchgeführt werden sollen. Nach perkutaner Strahlentherapie finden sich eine Darmwandverdickung der bestrahlten Darmabschnitte und eine

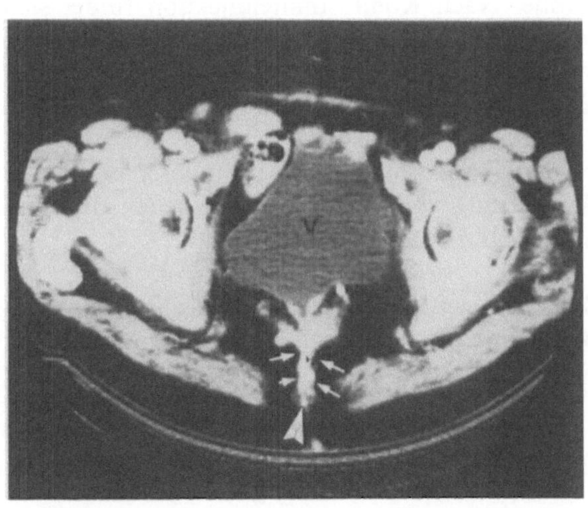

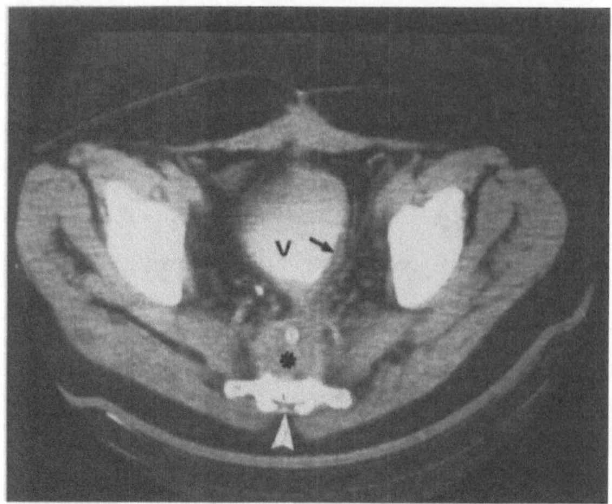

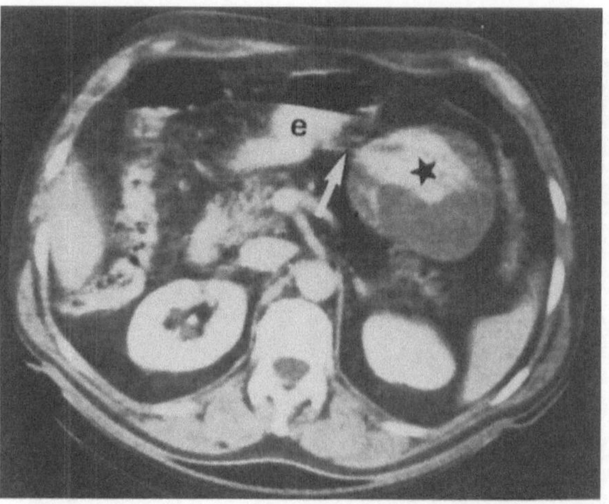

Abb. 7.8. Verlaufskontrolle nach Rektumamputation wegen Karzinoms: Ventral des Steißbeins *(Pfeilspitze)* ist eine rundliche Raumforderung *(*) zu* erkennen. Zwischen dieser Raumforderung und der Harnblase *(V)* ist eine Verbindung zu erkennen. Die dorsale Harnblasenwand *(Pfeil)* ist verdickt. Dieses Bild deutet auf ein Rezidiv hin. Ohne geführte Punktion lassen sich entzündliche Veränderungen nicht sicher ausschließen, insbesondere wenn der CEA-Spiegel nicht erhöht ist

Abb. 7.9. Exogastral wachsender Magentumor. Die Raumforderung *(*)* stellt sich nach Kontrastmittelinjektion heterogen strukturiert dar. Sie ist über einen Stiel *(Pfeil)* mit dem kontrastierten Magen *(e)* verbunden. Es handelte sich um einen myogenen Tumor

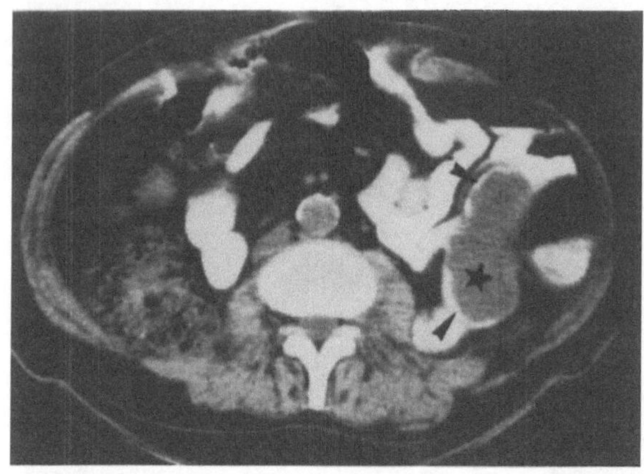

Abb. 7.10. Leiomyom des Jejunums. Eine hypodense Raumforderung *(*)* verschließt das Jejunallumen *(Pfeilspitzen)* fast völlig

Vergrößerung des Präsakralraumes. Rezidive lassen sich im perirektalen Fett gut abgrenzen. Nach Rektumamputation liegt jedoch oft eine narbige Vermehrung des perirektalen Bindegewebes vor (Abb. 7.7 und 7.8), die durch eine geführte Punktion von einem Rezidiv abgegrenzt werden muß (Abb. 7.8).

Leiomyosarkome. Diese Tumoren kommen vor allem im Magen und im Dünndarm vor. Oft manifestieren sich die Leiomyosarkome als extraluminale, gut abgegrenzte Tumoren von beträchtlicher Größe. Nach Kontrastmittelinjektion findet sich in größeren Leiomyomen ein zentrales Areal herabgesetzter Dichte, das einer Nekrosezone oder einem zystischen Tumoranteil entspricht (Abb. 7.9).

Bei Dünndarmleiomyomen findet man oft eine Auswalzung von Darmschlingen neben dem Tumor (Abb. 7.10).

Maligne Lymphome des Verdauungstrakts. Lymphome manifestieren sich im Verdauungstrakt als:

- multiple intraluminale Läsionen,
- Verdickung der Magen-Darm-Wand (besonders häufig bei Manifestation im Magen),
- Polypoide Raumforderung.

Daneben finden sich manchmal:

- Dilatation des Darmlumens mit relativ dünner Wand und gelegentlich Fisteln,
- extraluminale Raumforderungen beim Befall des Mesenteriums.

In 10–20% manifestiert sich ein Lymphom des Verdauungstraktes nicht solitär. Die Verdachtsdiagnose kann geäußert werden, wenn neben einer Manifestation im Verdauungstrakt auch eine Splenomegalie und/oder vergrößerte retroperitoneale oder mesenteriale Lymphknoten vorliegen (Abb. 7.11).

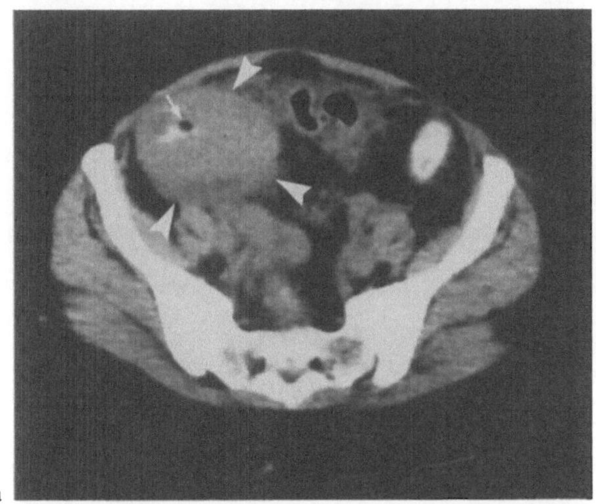

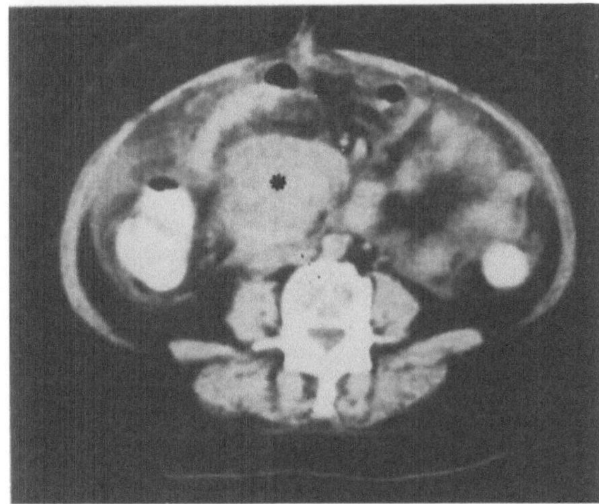

Abb. 7.11 a, b. Gastrointestinale Manifestation eines malignen Hodgkin-Lymphoms. **a** Manifestation im Zoekum: Zu erkennen ist eine beträchtliche Verdickung der Zoekumwand *(Pfeilspitzen)*. Das verbliebene Lumen ist durch eine kleine Luftblase *(Pfeil)* und etwas Kontrastmittel markiert. **b** Manifestation in der Mesenterialwurzel *(*)*

Metastasen in der Wand des Verdauungstrakts. Computertomographisch finden sich hier:

- lokalisierte Wandverdickungen mit oder ohne Obstruktion,
- diffuse Wandverdickungen,
- mesenteriale Raumforderungen, die Darmschlingen einmauern.

Diese Metastasen können hämatogen entstehen (Melanome, Sarkome), durch peritoneale Aussaat (Ovarialkarzinom) oder durch eine Ausbreitung per continuitatem (Invasion der Gastroduodenalwand durch ein Pankreaskarzinom).

Karzinoide. Diese sehr kleinen Tumoren werden normalerweise computertomographisch nicht entdeckt. Dagegen läßt sich ein Befall oder eine Retraktion des Mesenteriums gut darstellen. An das pseudozystische Aussehen der Lebermetastasen dieses Tumors sei hier erinnert.

Gutartige Tumoren

Diese Tumoren können sich als gut abgegrenzte intraluminale Raumforderung darstellen. Sie können sich aber auch unter dem Bild einer Darmwandverdickung manifestieren, wobei der umgebende Fettsaum erhalten ist. In der Regel liegen diese Tumoren jedoch extraluminal. Sie stellen sich dann als gut abgegrenzte Tumoren dar, die aufgrund ihrer Lage zunächst an einen extraintestinalen Primärtumor denken lassen. Nach Kontrastierung des Darmlumens läßt sich aufgrund der Lumendeformierung ein gutartiger Darmtumor vermuten. Hier kommt der Computertomographie eine wichtige Rolle zu, da die konventionellen radiologischen Verfahren und die Endoskopie nur eine Verdrängung zeigen. Die häufigsten gutartigen Tumoren des Verdauungstraktes sind Leiomyome (vor allem des Ösophagus), Schwannome (vor allem des Magens), Lipome (vor allem des Kolons). Lipome lassen sich aufgrund ihrer Dichte eindeutig diagnostizieren (Abb. 7.12). Die anderen Tumoren zeigen nach Kontrastmittelinjektion gelegentlich eine Dichteanhebung. Die Diagnose kann durch eine geführte Punktion gesichert werden, falls nicht sowieso eine chirurgische Intervention geplant ist.

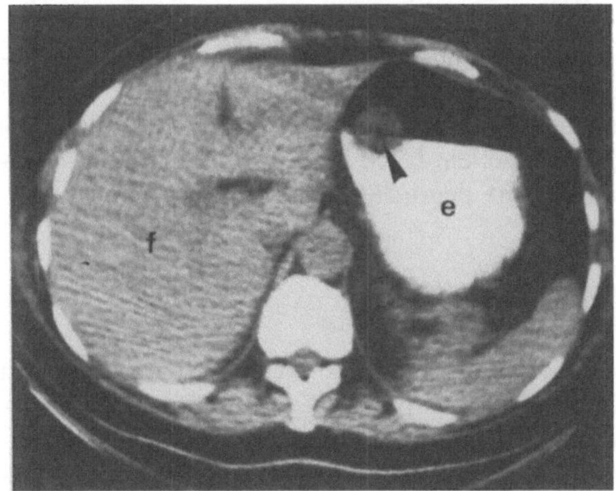

Abb. 7.12. Magenlipom. Zu erkennen ist eine kleine rundliche Struktur *(Pfeilspitze)*, die sich von der Magenwand nicht abgrenzen läßt. Aufgrund der Dichtewerte kann ein Lipom diagnostiziert werden. *e* Magen, *f* Leber

Entzündungen

Sigmadivertikulitis, perisigmoidaler Abszeß

Bei der Sigmadivertikulitis findet sich eine deutliche Verdickung der betroffenen Kolonwand. Die Divertikel können Luft oder Kontrastmittel enthalten (Abb. 7.13). Perisigmoidale Abszesse stellen sich als Raumforderungen in der Nachbarschaft des Sigmas dar, die Luft enthalten können. Wenn eine offene Verbindung zum Sigma besteht, tritt auch Kontrastmittel in den Abszeß über.

Morbus Crohn

Die Schleimhautveränderungen dieser Erkrankung lassen sich konventionell radiologisch und endoskopisch erkennen. Mit der Computertomographie läßt sich nach Kontrastierung des Darmlumens mit Gastrografin die oft vorhandene Darmwandverdickung darstellen. Die Darmwanddicke beträgt beim M. Crohn oft mehr als 1 cm. Auch Fisteln und Abszesse können computertomographisch objektiviert werden. Schließlich läßt sich auch eine Verlagerung von Darmsegmenten durch einen Konglomerattumor erkennen. Mesenteriale Raumforderungen, die durch eine begleitende entzündliche Reaktion des Mesenteriums oder einen Mesenterialabszeß bedingt sein können, sind ebenfalls darstellbar.

Gefäßerkrankungen

Ösophagusvarizen

Große Ösophagusvarizen lassen sich computertomographisch als rundliche oder tubuläre Strukturen in der Umgebung des Ösophagus oder Magens darstellen. Nach Kontrastmittelinjektion weisen sie eine deutliche Dichteanhebung auf.

Hämatome

Hämatome werden konventionell radiologisch durch eine Kompression von Organen und Auswalzung von Darmsegmenten vermutet. Computertomographisch läßt sich zeigen, daß diese Deformierung durch eine Raumforderung in der Darmwand bedingt ist. Aufgrund der Blutung weist die Läsion in der Frühphase eine erhöhte Dichte auf (Abb. 7.14).

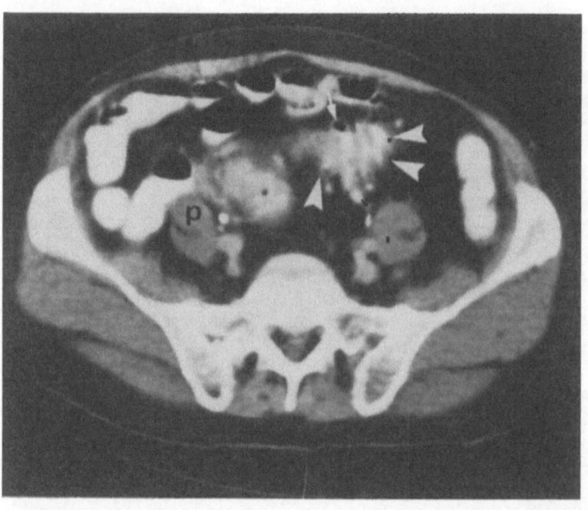

Abb. 7.13. Sigmadivertikulitis. Ventral des Psoas *(p)* findet sich eine streifig konstrastierte Darmstruktur, die etwa wie eine Sigmoiditis bei einem Kontrasteinlauf aussieht. Einige der Divertikel sind mit Kontrastmittel gefüllt, andere enthalten Luft *(Pfeil)*. Bei diesem Patienten fanden sich keine Zeichen eines perisigmoidalen Abszesses

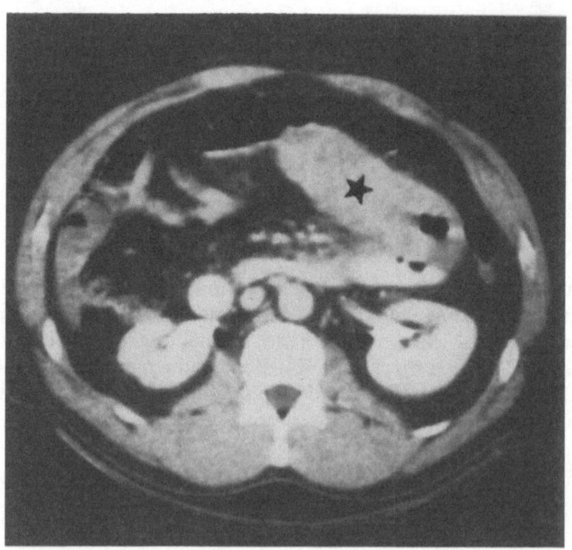

Abb. 7.14. Jejunalhämatom. Zu erkennen ist eine Raumforderung *(*)* in der Jejunalwand. Das Lumen ist kontrastiert. Dieses Hämatom trat im Verlauf einer Antikoagulantientherapie auf

Ischämische Kolitis

Computertomographisch findet sich im Stadium der nekrotisierenden Enteritis eine lineare oder punktförmige Gasansammlung in der Kolonwand. In fortgeschrittenen Fällen mit ernster Prognose ist Gas in den Mesenterialvenen oder in der Pfortader zu erkennen.

Hernien

Computertomographisch lassen sich Hiatusher-
nien darstellen (Abb. 7.15), ebenso auch seltenere
Hernien (Bochdalek-Hernien, Morgagni-Hernien,
Obturatorius-Hernien usw.).

Notfälle

Wenn klinisch eine Pankreatitis vermutet wird,
muß eine Computertomographie durchgeführt
werden. Beim paralytischen Ileus oder beim me-
chanischen Ileus finden sich Darmschlingen mit
Flüssigkeitsspiegeln. Beim Gallensteinileus läßt
sich computertomographisch die Aerobilie darstellen. Der Nachweis von Luft und Flüssigkeit in
der Peritonealhöhle läßt an eine Perforation eines
Hohlorgans denken. In Ausnahmefällen können
schießscheibenförmige Läsionen durch eine Inva-
gination verursacht sein.

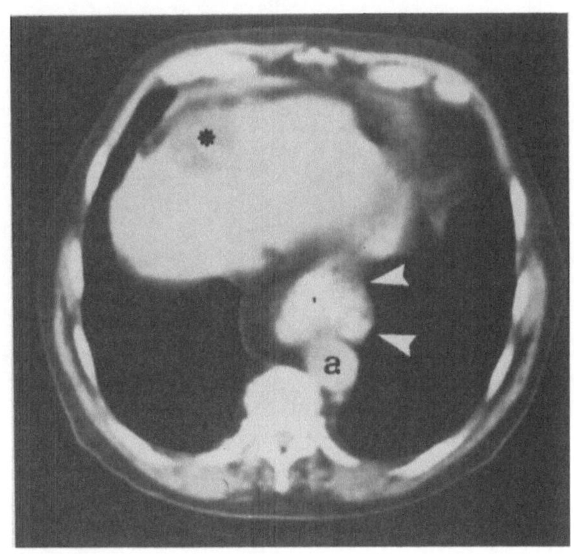

Abb. 7.15. Hiatushernie. Dieser wegen Lebermetastasen *(*)*
untersuchte Patient hatte außerdem eine Hiatushernie
(Pfeilspitzen), die sich ventral der Aorta *(a)* darstellt

Kapitel 8 Peritonealhöhle: Aszites, Abszesse, Tumoren

J. WATRIN, F. S. WEILL

Anatomie

Die Peritonealhöhle wird vom parietalen und vom viszeralen Peritoneum begrenzt. Das Peritoneum bildet dort, wo es sich von der Bauchwand absetzt, um ein inneres Organ zu umgeben, Peritonealfalten, die Bindegewebe mit Fettgewebe und organversorgende Gefäße enthalten. Diese Peritonealumschlagsfalten werden als „Meso" bezeichnet, wenn sie die Bauchwand mit einem Segment des Intestinaltraktes verbinden. Sie werden als „Ligament" bezeichnet, wenn das vom Peritoneum überzogene Organ nicht zum Intestinaltrakt gehört. Der Begriff „Netz" ist reserviert für Umschlagfalten, die zwei Organe des Verdauungstrakts verbinden.

Die wesentlichen peritonealen Umschlagsfalten und Rezessus sind in Tabelle 8.1 aufgeführt (s. Abb. 8.1–8.7). Die peritonealen Umschlagsfalten teilen die Bauchhöhle in kleinere Einheiten. Die wichtigste Unterteilung der Bauchhöhle wird durch das Mesocolon transversum vorgenommen, das die supra- und inframesokolische Region voneinander trennt. Der infrakolische Bereich wird durch die schrägverlaufende Mesenterialwurzel in einen linken und einen rechten infrakolischen Bereich geteilt.

Der rechte infrakolische Raum endet kaudal an der Einmündung des Ileums ins Zäkum. Der linke infrakolische Bereich erstreckt sich nach kaudal bis ins Becken. Zwischen Kolon und Bauchwand liegen die parakolischen Rezessus.

Ein weiterer wichtiger Bestandteil der Bauchhöhle ist die Bursa omentalis (Abb. 8.1): Hier sammelt sich pankreatogene Flüssigkeit bei Pankreaserkrankungen. Die Bursa omentalis wird nach kaudal vom Mesokolon begrenzt, nach ventral von kleinem Netz, Magen, Lig. gastrocolicum

Tabelle 8.1. Rezessus und Peritonealfalten

Region	Rezessus und Peritonealfalten	Benachbarte Organe
Leber	Lig. coronarium	Leber-Zwerchfell
	Lig. falciforme	Leber-Zwerchfell-Bauchwand
	Subphrenischer Raum	Leber-Zwerchfell
	Recessus hepatorenalis	Leber-Niere
Magen	kleines Netz	Leber-Duodenum-Magen
	großes Netz	Magen-Kolon
	Lig. gastrophrenicum	Magen-Zwerchfell
	Bursa omentalis	Magen-Pankreas – linke Niere-Milz
Milz	Lig. gastrolienale	Magen-Milz
	Lig. pancreaticolienale	Pankreas-Milz
	Lig. phrenicolienale	Milz-Zwerchfell
Darm	Mesenterium	Dünndarm-Retroperitoneum
	Mesocolon transversum	Colon transversum-Retroperitonealorgane
	Mesosigma	Colon sigmoideum-dorsale Beckenwand
	Lig. phrenicocolicum	Linke Kolonflexur-Zwerchfell
Becken	Recessus prae- und laterovesicalis	Harnblase-Beckenwand
	Recessus rectovesicalis	Harnblase-Rektum
	Douglas-Raum	Uterus-Rektum
	Ligg. lata	Uterus-Beckenwand

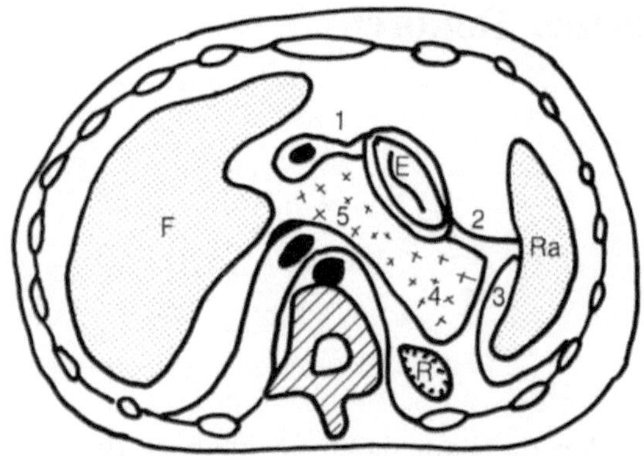

Abb. 8.1. Schematische Darstellung der Bursa omentalis auf einem Transversalschnitt: *1* kleines Netz, *2* Lig. gastrolienale, *3* Lig. pancreatico-lienale, *4, 5* Bursa omentalis, *f* Leber, *e* Magen, *r* Niere, *Ra* Milz

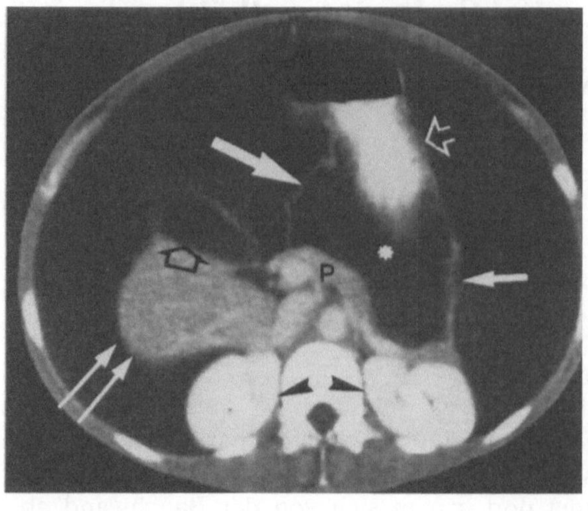

▲
Abb. 8.4. Bursa omentalis *(*)* mit ihren Begrenzungen bei einem Patienten mit Aszites. Ventral liegt der kontrastierte Magen *(offener weißer Pfeil)*. Dorsal findet sich das Pankreas *(P)*. Links liegt das Lig. gastrolienale *(kleiner Pfeil)*. Rechts findet sich das kleine Netz *(großer Pfeil)*. Zu beachten sind Leber *(Doppelpfeil)* und Gallenblase *(offener schwarzer Pfeil)*

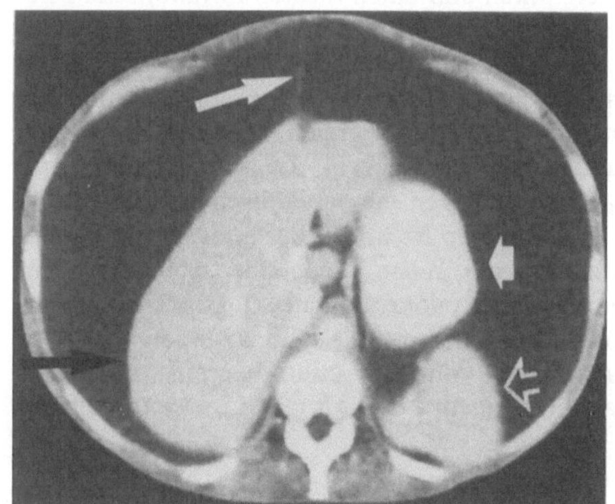

◄ **Abb. 8.2.** Lig. falciforme. Die Leber *(schwarzer Pfeil)* und das Lig. falciforme *(weißer Pfeil)* sind im Aszites eingebettet. Der Magen *(dicker weißer Pfeil)* und die Milz *(offener Pfeil)* lassen sich durch den Aszites ebenfalls hervorragend abgrenzen

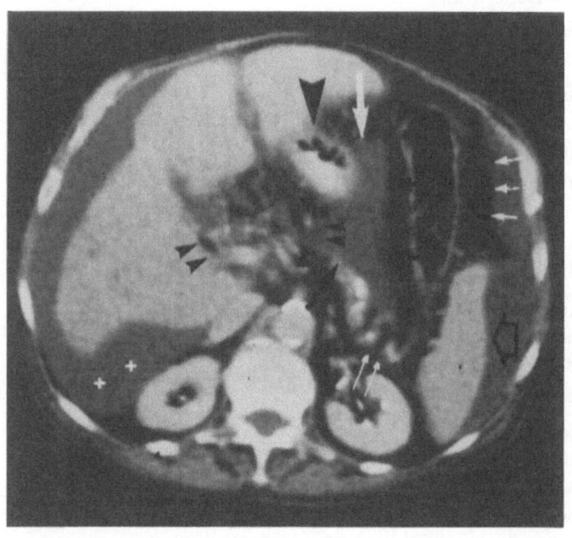

◄ **Abb. 8.3.** Bursa omentalis mit ihren Begrenzungen. In der Bursa omentalis findet sich Aszites *(großer weißer Pfeil)*. Die Begrenzung der Bursa omentalis bilden: links das Lig. gastrolienale *(kleine Pfeile)*, das durch kleine Gefäße markiert ist; ventral der kontrastierte Magen *(Pfeilspitze)* und das kleine Netz *(doppelte Pfeilspitzen)*. Zu beachten ist der Fettgehalt des kleinen Netzes. Dorsal der Bursa omentalis liegt die A. lienalis *(doppelter Pfeil)*. Der Recessus hepatorenalis (Morrison) liegt zwischen Leber und rechter Niere *(+ +)*

Abb. 8.7. Uterus und Ligg. lata. Die Ligg. lata *(kleine Pfeile)* ► sind durch den Aszites gut zu erkennen. Sie verlaufen zwischen Uterus *(weißer Pfeil)* und Beckenwand. Zwischen Uterus und dem kontrastierten Rektum *(Pfeilspitze)* liegt der Douglas-Raum

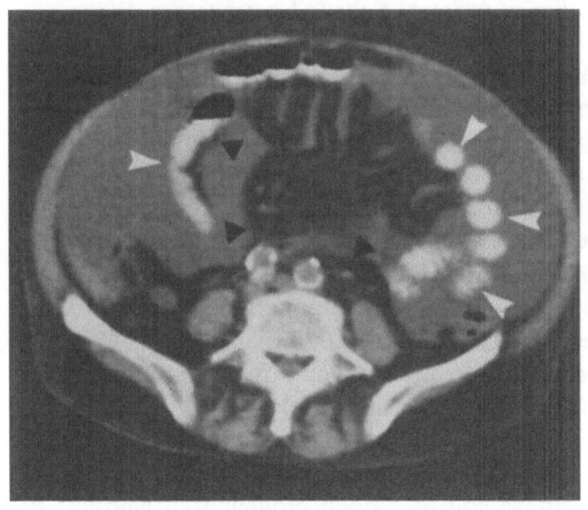

◄ **Abb. 8.5.** Das Mesenterium *(schwarze Pfeilspitzen)* ist durch Aszites von der Mesenterialwurzel bis zu den Darmschlingen *(weiße Pfeilspitzen),* die peroral kontrastiert wurden, zu erkennen

und Lig. gastrolienale. Die kraniale Begrenzung bildet die Leber.

In der Beckenetage wird durch die Ligg. lata eine wichtige Einteilung vorgenommen. Pathologische Prozesse manifestieren sich bei der Frau im Douglas-Raum, beim Mann im retrovesikalen Rezessus.

Erkrankungen mit Peritonealbeteiligung

Aszites

Freier Aszites

Es handelt sich in der Regel um Exsudat oder um Transsudat, seltener um Galle, Urin oder Lymphe. Die Ätiologie des Aszites ist in Tabelle 8.2 zusammengefaßt. Computertomographisch findet sich Flüssigkeit mit einer Dichte 0–20 HE in den verschiedenen Peritonealrezessus (Abb. 8.2).

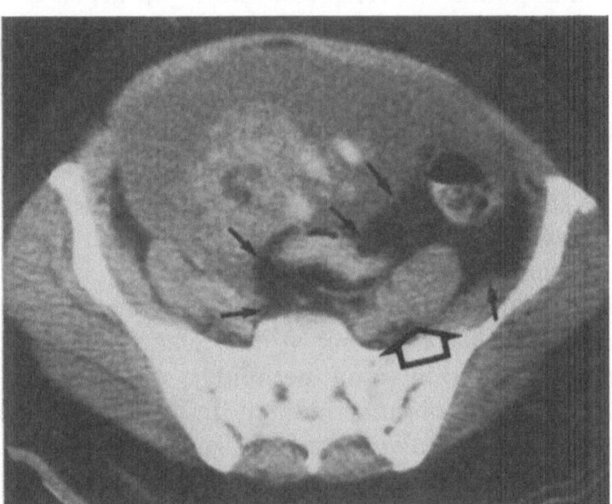

Abb. 8.6. Mesosigma. Das Mesosigma *(Pfeil)* ist durch seinen Fettgehalt deutlich vom umgebenden Aszites abzugrenzen

Tabelle 8.2. Ursachen von Aszites

Leberzirrhose
Mechanischer Aszites: Transsudat
Rechtsherzinsuffizienz
Hypalbuminämie
Entzündlicher Aszites: Exsudat
Neoplastischer Aszites: Primärtumoren (Mesotheliom) sind selten, meist handelt es sich um Metastasen (Ovarialtumor) oder einen Tumor des Verdauungstraktes
Tuberkulöser Aszites
Meigs-Syndrom (Ovarialfibrom)
Chylöser Aszites
Entzündliche Reaktion nach Strahlentherapie

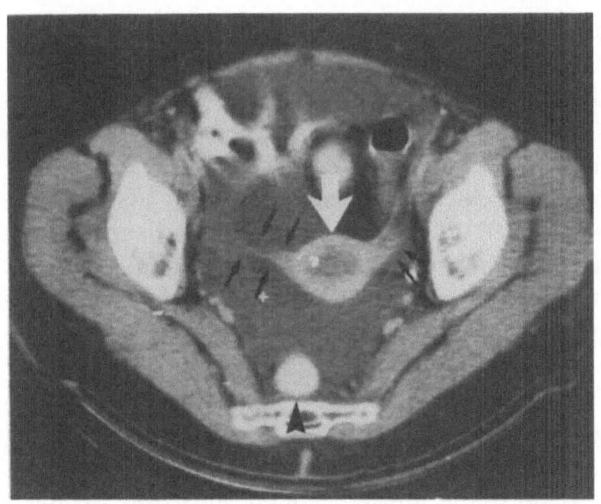

Wenn Flüssigkeit in mehreren Rezessus vorliegt, läßt sich auf freie (nicht abgekapselte) Flüssigkeit schließen. Durch Positionsänderungen läßt sich eine Umverteilung der Flüssigkeit bewirken und computertomographisch nachweisen.

Maligner Aszites stellt sich zunächst als einfache freie Flüssigkeit dar. Wenn die Ätiologie des Aszites unklar ist, muß nach Verdickungen oder Auflagerungen des Peritoneums gesucht werden. Diese Veränderungen stellen sich als Vorwölbungen in der Flüssigkeitsansammlung dar und deu-

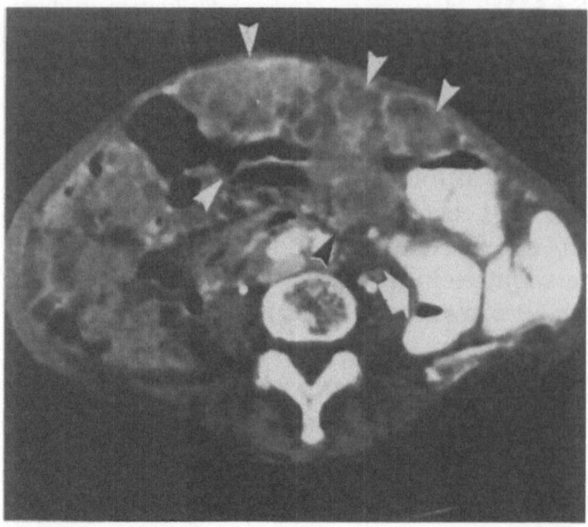

Abb. 8.8. Diffuse Peritonealkarzinose. Die Darmschlingen *(Pfeilspitzen)* sind fixiert und verbacken. In der Umgebung finden sich gekammerter Aszites und verdicktes Peritoneum. Die kontrastierten Darmschlingen *(Pfeil)* wurden von rektal gefüllt. Es handelt sich um Kolon

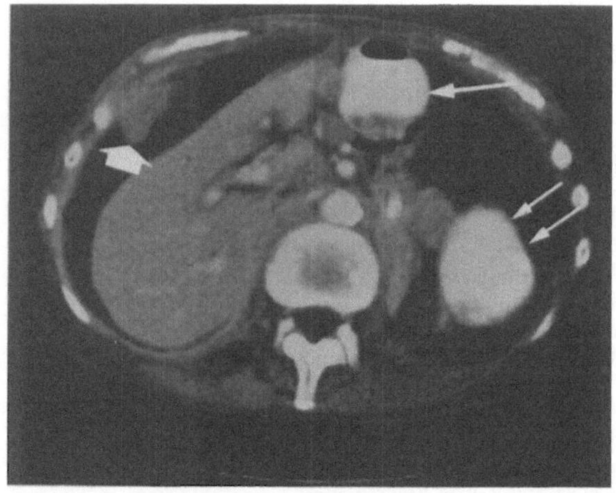

Abb. 8.9. Peritonealkarzinose. Durch den auch prähepatisch gelegenen Aszites läßt sich eine Peritonealmetastase an der Bauchwand abgrenzen *(großer weißer Pfeil).* Die dünnen *weißen Pfeile* markieren ventral den Magen und dorsal die linke Kolonflexur. Ohne Aszites würde die Bauchwandmetastase sich nicht von der Leber abgrenzen lassen, so daß eine Lebermetastase angenommen werden könnte

ten auf eine Peritonealkarzinose hin (Abb. 8.8 und 8.9).

Wenn sich klinisch und laborchemisch keine Ursache für eine geringe Aszitesmenge findet, läßt sich computertomographisch oder sonographisch die geeignete Punktionsstelle zur Ergußpunktion festlegen.

Maligner Aszites – Seltene Ursachen des Aszites

Länger bestehender maligner Aszites weist eine Kammerung auf. Man findet Verdickungen des Peritoneums, die oft schon in echte Raumforderungen übergehen. Daneben liegen abgegrenzte Flüssigkeitsansammlungen vor, die die Organe des Verdauungstraktes (Magen, Dünndarm, Kolon) verdrängen. Die Intestinalschlingen können in diesen Prozeß eingemauert sein und proximal des Prozesses eine Dilatation aufweisen (Abb. 8.8). Derartige Veränderungen findet man häufig bei Ovarialtumoren. Nicht selten sind hier Hydronephrose und Lebermetastasen anzutreffen.

Auf ein besonderes Merkmal der Peritonealkarzinose soll hier noch hingewiesen werden: Eine in der der Leber gegenüberliegenden Bauchwand implantierte Metastase kann sich gegen die Leber vorwölben, so daß – wenn kein Aszites vorliegt – ein in der Leberperipherie gelegener Tumor vorgetäuscht wird. Die Abgrenzung kann sehr schwierig sein (Abb. 8.9). Entzündlicher Aszites, vor allem tuberkulöser Aszites, weist einerseits eine Kammerung auf, andererseits auch eine Verdickung des Peritoneums.

Gekammerte Flüssigkeitsansammlungen mit höherer Dichte und bandförmige peritoneale Verdickungen sind die Zeichen der gelatinösen Peritonitis (Pseudomyxoma peritonei), die sich bei Ovarial- und Kolonkarzinomen findet.

Manchmal entwickeln sich gekammerte entzündliche Flüssigkeitsansammlungen zwischen Zwerchfell und Leber. Das gilt auch für das Pseudomyxoma peritonei. Computertomographisch finden sich lokalisierte, bikonvexe, solitäre oder multiple Flüssigkeitsansammlungen von eindrücklicher Form.

Abszesse

Die meisten Abszesse treten in der Folge eines chirurgischen Eingriffes auf. Sie können jedoch auch als Komplikation einer gynäkologischen Erkrankung oder einer Perforation des Verdauungstraktes (Ulkus, Divertikulitis, Appendizitis, Cholezystitis) vorkommen. Die Abszeßlokalisation ist meistens subphrenisch, subhepatisch oder intrapelvin.

Ein Abszeß kann in seiner Umgebung eine nicht infizierte freie Flüssigkeitsansammlung aufweisen. Er stellt sich als Flüssigkeitsansammlung dar, die von den benachbarten Organen begrenzt wird und eine mittlere Dichte aufweist. In unge-

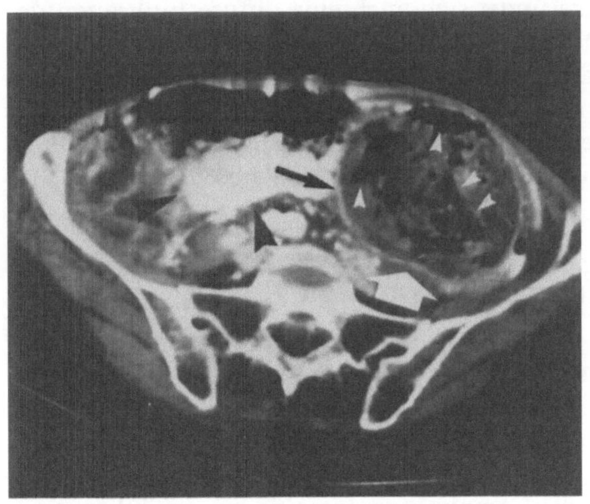

Abb. 8.10. Abszeß in der linken Fossa iliaca *(großer Pfeil).* Der Abszeß stellt sich als große, heterogene Struktur mit 2 abszeßtypische Zeichen dar: partiell gasförmiger Inhalt *(weiße Pfeilspitzen)* und Abszeßwand *(schwarzer Pfeil).* Nach Kontrastmittelgabe zeigt die Abszeßwand eine deutliche Dichteanhebung. Durch den Abszeß werden die umliegenden, kontrastierten Darmschlingen verdrängt *(schwarze Pfeilspitzen)*

fähr 30% der Fälle läßt sich die Diagnose durch die Anwesenheit von Gasblasen eindeutig stellen. Diese Gasblasen werden entweder durch eine Anaerobierinfektion oder durch eine Kommunikation des Abszesses mit dem Verdauungstrakt hervorgerufen. Ältere Abszesse weisen niedrigere Dichtewerte auf, die der Dichte von Wasser entsprechen können. Die Entzündungsreaktion der umgebenden Organe kann zu einer schalenartigen Struktur mit hyperdensem Randsaum nach Kontrastmittelinjektion führen (Abb. 8.10).

Fremdkörper (postoperativ belassene Kompressen z. B.) lassen sich ebenfalls darstellen.

Mit Hilfe der Computertomographie lassen sich ebenso wie mit der Sonographie Feinnadelpunktion und Katheterdrainage steuern. Für einige Lokalisationen ist die Computertomographie der Sonographie hier eindeutig überlegen. Die primäre Therapie intraabdominaler Abszesse sollte heute die geführte Punktion und Drainage und nicht gleich der chirurgische Eingriff sein. Die prompte klinische Besserung nach der Entlastung des Abszesses ist oft eindrucksvoll. Nur wenn sich nach perkutaner Drainage keine Besserung einstellt, muß ein chirurgischer Eingriff angeschlossen werden, insbesondere wenn multiple Abszeßhöhlen bestehen.

Tumoren

Gutartige Tumoren

Diese seltenen Tumoren gehen vom Bindegewebe aus. Meist handelt es sich um Mesenterialzysten. Computertomographisch findet sich dabei eine rundliche, glatt begrenzte Flüssigkeitsansammlung in der Nähe der Darmschlingen, deren Dichte sich nach Kontrastmittelinjektion nicht ändert. Seltener sind Fibrome, Lipome, Leiomyome und zystische Lymphangiome. Letztere stellen sich computertomographisch als multiple, benachbarte Flüssigkeitsansammlungen dar (Abb. 6.12).

Maligne Tumoren

Maligne Primärtumoren des Peritoneums sind selten. Durch Asbestexposition können Peritonealmesotheliome verursacht werden, die sich computertomographisch als Verdickungen und Vorwölbungen des Peritoneums darstellen. Auch peritoneale Manifestationen von Lymphomen sind möglich, manchmal bei gleichzeitiger Manifestation im Verdauungstrakt. Schließlich müssen hier auch Liposarkome angeführt werden, die oft ein gewaltiges Volumen aufweisen, und deren Fettgehalt computertomographisch eindeutig nachzuweisen ist. Abzugrenzen sind diese Tumoren von Lipomen, die sich homogener darstellen, und von

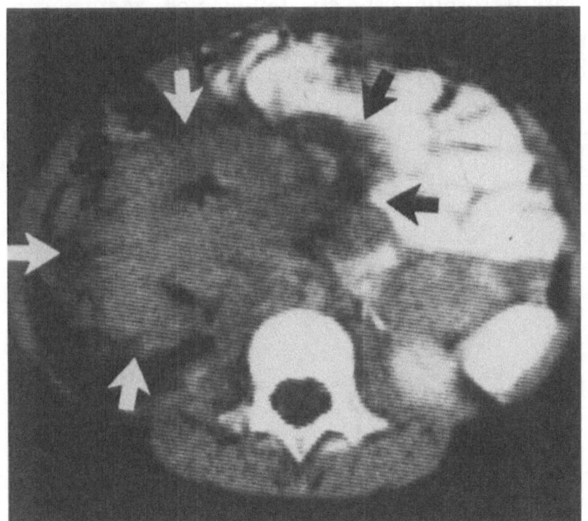

Abb. 8.11. Intraperitoneales Fibrosarkom. Bei der Unschärfe des Bildes handelt es sich um Bewegungsunschärfe: Der Patient war 5 Jahre alt. Zu erkennen ist eine heterogen strukturierte Raumforderung *(Pfeile),* die die Darmschlingen verdrängt

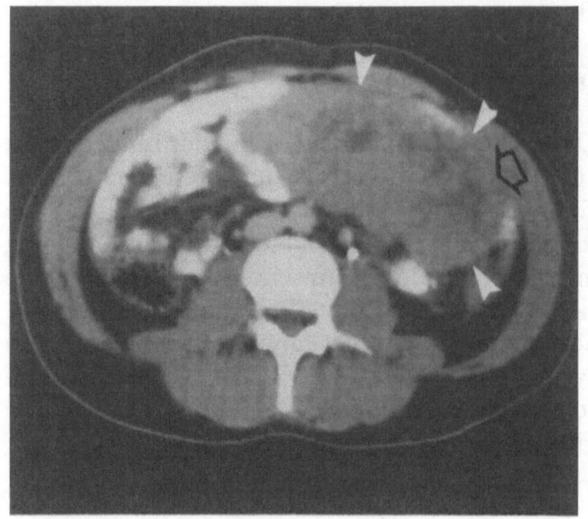

Abb. 8.12. Große Peritonealmetastase bei Adenokarzinom des Ovars. Die Raumforderung *(Pfeilspitzen)* geht vom parietalen Peritoneum aus *(offener Pfeil)*. Die kontrastierten Darmschlingen werden verdrängt. Aszites findet sich nicht

der Lipomatose. Andere maligne Tumoren des Peritoneums gehen von der Muskulatur (Leiomyosarkome und Leiomyome) oder vom Bindegewebe aus (Abb. 8.11). Gelegentlich ergibt die Histologie, daß die Raumforderung nicht einem Tumor, sondern nur einer entzündlichen fibrösen Reaktion entspricht.

Metastasen sind die häufigsten Tumoren des Peritoneums. Sie entstehen entweder hämatogen oder durch eine Tumorzellverschleppung durch malignen Aszites oder durch direkte Invasion. Computertomographisch stellen sich Metastasen unterschiedlich dar: Einerseits finden sich umschriebene, manchmal durch Nekrosen heterogen strukturierte Raumforderungen, die die umgebenden Hohlorgane verdrängen (Abb. 8.12); andererseits findet sich auch eine diffuse Infiltration des Mesenteriums, die zum Verbacken der Dünndarmschlingen führt (Peritonealkarzinose). Auch noduläre Auflagerungen an der Bauchwand oder den peritonealisierten Organoberflächen können auf Metastasen hinweisen (Abb. 8.8, 8.9).

Untersuchungsstrategie

Der Nachweis von Aszites und der Nachweis einer Kammerung des Aszites ist eine Domäne der Sonographie, die hier besonders sensitiv ist. Zur exakten Untersuchung von gekammertem Aszites ist die Computertomographie unverzichtbar; auch zur weiteren Abklärung von Peritonealtumoren bietet sich die Computertomographie an. Wenn es um den Nachweis oder um den Ausschluß von Peritonealmetastasen geht (kleinere tumoröse Auflagerungen oder Verdickungen des Peritoneums) oder um entzündliche Peritonealerkrankungen, ist die Computertomographie unverzichtbar. Wenn sich eine Flüssigkeitsansammlung in der Nähe des Zwerchfells entwickelt, ist die Sonographie im Vorteil, da mit diesem Verfahren ohne weiteres Sagittalschnitte möglich sind. Sonographisch ist es viel einfacher, die Begrenzung zwerchfellnaher Flüssigkeitsansammlungen darzustellen, was mit den computertomographischen Transversalschnitten sehr schwierig sein kann, auch wenn sagittale Rekonstruktionen angefertigt werden.

Zur Abklärung von Flüssigkeitsansammlungen in der Nähe des Zwerchfells hat sich die Magnetresonanztomographie als sehr nützlich erwiesen, die sowohl sagittale als auch frontale Schnitte ermöglicht.

Kapitel 9 Niere

A. Le Mouel, F. S. Weill

Die Computertomographie wird bei Nierenerkrankungen zur Abklärung von Befunden eingesetzt, die im Ausscheidungsurogramm oder sonographisch erhoben wurden.

Untersuchungstechnik

Die Nativuntersuchung ergibt außer bei der Suche
nach Verkalkungen oder Lipomen oft nur wenig
neue Informationen. Wichtig ist daher die i. v. Injektion von jodhaltigem Röntgenkontrastmittel.
Die Kontrastmittelapplikation kann auf 2 Arten
durchgeführt werden: Einerseits als Bolusinjektion mit anschließenden Aufnahmen in normaler
Bildfolge, andererseits als Bolusinjektion mit anschließenden Aufnahmen in schneller Serie (Angio-CT).

Die Angio-CT ist zur Darstellung der Äste der
A. renalis unverzichtbar. Auch zur besseren Beurteilung von Nierenrinde und -mark ist dieses Verfahren wertvoll (s. Abb. 1.18). Schließlich läßt sich
damit auch die Hypervaskularisation eines Tumors besonders gut darstellen. Die Untersuchung
beginnt in Höhe des Processus xiphoideus und erstreckt sich bis in Nabelhöhe. Wenn der Tumor
weiter nach kaudal reicht oder eine Erkrankung
des Ureters abgeklärt werden soll, wird die Untersuchung weiter nach kaudal ausgedehnt. Frontale
und sagittale Rekonstruktionen sind manchmal
nützlich.

Anatomie

Computertomographisch stellt sich das Nierengewebe homogen strukturiert dar. Die Niere ist vom
perirenalen Fettgewebe umgeben, das wiederum
von der perirenalen Faszie umfaßt wird. Nach
Kontrastmittelinjektion kommt es zunächst zu einer Dichteanhebung der Nierenrinde, bevor im

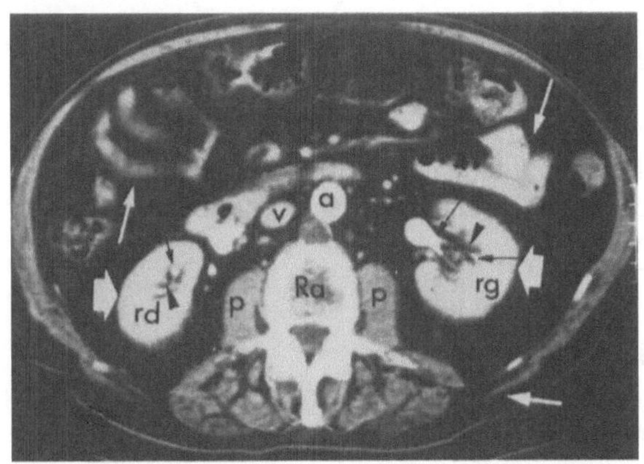

Abb. 9.1. Normale Nieren nach Kontrastmittelinjektion:
Das Nierenparenchym *(dicker weißer Pfeil)* ist homogen
strukturiert. Das Nierenhohlraumsystem *(schwarze Pfeile)*
ist kontrastiert. In der Umgebung des Nierenbeckens und
der Nierenkelche liegt das Fettgewebe des Nierensinus
(Pfeilspitzen). Die Darmschlingen *(weiße Pfeile)* wurden oral
kontrastiert. *Ra* Wirbelsäule, *a* Aorta, *v* V. cava inferior,
p M. psoas, *rd* rechte Niere, *rg* linke Niere

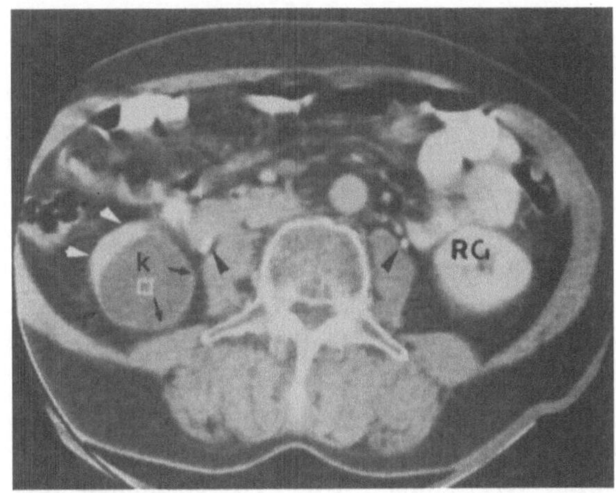

Abb. 9.2. Solitäre Nierenzyste am unteren Pol der rechten
Niere. Nach Kontrastmittelinjektion stellt sich die Zyste *(K)*
besonders deutlich als rundliche Struktur mit einer Dichte
von 8 HE dar. Die Zystenwand ist gleichmäßig dünn. Eine
Dichteanhebung der Zystenwand tritt im Unterschied zum
benachbarten Nierenparenchym *(weiße Pfeilspitzen)* nicht
auf. Zu beachten sind die Ureteren *(schwarze Pfeilspitzen).*
RG linke Niere

weiteren Ablauf eine globale Dichteanhebung des Nierengewebes zu erkennen ist. In der Ausscheidungsphase kommt es zu einer Kontrastierung der Kelche und des Pyelons. Die Nierenkelche und die Kelchhälse sind vom Fettgewebe des Sinus renalis umgeben (Abb. 9.1).

In zeitlicher Abfolge sind die Nierengefäße darzustellen (Abb. 1.17). Dabei sind die geradlinig verlaufenden Nierenvenen einfacher zu erkennen als die oft bogenförmig verlaufenden Nierenarterien. Bei der Beurteilung ist die Symmetrie der Kontrastierung von Nierenrinde, Pyramiden, Hohlraumsystem und Gefäßen zu beachten.

Weiter kaudal gelegene Schnitte zeigen die Ureteren (Abb. 9.2) als kleine, kontrastierte, rundliche Strukturen ventral der Muskulatur. In dieser Höhe ist die Diagnose eines doppelten Ureters einfach.

Nierenerkrankungen

Raumforderungen der Nieren

Indikationen der Computertomographie:

- Abklärung eines Nierentumors und, falls es sich um einen malignen Tumor handelt,
- Festlegung des Stadiums und Darstellung einer Tumorinfiltration benachbarter Organe oder von Metastasen,
- Dokumentation des Therapieerfolges,
- Darstellung von Rezidiven.

Kortikale Zysten

Die Zahl, Größe und Form von kortikalen Zysten variiert interindividuell aus unbekannten Gründen erheblich. Computertomographisch stellen sich Zysten als regelmäßig begrenzte, runde oder ovale, vom Nierenparenchym gut abgegrenzte Strukturen mit zarter Wand dar. Sie haben eine homogene Dichte von 0–20 HE. Nach Kontrastmittelinjektion kommt es nicht zu einer Dichteanhebung. Eine höhere Dichte des Zysteninhaltes findet sich nach Zysteneinblutung (Abb. 9.3), bei einer offenen Verbindung mit den Nierenkelchen oder einer Infektion. Die Zystenwand kann verkalken (Abb. 9.4).

Die benigne, solitäre Nierenzyste stellt einen häufigen Befund ab dem 40. Lebensjahr dar. Eine Behandlung ist überflüssig. Die exakte morphologische Untersuchung von Zysten ist nur deshalb von Interesse, weil zystisch imponierende maligne

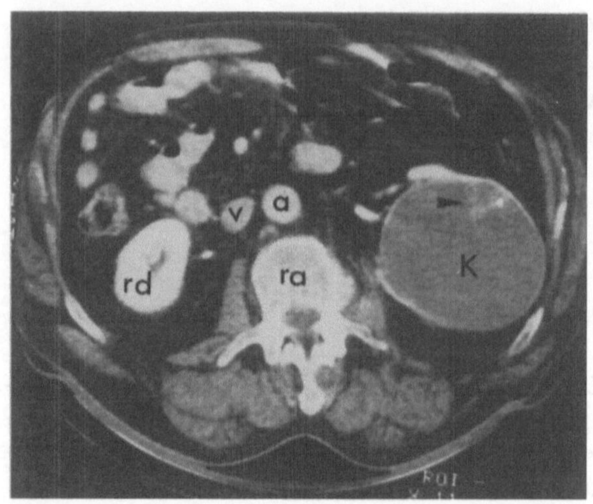

Abb. 9.3. Zysteneinblutung. Der Zysteninhalt *(K)* ist heterogen. Er weist hyperdense Areale auf *(Pfeilspitze),* die eine Dichte von +40 HE haben. Vorsichtshalber sollten solche Zysten punktiert werden. *Rd* rechte Niere, *a* Aorta, *v* V. cava inferior, *ra* Wirbelsäule

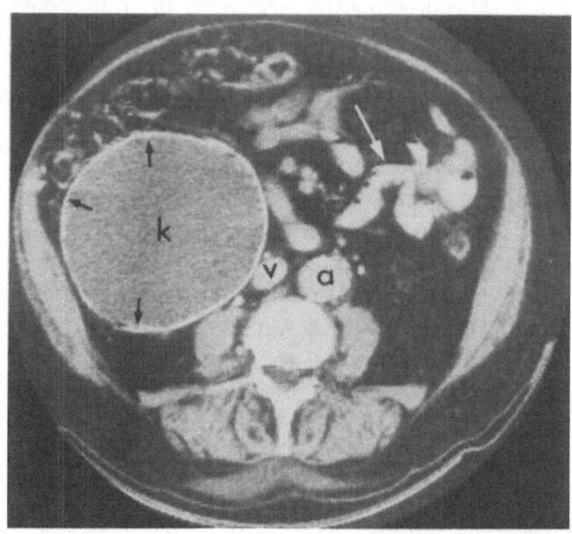

Abb. 9.4. Verkalkte Zyste *(K)* der rechten Niere. Der Zysteninhalt hat eine Dichte von unter +20 HE. Die Zystenwände sind verkalkt *(Pfeile),* so daß ihre Dichte noch über der Dichte der kontrastierten großen Gefäße liegt. *a* Aorta, *v* V. cava inferior. Mit dem *weißen Pfeil* sind kontrastierte Darmschlingen markiert

Tumoren vorkommen, die natürlich mit benignen Zysten nicht verwechselt werden dürfen. Die Computertomographie wird daher oft eingesetzt, wenn sonographisch eine „atypische" Zyste diagnostiziert wird. Der Begriff atypisch bezieht sich dabei auf Form (nicht rundlich), Zystenwand (unregelmäßig oder verdickt) und auf den Zysteninhalt (nicht echofrei). Sehr genau läßt sich computertomographisch die feine und regelmäßige Zystenwand darstellen. Jede, insbesondere jede lokalisierte Zystenwandverdickung und jede Dichteanomalie des Zysteninhaltes muß zu einer ergänzenden gesteuerten Punktion führen, deren Wert in der Beurteilung der Dignität mittlerweile erneut bestätigt wurde.

In Endemiegebieten kann es sich bei einer Zyste um eine Echinokokkuszyste handeln. Die zystisch imponierenden malignen Tumoren werden weiter unten behandelt.

Parapelvine Zysten

Diese Zysten sind wahrscheinlich lymphatischen Ursprungs. Sie weisen computertomographisch die gleichen Charakteristika wie Nierenzysten auf, liegen jedoch im Sinus renalis, also neben dem Nierenbecken. Die vaskulären Strukturen werden durch diese Zysten harmonisch verdrängt. Häufig kommen parapelvine Zysten multipel vor. Sie verursachen ausgeprägte Deformierungen des Nierenhohlraumsystems. Differentialdiagnostisch muß die Fibrolipomatose abgegrenzt werden (Abb. 9.5). Computertomographisch läßt sich aufgrund der Dichtemessungen eine Abgrenzung zwischen Zysten und Fettgewebe treffen. Aufgrund des Partialvolumeneffektes können jedoch in kleinen Zysten negative Dichtewerte vorgetäuscht werden. Die Differentialdiagnose ist klinisch allerdings nicht von Bedeutung.

Polyzystische Nierendegeneration

Bei der polyzystischen Nierendegeneration handelt es sich um eine Fehlbildung der Tubuli. Unterschieden wird ein adulter Typ vom infantilen Typ. Beim adulten Typ sind die Nieren erheblich vergrößert. Die Nierenkonturen sind vorgewölbt. Das Hohlraumsystem ist bizarr verformt. Verkalkungen können erkennbar sein. Begleitend finden sich manchmal Pankreas- oder Leberzysten (Abb. 9.6).

Die asymptomatische polyzystische Nierendegeneration wird normalerweise als sonographischer Zufallsbefund diagnostiziert. Eine ergänzende computertomographische Untersuchung ist normalerweise nicht erforderlich, insbesondere da in fortgeschritteneren Stadien der Erkrankung durch die Kontrastmittelapplikation eine Niereninsuffizienz ausgelöst oder aggraviert werden kann. Bei Komplikationen wie schmerzhaften intrazystischen Blutungen oder Zysteninfektionen

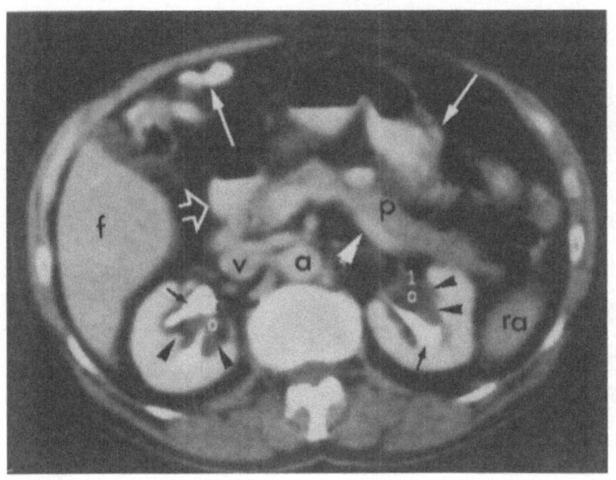

Abb. 9.5. Fibrolipomatose. Das normale Nierenparenchym zeigt eine homogene Dichteanhebung nach Kontrastmittelinjektion. In der Umgebung des Nierenbeckenkelchsystems *(kleine schwarze Pfeile)* findet sich vermehrt Fettgewebe *(Pfeilspitzen)* mit einer Dichte von − 30 HE. Die *weißen Pfeile* markieren kontrastierte Darmschlingen. Das Duodenum *(offener Pfeil)* begrenzt den Pankreaskopf. *f* Leber, *ra* unterer Pol der Milz, *p* Pankreas mit Milzvene *(weiße Pfeilspitze)*, *v* V. cava inferior, *a* Aorta

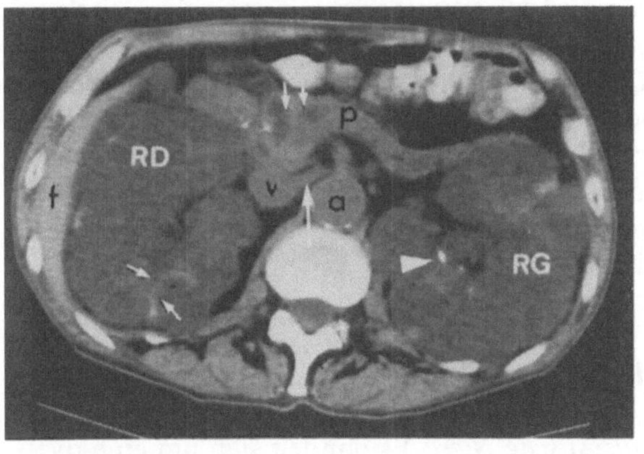

Abb. 9.6. Polyzystische Nierendegeneration. Zu erkennen sind Verkalkungen *(Pfeilspitze)* in der linken Niere *(rg)*. Das kontrastierte Nierenhohlraumsystem *(weiße Pfeile)* der rechten Niere *(RD)* ist durch die Zysten komprimiert. Zusätzliche Zysten sind im Pankreas *(p)* zu erkennen *(kleine weiße Pfeile)*. *a* Aorta, *v* V. cava inferior, der *große Pfeil* markiert die V. renalis sinistra. Die Leber *(f)* ist verdrängt

ist die Computertomographie dagegen nützlich. In diesen Fällen findet sich eine erhöhte Dichte der betroffenen Zysten. Auch bei begleitenden Nierenerkrankungen kann sich die Computertomographie als nützlich erweisen: Nierenkonkremente sind bei der polyzystischen Nierendegeneration z. B. sonographisch schwierig zu erkennen, da zahlreiche beugungsbedingte Schallschatten vorliegen können. Voraussetzung für die computerto-

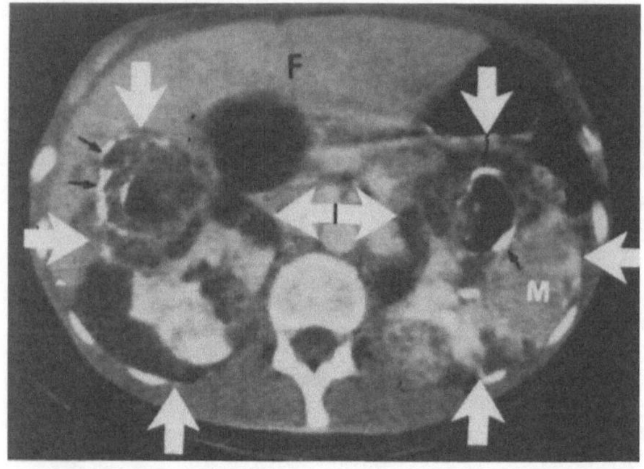

Abb. 9.7. Polyzystische Nierendegeneration und Nierenkarzinom. Die Nieren *(große weiße Pfeile)* sind erheblich vergrößert. Sie weisen eine unregelmäßige Begrenzung auf. Einige der Zysten sind in der Peripherie verkalkt *(kleine Pfeile)*. In der linken Niere ist eine solide Raumforderung *(M)* zu erkennen, bei der es sich um den Tumor handelt. *F* Leber

mographische Darstellung ist allerdings, daß die Konkremente zumindest ein wenig verkalkt sind. Selten sind Nierentumoren mit der polyzystischen Nierendegeneration vergesellschaftet (Abb. 9.7).

Der infantile Typ der polyzystischen Nierendegeneration führt in der Regel rasch zum Tode. Die einzelnen Zysten sind sehr klein. Die Diagnose wird sonographisch gestellt; eine Indikation zur Computertomographie besteht in unkomplizierten Fällen nicht.

Andere Raumforderungen

Multizystische Niere. Es handelt sich um eine dysplastische Niere, die aus mehreren Zysten besteht. Nierenparenchym liegt nicht vor.

Unilaterale multizystische Dysplasie. Es handelt sich um eine Folge der fetalen Hydronephrose. Die Diagnose wird sonographisch gestellt. Bei älteren Kindern stellt sich die Erkrankung als einseitige multizystische, manchmal verkalkte Raumforderung dar. In anderen Fällen werden die Zysten und das verbliebene Nierengewebe resorbiert, so daß die Niere schließlich nicht mehr nachweisbar ist.

Multilokuläre Zyste. Diese Dysplasie wird heutzutage unter die gutartigen Nierentumoren eingereiht (Perlman-Tumor, zystisches Hamartom). Solide und zystische Anteile liegen nebeneinander vor.

Solide Tumoren

Durch die Computertomographie ist eine beschleunigte Diagnostik solider Nierentumoren möglich. Neben der Diagnosestellung ist die Beurteilung der lokoregionalen Ausbreitung und der Metastasierung möglich.

Bei Erwachsenen handelt es sich in der Regel um Adenokarzinome.

Adenokarzinom (Hypernephrom, Grawitz-Tumor)

Auf Nativschnitten stellt sich der Tumor manchmal mit einer ähnlichen Dichte wie das übrige Nierengewebe dar. Der Tumor ist dann nur zu erkennen, wenn er zu einer Konturvorwölbung nach außen oder gegen das Nierenbecken führt (Abb. 9.8). Gelegentlich ist die Dichte des Tumors durch intratumorale Nekrosen heterogen. Intratumorale Verkalkungen sind möglich.

Nach Kontrastmittelinjektion grenzt sich der Tumor vom umgebenden Nierengewebe eindeutig ab (Abb. 9.8–9.10). In der Angiocomputertomographie (Abb. 1.18) stellt sich der hypervaskularisierte Tumor dichter als das benachbarte Nierenparenchym dar.

Dieses Dichteverhalten kann vorübergehend sein. Wird jetzt eine zweite Angiocomputertomo-

Abb. 9.8 a–c. Hypernephrom. **a, b** Tumor der rechten Niere. Vor Kontrastmittelinjektion **(a)** ist eine heterogen strukturierte Raumforderung *(M)* der rechten Niere zu erkennen, die einzelne Verkalkungen *(Pfeil)* aufweist. Nach Kontrastmittelinjektion **(b)** ist die heterogene Struktur des Tumors deutlicher zu erkennen *(Pfeile)*. Die erheblich verdrängte V. cava weist intraluminale Thromben auf *(schwarze Pfeilspitzen)*. Der Tumor reicht nach dorsal bis zur hinteren Bauchwand. *f* Leber, *a* Aorta, *rg* linke Niere. **c** Bei einem anderen Patienten findet sich das Hypernephrom *(M)* in der linken Niere *(rg)*. Es hat sich vorwiegend extrarenal entwickelt. Die Abgrenzung zum normalen Nierenparenchym ist recht gut erkennbar nach Kontrastmittelinjektion *(Pfeilspitzen)*. Die V. renalis sinistra *(vr)* erscheint normal

Abb. 9.9 a–c. Hypernephrom der rechten Niere. **a** Der Tumor *(M)* weist nach Kontrastmittelgabe eine inhomogene Struktur auf. Einzelne hyperdense Areale sprechen für eine Hypervaskularisation *(schwarze Pfeile)*. Der Tumor erstreckt sich bis zur V. cava inferior *(weiße Pfeile)*. *a* Aorta, *f* Leber, *rg* linke Niere. **b** Das Lumen der Nierenvene *(v)* ist thrombosiert. Die *Pfeilspitzen* markieren den Thrombus in der V. cava inferior. Zwischen Aorta *(a)* und V. cava inferior liegt ein vergrößerter Lymphknoten. **c** Bei einem anderen Patienten findet sich ein riesiges Hypernephrom der rechten Niere *(weiße Pfeilspitzen)*. Der Tumor weist eine Nekrosehöhle auf *(schwarze Pfeilspitzen)*. Es liegt ein Tumorinvasion der Bauchwand vor *(großer Pfeil)*

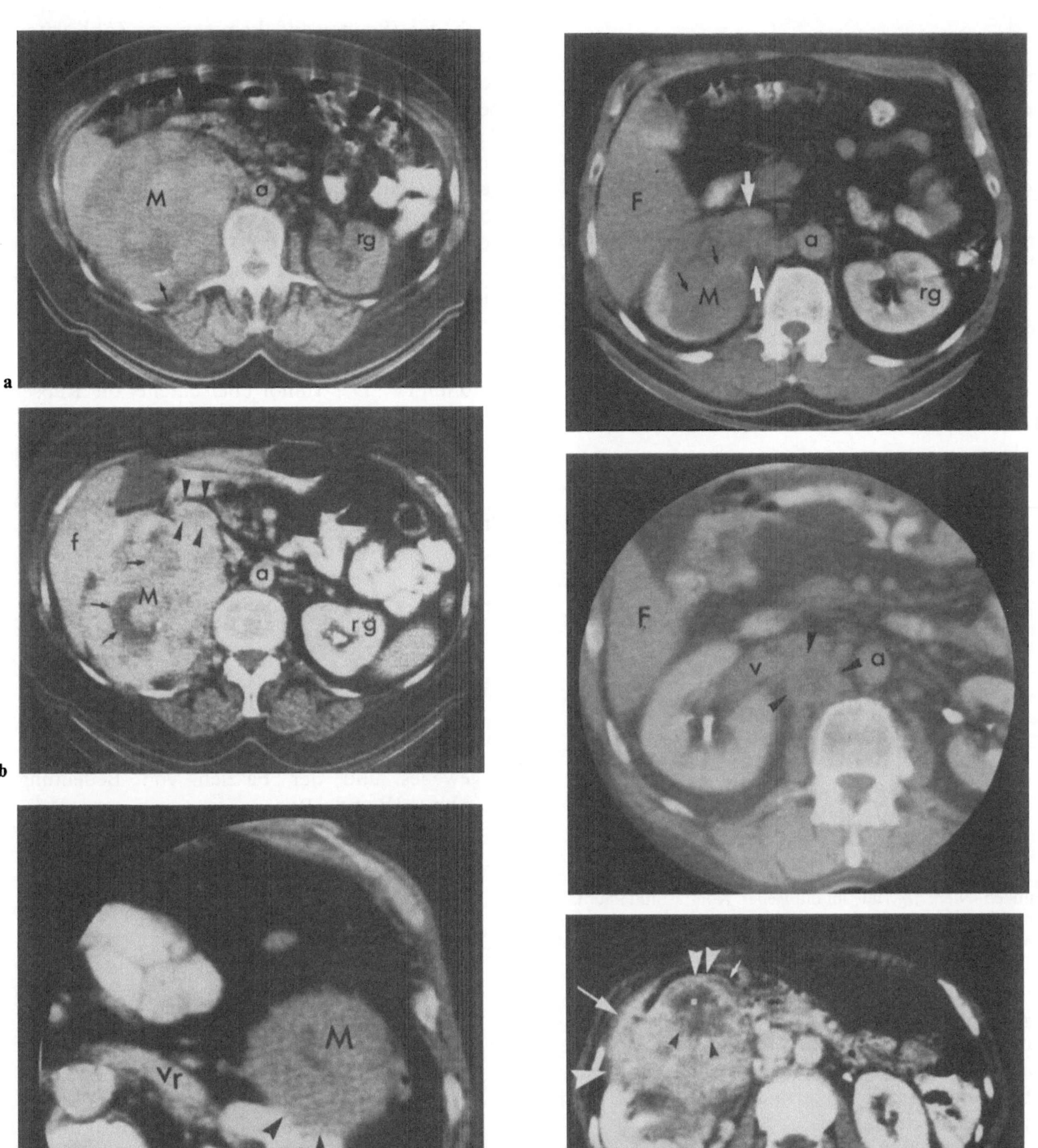

9.8a–c

9.9a–c

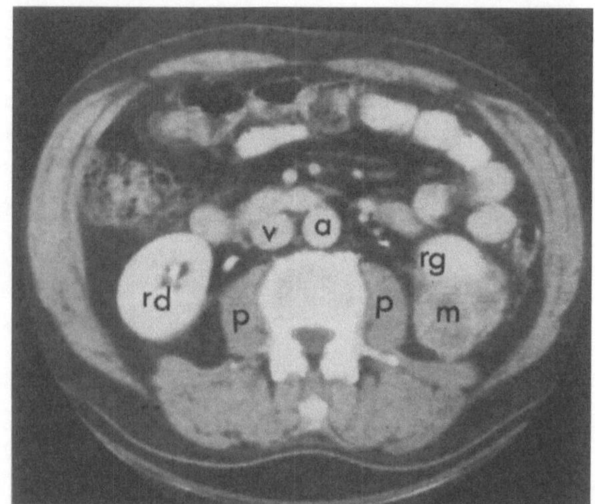

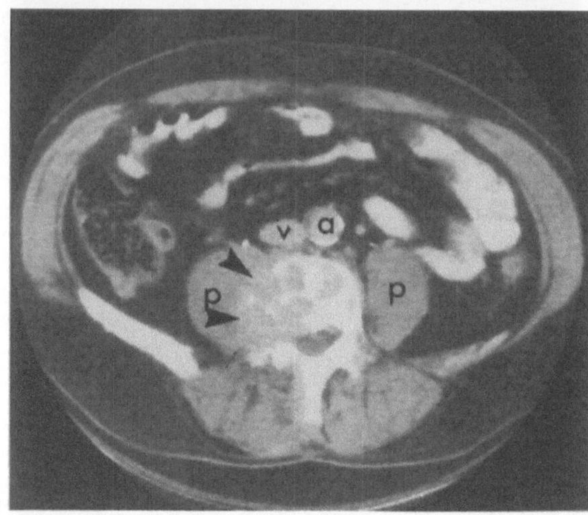

Abb. 9.10 a, b. Hypernephrom. **a** Raumforderung *(m)* der linken Niere *(rg)* mit inhomogener Kontrastmittelaufnahme. *rd* rechte Niere, *p* M. psoas, *v* V. cava inferior, *a* Aorta **b** Osteolyse eines Wirbelkörpers *(Pfeilspitzen)*. Die Wirbelkörperstruktur ist völlig zerstört

graphieserie angeschlossen, so kann sich der Tumor aufgrund des raschen Kontrastmittelabflusses aus dem Tumor zunächst hypodens darstellen. Einzelne hyperdense intratumorale Areale persistieren jedoch meistens.

Manche Tumoren sind hypovaskularisiert, wobei die zentralen Anteile des Tumors nekrotisch oder pränekrotisch sind. In diesem Fall findet sich zwar ein hyperämischer Randsaum, der Tumor selbst stellt sich jedoch im Vergleich zum umgebenden Nierenparenchym hypodens dar.

Spontane Nekrosen, die sich nur bei Tumoren über 5 cm Durchmesser finden, stellen sich auf Nativschnitten zystisch dar, wobei die Dichte höher ist als bei normalen Nierenzysten. Die Begrenzung des Kavums ist im allgemeinen unregelmäßig, eine Eigenwand fehlt. Verdickungen im Be-

reich der Pseudowand kommen vor (Abb. 9.9 c). In der Umgebung der Nekrosehöhlen läßt sich vor und nach Kontrastmittelinjektion Tumorgewebe erkennen. Nur selten überwiegt der zystische Anteil. Kriterien der „atypischen" Zyste sind jedoch immer zu erkennen. Zur Abklärung ist eine geführte Punktion anzuraten, wenn sich - selten - computertomographisch keine eindeutige Klärung herbeiführen läßt.

Zur Beurteilung der lokalen Ausdehnung stellt die Computertomographie das wichtigste Verfahren dar, mit dessen Hilfe eine Einteilung in 4 Stadien möglich ist:

Stadium I: Der Tumor überschreitet die Kapsel nicht.

Stadium II: Der Tumor überschreitet die Nierenkapsel, was zur Infiltration des perirenalen Fettgewebes führt.

Stadium III: Invasion von Gefäßen (Nierenvene, V. cava inferior) oder Lymphbahnen.

Stadium IV: Invasion benachbarter Organe oder Metastasen.

Zu beachten ist:

- Um eine Invasion benachbarter Gewebe zu beurteilen, ist das Aussehen des perirenalen Fettgewebes und der Faszien von Bedeutung (Abb. 9.8 b und 9.9 c).
- Vergrößerte Lymphknoten stellen sich als noduläre, oft zusammenhängende Formationen dar (Abb. 9.9 b und 9.13). Manchmal umgeben die vergrößerten Lymphknoten die großen Gefäße manschettenartig. Lymphknotenmetastasen können sich auch weiter entfernt, z. B. am Hilus der kontralateralen Niere oder im Bereich der V. portae im Lig. hepatoduodenale manifestieren.
- Eine Obstruktion der Nierenvene ist zu vermuten, wenn eine normale Kontrastierung des Gefäßlumens nicht gelingt (Abb. 9.9 b) und ein Netz von Kollateralgefäßen zu erkennen ist.
- Die Thrombose der V. cava führt zu einer Vergrößerung dieses Gefäßes, dessen obstruiertes Lumen erhöhte Dichtewerte aufweist. Manchmal stellt sich nach Kontrastmittelapplikation ein halbmondförmiger ·Spalt in der V. cava dar, der dem residualen Lumen entspricht (Abb. 9.9 b). Bei Tumorthromben führt die Injektion von Kontrastmittel gelegentlich zu einer Dichteanhebung der verdickten Venenwand, die bei Gerinnungsthromben in stromabwärts gelegenen Gefäßwänden nicht zu sehen ist.

- Durch eine Untersuchung in kontinuierlicher Schnittfolge mit Rekonstruktion kann die herznahe Begrenzung der Thromben exakt dargestellt werden, was übrigens auch sonographisch oder mit Hilfe der Magnetresonanztomographie möglich ist.
- Die obere Begrenzung des Cavathrombus ist für das chirurgische Vorgehen von Bedeutung. Wenn der Tumor sehr weit noch kranial reicht, muß der Eingriff in extrakorporaler Zirkulation vorgenommen werden.
- Leberbefall: Selten einmal tritt ein Budd-Chiari-Syndrom durch die Thrombose der V. cava auf. Häufiger sind Metastasen, die sich auch in der Milz oder in der kontralateralen Niere manifestieren können.
- Von Bedeutung ist auch der Zustand der kontralateralen Niere. Bei etwa 50% der Nierenkarzinome liegt eine bilaterale Manifestation vor, jedoch nicht notwendigerweise gleichzeitig. Vor Nephrektomie muß der morphologische und funktionelle Zustand der kontralateralen Niere bekannt sein.
- Manchmal läßt sich computertomographisch eine tumorunabhängige Läsion darstellen (Stauungsniere, Schrumpfniere, polyzystische Nierendegeneration) (Abb. 9.7) oder die Manifestation einer multifokalen Erkrankung: Vaquez-Osler-Erkrankung mit Splenomegalie oder tuberöse Sklerose (Bourneville-Pringle).

Die Stadieneinteilung der Nierenkarzinome ist nicht nur für die Prognose, sondern auch für den chirurgischen Eingriff von Bedeutung: Im Stadium I beschränkt sich der Eingriff auf das Retroperitoneum, während in den anderen Stadien transperitoneal operiert werden muß.

Postoperative Befunde

Die Computertomographie stellt ein wichtiges Verfahren zur Beurteilung der Nierenloge nach Nephrektomie dar (Abb. 9.11), da sich ein Rezidiv klinisch oft erst spät manifestiert. Eine postoperative Untersuchung wird bei allen Tumoren im Stadium III und IV vorgenommen oder wenn der Tumor nicht vollständig entfernt werden konnte. Auch bei Verdacht auf einen postoperativen Abszeß wird die Computertomographie herangezogen.

Nach Nephrektomie nehmen die Nachbarorgane (Leber und Kolon auf der rechten Seite, Pankreasschwanz, Magen und Dünndarm auf der linken Seite) die Nierenloge ein (Abb. 9.11 a).

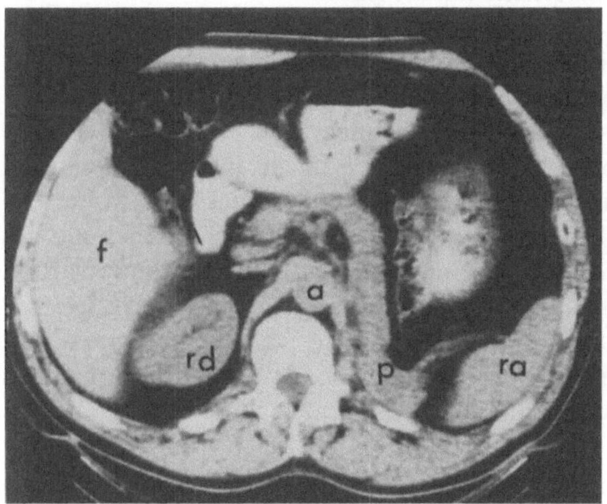
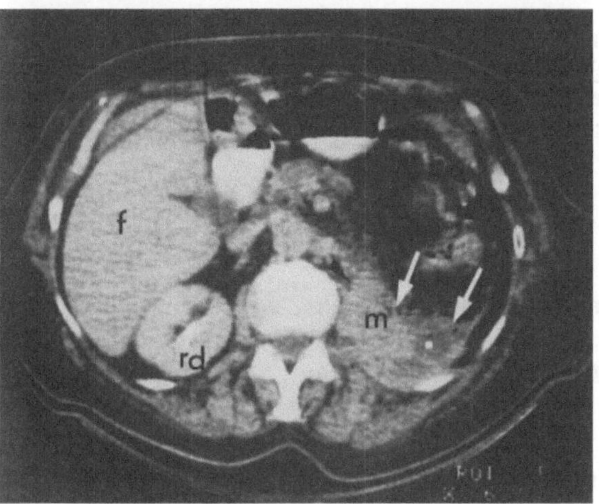

Abb. 9.11 a, b.   Nierenlager nach Nephrektomie links. **a** Nach Nephrektomie nehmen Milz *(ra)* und Pankreasschwanz *(p)* das Nierenlager ein. **b** Bei einem anderen Patienten liegt im linken Nierenlager ein Tumorrezidiv vor *(m)*. Die Raumforderung ist heterogen strukturiert und unregelmäßig begrenzt

Direkt postoperativ finden sich kleinere Luftansammlungen ohne Krankheitswert im Retroperitoneum. Sie können etwa 1 Woche persistieren. Eine Flüssigkeitsansammlung oder größere Gasansammlungen weisen auf einen Abszeß hin. Hämatome stellen sich als heterogen strukturiertes Areal dar.

Die Diagnose eines postoperativen Rezidivs beruht auf Veränderungen der angrenzenden Fettschichten, der Muskulatur und/oder der knöchernen Strukturen (Abb. 9.11 b). Oft ist das Rezidiv aufgrund postoperativer Veränderungen schwierig zu diagnostizieren. Die Beurteilung wird erleichtert, wenn bereits eine postoperative Kontrolluntersuchung zum Vergleich vorliegt.

Onkozytome (Abb. 9.12)

Dieser seltene Tumor weist eine Kapsel auf. Oft enthält er zentral eine fibröse Zone, die manchmal als „Narbe" bezeichnet wird. Wenn dieses Bild vorliegt, ist es sehr spezifisch. Besonders deutlich wird es nach Kontrastmittelinjektion, wobei die Fibrose eine weniger starke Dichteanhebung als das übrige Gewebe zeigt. Onkozytome wurden lange Zeit als gutartig angesehen. Heutzutage betrachtet man sie als eine weniger maligne Form der Hypernephrome, so daß sich therapeutisch zwischen beiden kein Unterschied ergibt.

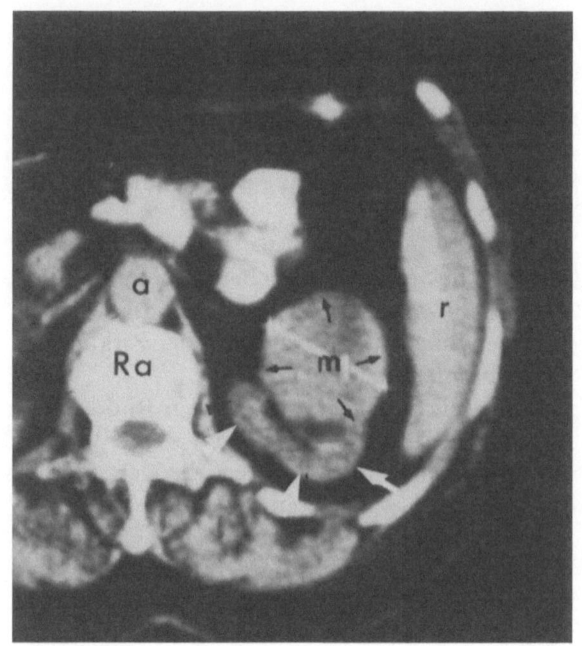

Abb. 9.12. Onkozytom. Am Vorderrand des oberen Nierenpols hat sich dieser Tumor *(m)* entwickelt, der sich nach Kontrastmittelinjektion deutlich vom normalen Nierengewebe *(weiße Pfeile)* abgrenzen läßt. *a* Aorta, *Ra* Wirbelsäule, *r* Milz

Andere maligne Tumoren

Metastasen und Lymphome

Computertomographisch unterscheiden sich Nierenmetastasen nicht von Hypernephromen. Die Diagnose kann vermutet werden, wenn ein Primärtumor bekannt ist. Letztlich beruht die Diagnose jedoch auf der histologischen und zytologischen Untersuchung (geführte Punktion). Wenn Nierenmetastasen vorhanden sind, liegt meistens ein Bronchialtumor, Magentumor, Kolontumor, Melanom oder Choriokarzinom vor.

Maligne Lymphome. In der Niere stellen sich maligne Lymphome computertomographisch unter 2 Bildern dar:

Nephromegalie durch diffuse, uni- oder bilaterale Infiltration des Parenchyms.

Multinoduläres Bild. Hier finden sich multiple solide Areale mit geringerer Dichte als das normale Nierenparenchym (Abb. 9.13). Lymphome können sich uni- oder bilateral manifestieren. Charakteristisch ist, daß nach Kontrastmittelinjektion keine Dichteanhebung auftritt. Die Diagnose kann vermutet werden, wenn Begleitzeichen vorliegen, z. B. Splenomegalie oder vergrößerte Lymphknoten. Im Zweifelsfall wird die Diagnose durch eine gezielte Punktion gesichert.

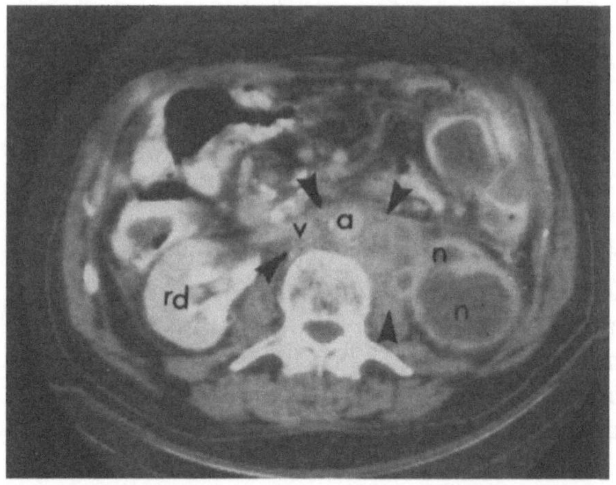

Abb. 9.13.   Renale Manifestation eines malignen Lymphoms. In der linken Niere sind hypodense Areale *(n)* zu erkennen. Daneben finden sich retroperitoneale Lymphknoten, die die großen Gefäße manschettenförmig umgeben *(Pfeilspitzen). v* V. cava inferior, *a* Aorta, *rd* rechte Niere

Wilms-Tumoren

Diese Tumoren manifestieren sich im Kindesalter, häufig im Alter von 1–5 Jahren. Aufgrund des oft nur gering ausgeprägten Fettgewebsanteils im Retroperitonealraum kann die computertomographische Untersuchung bei Kindern schwierig sein. Eine andere Schwierigkeit ist das Unvermögen

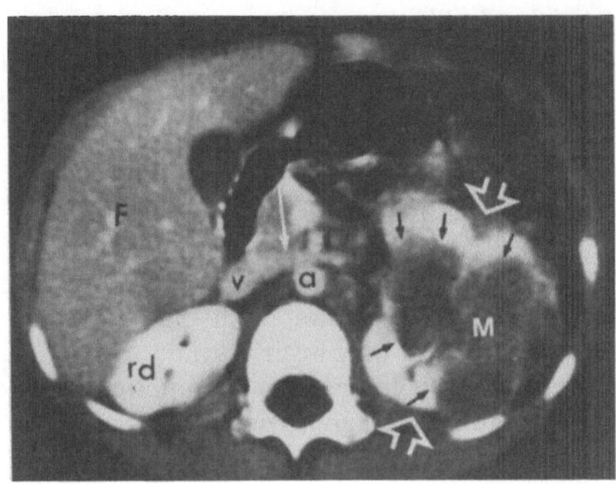

Abb. 9.14. Wilms-Tumor der linken Niere. Die linke Niere ist erheblich vergrößert *(offene Pfeile)*. Ihre Begrenzung ist unregelmäßig. Zentral ist eine hypodense Raumforderung *(M)* zu erkennen, die nach Kontrastmittelinjektion praktisch keine Dichteanhebung aufweist und sich vom normalen Nierengewebe gut abgrenzt *(schwarze Pfeile)*. *f* Leber, *rd* rechte Niere, *a* Aorta, *v* V. cava inferior, der *weiße Pfeil* markiert die V. renalis sinistra

der kleinen Patienten, während der Schnitte in Apnoe zu verharren, so daß die Untersuchung u. U. in Narkose durchgeführt werden muß.

Die Tumoren stellen sich computertomographisch als nicht verkalkte große Raumforderungen dar, die oft Nekroseareale aufweisen (Abb. 9.14). Diese Nekrosezonen können beinahe zystisch aussehen. Oft ist es bereits zu einer Invasion der Nierenvene gekommen. Das perirenale Fett wird vom Tumor infiltriert, so daß es manchmal schwierig ist, bei einem rechtsseitigen Wilms-Tumor die Grenze zwischen Tumor und Leberparenchym eindeutig darzustellen. Zur Abklärung gehört eine computertomographische Untersuchung des Thorax, da kleine Lungenmetastasen der konventionellen Thoraxröntgenuntersuchung entgehen.

Nierentumoren, die im 1. Lebensjahr diagnostiziert werden, entsprechen i. allg. gutartigen mesoblastischen Nephromen.

Tumoren der ableitenden Harnwege (Urotheltumoren)

Diese Tumoren, die eine Hämaturie verursachen, können vermutet werden, wenn eine Kontrastmittelaussparung im Ausscheidungsurogramm zu erkennen ist. Zur Abklärung dieser Kontrastmittelaussparungen stellt die Computertomographie das beste Verfahren dar. Differentialdiagnostisch

kommen neben Blutgerinnseln auch nicht verkalkte Konkremente in Betracht: Die Diagnose eines Tumors kann aufgrund der Dichte gestellt werden. Computertomographisch kann einerseits die Ausbreitung des Tumors im Pyelon, andererseits auch die Infiltration des Nierengewebes beurteilt werden. Diese Tumoren manifestieren sich ausgehend vom Urothel multilokulär. Oft liegen gleichzeitig Tumormanifestationen im Ureter oder in der Harnblase vor. Wenn ein Nierenbeckentumor sich bis ins Nierenparenchym erstreckt, resultiert ein computertomographisches Bild ähnlich wie bei einer Nekrose, die ebenfalls nach Kontrastmittelinjektion kaum eine Dichteanhebung zeigt. Die Diagnose muß histologisch gestellt werden.

Benigne Tumoren

Zystadenome sind seltene Tumoren mit zystischen Anteilen, die als solitäre oder septierte Zyste imponieren können. Die Diagnose wird durch eine geführte Punktion gestellt.

Adenome (Abb. 9.15) sind solide Tumoren, die Kontrastmittel aufnehmen. Da sie maligne entarten können, müssen sie operativ entfernt werden. Ein Adenom läßt sich vermuten, wenn sonographisch eine rundliche, echogene Struktur vorliegt, die außer in den Septen keine Fettanteile aufweist. Durch den fehlenden Fettgehalt unterscheiden sich die Adenome von den Angiomyolipo-

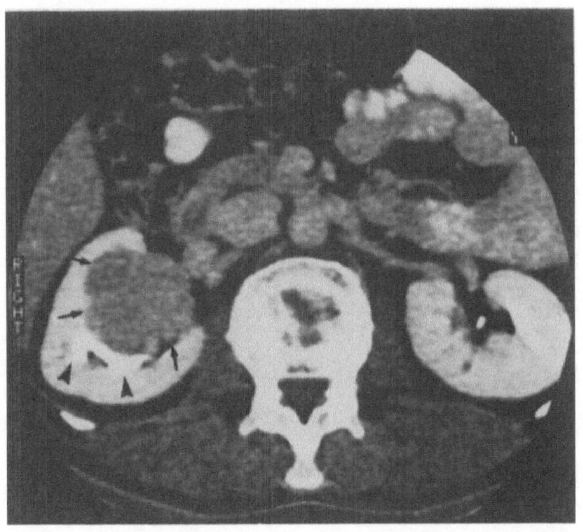

Abb. 9.15. Tubuläres Adenom der rechten Niere. Im Nierensinus rechts *(kleine Pfeile)* ist eine Raumforderung zu erkennen, die nach Kontrastmittelinjektion eine Dichteanhebung zeigt. Das Nierenbeckenkelchsystem ist verdrängt *(Pfeilspitzen)*

men. Nierenadenome zeigen nach Kontrastmittelinjektion eine Dichteanhebung.

Hamartome manifestieren sich als zystische
oder solide Raumforderungen. Die Diagnose
kann zytologisch gestellt werden.

Angiomyolipome (Abb. 9.16)

Es handelt sich hier um einen wichtigen gutartigen Tumor, und zwar aus folgenden Gründen:

- Angiomyolipome sind nach den Hypernephromen die häufigsten Nierentumoren.
- Die Diagnose eines Angiomyolipoms kann
computertomographisch eindeutig gestellt werden.
- Eine Operation ist unnötig.

Die Computertomographie wird zur Sicherung
der Diagnose eines Angiomyolipoms eingesetzt,
wenn sonographisch der hinweisende Befund einer rundlichen, sehr echoreichen Läsion erhoben
wird.

Vor Kontrastmittelinjektion zeigt sich computertomographisch eine heterogen strukturierte
Raumforderung mit – und das ist wichtig – ausgedehnten intratumoralen Fettanteilen. Die nicht
fetthaltigen Tumoranteile nehmen Kontrastmittel
auf.

Diese manchmal sehr kleinen und z. T. multi-
pel auftretenden Tumoren sind benigne. Eine
Operationsindikation stellen nur mechanische
Probleme durch sehr große Angiomyolipome dar.
Die Tumoren treten auch bei tuberöser Sklerose
Pringle-Bourneville auf.

Andere benigne Tumoren

Andere gutartige Tumoren (Fibrome, Leiomyome,
Angiome) werden histologisch nach Punktion
oder Exstirpation diagnostiziert. Die seltenen Lipome lassen sich computertomographisch anhand
ihrer Dichtewerte diagnostizieren.

Nichttumorale Erkrankungen

Nephrolithiasis – Nierenverkalkungen

Die Diagnose einer Nephrolithiasis wird aufgrund
von Abdomennativaufnahme, Sonographie und
Ausscheidungsurographie gestellt.

Eine Indikation zur Computertomographie ergibt sich nur in 4 Fällen:

- Abklärung einer Pyelonlakune,
- Abklärung von nicht verkalkten Konkrementen
(Urat- oder Xanthin-Steine), die sich klinisch
oder durch eine Harnstauung bemerkbar machen. Diese in den Nierenkelchen, im Nierenbecken oder im Ureter lokalisierten Konkremente stellen sich computertomographisch als

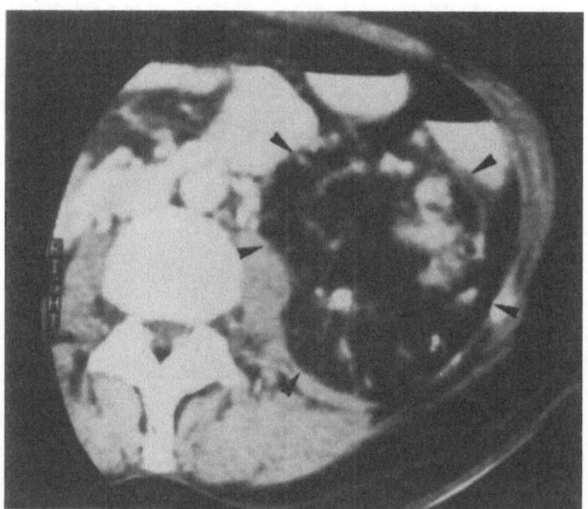

a

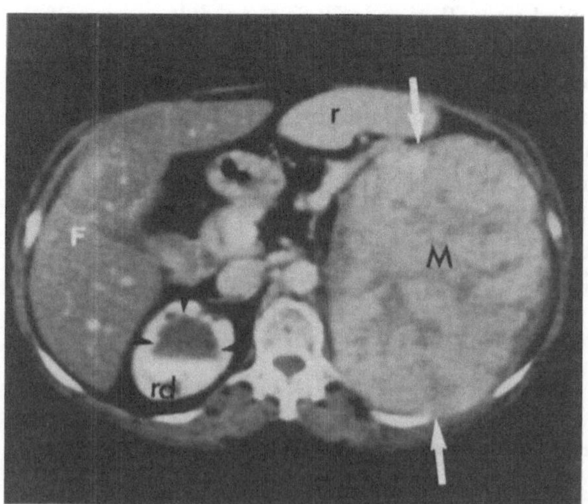

b

Abb. 9.16a, b. Angiomyolipom. **a** Man erkennt eine Raumforderung *(Pfeilspitzen),* die von der linken Niere ausgeht.
Aufgrund des hohen Fettgehaltes hat der Tumor eine Dichte von unter 0 HE. **b** Bei einem anderen Patienten ist ein
riesiger, von der linken Niere ausgehender Tumor *(M, Pfeile)* zu erkennen. Die Raumforderung ist heterogen strukturiert. Sie weist nach Kontrastmittelinjektion eine erhebliche
Dichteanhebung auf. Die Milz *(r)* ist nach ventral verdrängt. Zu beachten ist die Hypotrophie der rechten Niere
(rd) durch eine Hydronephrose *(Pfeilspitzen).* Im erweiterten
Nierenbecken ist das Kontrastmittel sedimentiert

hyperdense Elemente dar, die differentialdiagnostisch von anderen Verkalkungen abgegrenzt werden müssen (Narbenverkalkungen, Nephrokalzinose) (Abb. 9.17)
- Bei gleichzeitigem Vorliegen einer polyzystischen Nierendegeneration.
- Zur topographisch exakten Zuordnung eines Konkrements, bei dem vergebliche Extraktionsversuche unternommen wurden. Diese Situation ist im Zeitalter der Lithotrypsie selten geworden.

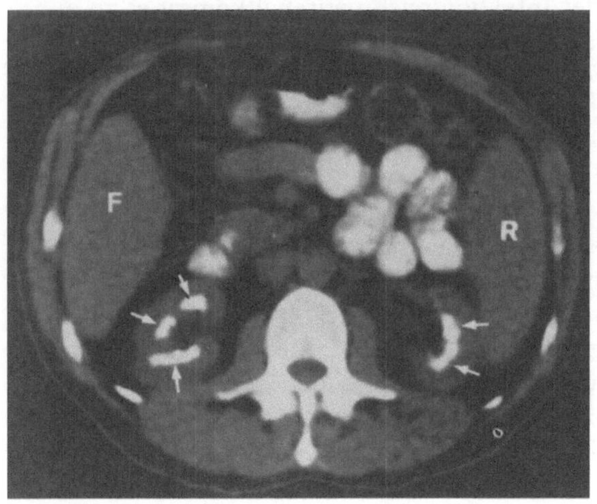

Abb. 9.17. Nephrokalzinose. Dieser Nativschnitt zeigt in ▶ beiden Nieren Verkalkungen der Nierenpyramiden *(Pfeile).* *F* Leber, *R* Milz

Obstruktionssyndrom (Abb. 9.18)

Die Diagnose einer Harnstauung wird sonographisch oder im Ausscheidungsurogramm gestellt. Gelegentlich bleibt nach diesen Untersuchungen die Ursache der Harnstauung jedoch unklar. Computertomographisch kann als Ursache ein nicht schattengebendes Konkrement, ein Primärtumor, eine Retroperitonealfibrose oder eine Raumforderung im Becken zu erkennen sein.

Infektionen

Die *akute Pyelonephritis* stellt keine Indikation für die Computertomographie dar. Die aus anderen Gründen durchgeführte Computertomographie zeigt jedoch bei der akuten Pyelonephritis dreieckige hypodense Areale, die radiär angeordnet sind, nur wenig Kontrastmittel aufnehmen und durch intaktes Nierengewebe voneinander getrennt sind.
Abszesse (Abb. 9.19) stellen sich als hypodense intrarenale Läsionen mit hyperämischem Randsaum nach Kontrastmittelinjektion dar. Die Dichte des Abszeßinhalts nimmt mit zunehmendem Alter des Abszesses ab. Wie in allen Abszessen können Gasblasen auftreten. Bei einer Ausbrei-

Abb. 9.19. Nierenabszeß links. Dieser 40jährige Patient ▶ stellte sich mit den klinischen Zeichen einer schweren Infektion vor. Computertomographisch ist eine Raumforderung der linken Niere zu erkennen *(Pfeile),* wobei flüssigkeitsgefüllte Strukturen von kontrastiertem Nierenparenchym umgeben sind. Man erkennt ein perifokales Ödem im hinteren Pararenalraum *(schwarze Pfeile). rd* rechte Niere, *v* V. cava inferior, *a* Aorta

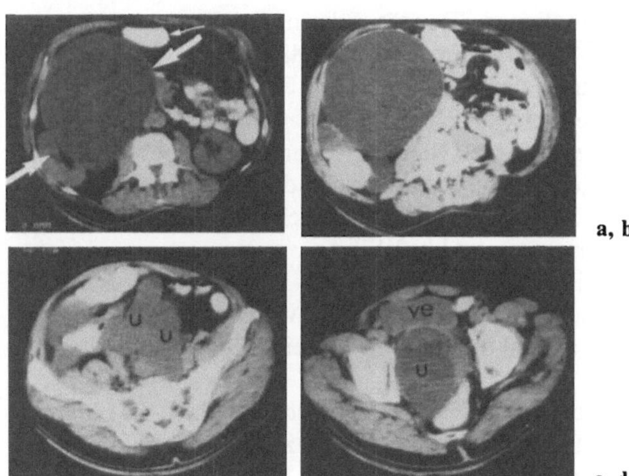

a, b

c, d

Abb. 9.18a–d. Hydronephrose rechts durch eine Anomalie der Uretermündung in die Harnblase. **a,b** Das extrarenal lokalisierte Nierenbecken ist erheblich dilatiert *(große Pfeile),* so daß die kontrastierten Darmschlingen *(kleiner Pfeil)* verdrängt werden. **c,d** Schnitte in Beckenhöhe zeigen den dilatierten, geschlängelt verlaufenden Ureter *(U)* dorsal der Harnblase *(ve)*

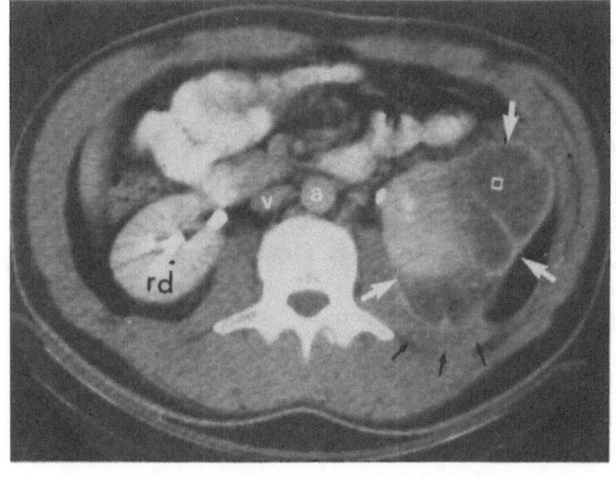

tung der Infektion nach perirenal kommt es zu einer Verdickung der umgebenden Faszien und einer Verdichtung des perirenalen Fettgewebes in der Umgebung der Läsion. Verflüssigte Abszesse werden durch geführte Punktion und Drainage entleert.

Die *fokale bakterielle Nephritis* ist ein mit einer lokalen Leukozyteninfiltration und Mikroabszedierung einhergehender infektiöser Prozeß. Computertomographisch findet sich eine lokale Schwellung, die nach Kontrastmittelgabe keine Dichteanhebung zeigt, jedoch manchmal einen hyperämischen Randsaum aufweist. Der Übergang in einen makroskopischen Abszeß ist selten. Die Therapie der bakteriellen, lokalen Nephritis erfolgt konservativ. Der schleppende und fieberhafte klinische Verlauf kann zur Fehldiagnose eines malignen Tumors führen. In Zweifelsfällen muß die Diagnose daher durch eine geführte Punktion gestellt werden.

Bei der *chronischen Pyelonephritis* findet sich eine verkleinerte Niere, die unregelmäßige Einziehungen und Vorbuckelungen der Nierenrinde aufweist. Gleichzeitig liegt manchmal eine Nephrokalzinose vor (Abb. 9.17).

Die *xanthogranulomatöse Pyelonephritis* stellt sich als Raumforderung dar, wobei allerdings eher eine Kelchkompression als eine Infiltration vorliegt.

Der computertomographische Befund ist nicht spezifisch, so daß die Abgrenzung von Urotheltumoren nicht gelingt.

Auch die *Tuberkulose* bietet computertomographisch kein charakteristisches Bild. Es finden sich Abszesse oder in Spätstadien verkalkte Nieren, die allerdings auf Abdomennativaufnahmen schon zu erkennen sind.

Niereninfarkt

Der Niereninfarkt stellt sich als gut abgegrenztes Areal dar, das nach Kontrastmittelinjektion keine Dichteanhebung zeigt.

Eine Infarzierung der gesamten Niere führt computertomographisch zu einem Bild mit zentral nahezu flüssigkeitsdichten Zonen. Diese Areale werden von einem dichten Gewebesaum umgeben, der dem verbliebenen, durch ein Netz von peripheren Kollateralgefäßen versorgten Parenchym entspricht. Die fehlende Kontrastierung der Nierenarterie stellt ein wichtiges Zeichen dar.

Kongenitale Fehlbildungen (Abb. 9.20 und 9.21)

Die *Hufeisenniere* (Abb. 9.20) kann leicht diagnostiziert werden. Die *fetale Lappung* kann sonographisch oder urographisch manchmal zur Fehldiagnose eines Nierentumors führen. In der Angio-CT kann der physiologische Charakter durch ein gleichartiges Dichteverhalten wie in der übrigen Niere bewiesen werden. Auch bei anderen kongenitalen Fehlbildungen kann urographisch ein Tu-

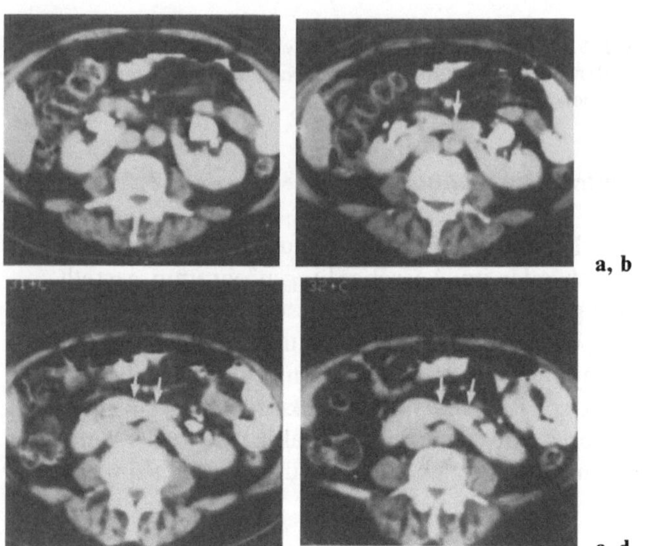

a, b

c, d

Abb. 9.20 a–d. Hufeisenniere. Die von kranial nach kaudal angefertigten Schnitte (a–d) zeigen kranial (a) auf beiden Seiten Nierenanteile. Weiter kaudal (b, c, d) ist der Isthmus *(Pfeile)* der Hufeisenniere zu erkennen

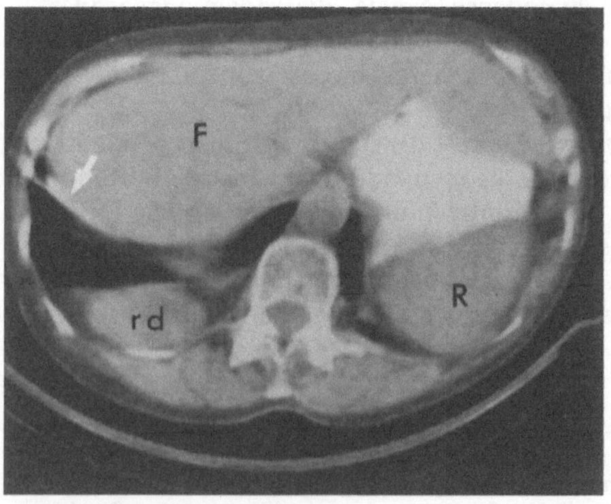

Abb. 9.21. „Intrathorakale Niere". Die rechte Niere *(rd)* liegt im rechten dorsalen costophrenischen Winkel. Die Niere ist von der Leber *(F)* durch Lungengewebe getrennt. Der *weiße Pfeil* markiert das Zwerchfell. *R* Milz

mor vermutet werden. Computertomographisch
läßt sich in jedem Fall mit einer Angioserie durch
das normale Dichteverhalten der physiologische
Charakter der Veränderung beweisen.

Transplantatniere

Die Computertomographie liefert unglücklicherweise keinerlei morphologische oder funktionelle
Information bei den Komplikationen der Nieren-
transplantation, deren Diagnose von äußerster Bedeutung und Dringlichkeit ist: akute Abstoßung
und akute tubuläre Nekrose. Für die Abstoßungsreaktion werden zur Zeit die Szintigraphie, die
Dopplersonographie und die Kernspintomogra-
phie erprobt.

Postoperative Komplikationen wie Urinome,
Hämatome, Lymphozelen, Abszesse und Hydro-
nephrosen sind computertomographisch – wie
auch sonographisch – einfach zu objektivieren.

Eine Indikation zur Computertomographie
könnte die funktionelle Untersuchung des Gefäß-
stiels und des Nierenparenchyms nach Kontrastmittelinjektion sein. Zur Beurteilung von Gefäßveränderungen wird allerdings die digitale Subtraktionsangiographie vorgezogen.

Nierentrauma

Mit der Ausscheidungsurographie läßt sich die
Nierenfunktion recht gut abschätzen; eine morphologische Untersuchung der Niere und der perirenalen Region ist damit allerdings nur schlecht
möglich. Umgekehrt erlaubt die Sonographie eine
gute morphologische Darstellung, jedoch – ohne
Dopplerverfahren – keine Funktionsuntersu-
chung. Eine ausgezeichnete Alternative ist hier die
Computertomographie, die die Vorteile beider
Verfahren verbindet.

Auf Nativschnitten sind z. B. schon Deformierung der Niere, Verschwinden des Fettsaums am
Nierenhilus, Urinom oder perirenales Hämatom
zu erkennen (Abb. 9.22). Perirenale Hämatome
stellen sich im Frühstadium hyperdens dar.

Nach Kontrastmittelinjektion lassen sich verschiedene Anomalien feststellen:

- Durch den Dichteanstieg des funktionstüchti-
  gen Parenchyms stellen sich subkapsuläre oder
  intrarenale Hämatome deutlich dar.
- Kontusionierte oder rupturierte Nierenanteile
  nehmen kein Kontrastmittel auf, so daß die ver-

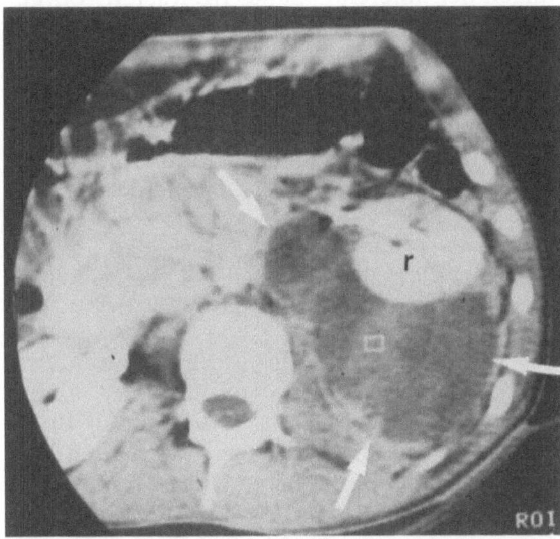

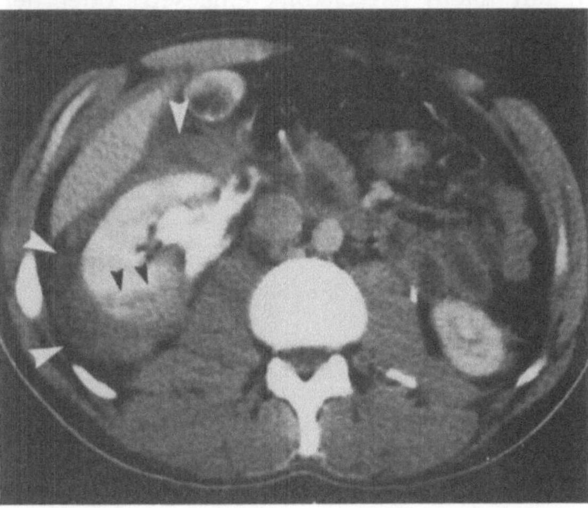

Abb. 9.22 a, b. Nierentrauma. **a** Die Flüssigkeitsansammlung *(Pfeile)* im linken hinteren Pararenalraum verdrängt
die Niere *(r)* nach ventral. Normale Kontrastierung der
Niere. **b** Bei einem anderen Patienten liegt ein perirenales
Hämatom vor *(weiße Pfeilspitzen)*. Die Nierenruptur ist an
einer fehlenden Kontrastmittelaufnahme *(schwarze Pfeilspitzen)* eines Teils der Niere nach Kontrastmittelinjektion zu
erkennen

letzten Areale (Kontusion, Ruptur) deutlich er-
kennbar werden (Abb. 9.22 b).
- Bei Nierenkelchrupturen ist ein Kontrastmittel-
  austritt aus dem Hohlraumsystem zu erkennen.
  Die Dichte von Urinomen kann ansteigen.
- Bei einer Nierenarterienverletzung findet sich
  keine Dichteanhebung der Niere und keine
  Kontrastierung des Hohlraumsystems nach
  Kontrastmittelinjektion.

Mit der Computertomographie lassen sich also
morphologische und funktionelle Aussagen über
die traumatisierte Niere treffen. Begleitende Ver-

letzungen der inneren Organe (Kontusion von Leber, Milz oder Pankreas) oder Hämoperitoneum sind erkennbar. Die computertomographischen Schnitte lassen außerdem Wirbelsäulen- oder Beckenfrakturen erkennen. Die Verwendung der Computertomographie in der Traumatologie hat die Prognose schwerer Unfälle deutlich verbessert.

Untersuchungsstrategie

Die Urographie ist ein gutes Verfahren zur funktionellen und morphologischen Beurteilung des Hohlraumsystems von Niere, Ureter und Blase. Sie wird manchmal als Erstuntersuchung nach (und nur nach) Nierenkolik eingesetzt oder bei Hämaturie. Die Sonographie ist heutzutage in der Regel das Erstverfahren, mit dem Nierenerkrankungen sehr häufig zu erkennen sind.

Die Sonographie stellt die Weichen zur Ausscheidungsurographie (bei Hydronephrose), zur Computertomographie (bei Raumforderungen) und zur Angiographie (bei vaskulären Erkrankungen). Sonographie und Computertomographie werden immer mehr zu ergänzenden Verfahren bei Nierenerkrankungen. So werden die meisten Nierentumoren sonographisch diagnostiziert und dann computertomographisch weiter abgeklärt. Auf die Urographie und die Angiographie läßt sich präoperativ häufig verzichten. Selbst die Kavographie, die früher ein wichtiges Verfahren zur Beurteilung der venösen Gefäßinvasion darstellte, ist heute kaum noch von Interesse. Sie stellt zwar die Kollateralzirkulation hervorragend dar, läßt jedoch keine Aussage über die kraniale Begrenzung eines Tumorthrombus zu, die die essentielle Information darstellt. In einigen radiologischen Schulen hat sich diese neue Untersuchungsstrategie noch nicht durchgesetzt, die nicht im Einsatz sämtlicher Verfahren, sondern in der Wahl der besten Verfahren besteht. Die Praktiker, die sich wie wir bemühen, zur Verringerung der Kosten des Gesundheitswesens beizutragen, werden uns verstehen.

Kapitel 10   Nebennieren

R. Costaz, F. S. Weill

Nur die älteren unserer Leser können sich an das barbarische Untersuchungsverfahren des Pneumoretroperitoneums erinnern, das in der Insufflation von Luft in den Retroperitonealraum bestand. Es war damals das einzige einigermaßen exakte Verfahren zur Beurteilung der Nebennieren. Für den Patienten und für die Abbildung des Organs stellt die Einführung der Computertomographie einen unermeßlichen Fortschritt dar.

Computertomographische Anatomie der Nebennieren

Die retroperitoneal lokalisierten Nebennieren liegen beidseits neben dem 12. Brustwirbelkörper, kraniomedial der oberen Nierenpole. Die Nebennierenlogen werden von den Nierenlogen durch eine Faszie getrennt.

Die Nebennieren stellen sich computertomographisch in der 1-mm-Schnittechnik als schlanke, im Verhältnis zum umgebenden Fett dichte Strukturen dar, die im Schnittbild einem „V" oder „umgekehrten Y" entsprechen (Abb. 10.1). Ihr kraniokaudaler Durchmesser überschreitet 2,5 cm nicht. Die Dicke der einzelnen Schenkel des Organs beträgt weniger als 1 cm. Die Dichte liegt zwischen 25 und 30 HE; nach Kontrastmittelinjektion beträgt die Dichte um 60 HE.

Die rechte Nebenniere, die kleiner als die linke ist, liegt dorsal der V. cava (Abb. 10.1 und 10.2). Sie befindet sich kranial des oberen Nierenpoles, grenzt lateral an die dorsal-kaudale Leberoberfläche und medial an den rechten Zwerchfellschenkel (Abb. 10.1 und 10.3).

Die linke Nebenniere liegt lateral der Aorta und ventral der Niere. Nach ventral-kranial grenzt sie an die Hinterwand des Magens, den Pankreasschwanz und die Milzgefäße (Abb. 10.2).

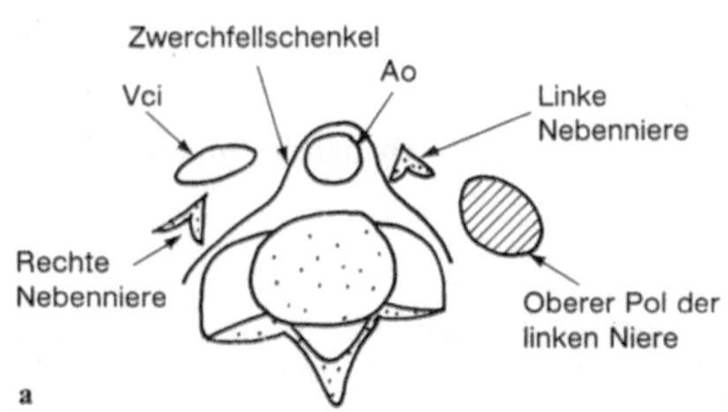

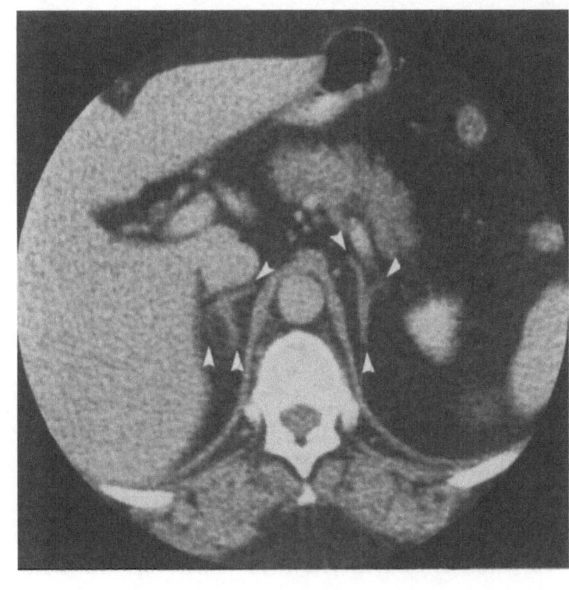

Abb. 10.1. a Schematische Darstellung der Lage der Nebennieren (*Vci* V. cava inferior, *Ao* Aorta). **b** Auf diesem computertomographischen Schnitt sind die Nebennieren als Y-förmige Strukturen *(Pfeilspitzen)* neben Aorta und Zwerchfellschenkeln zu erkennen

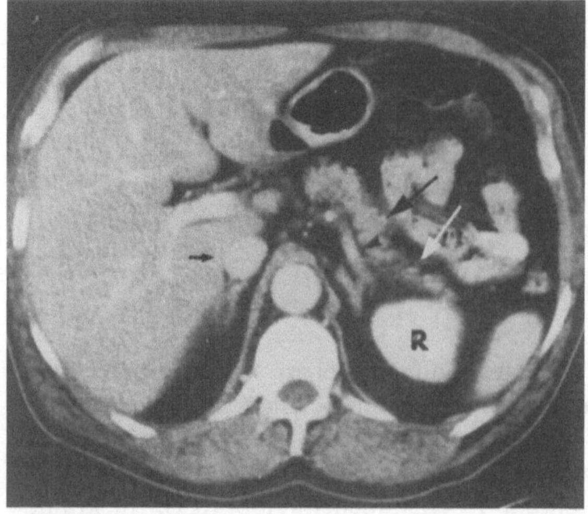

Abb. 10.2. Topographie der Nebennieren. Die rechte Nebenniere liegt dorsal der V. cava inferior *(kleiner schwarzer Pfeil)*. Links liegt der Pankreasschwanz *(Pfeile)* mit der V. lienalis *(Pfeilspitze)* vor der Nebenniere. Die linke Niere *(R)* liegt lateral der linken Nebenniere

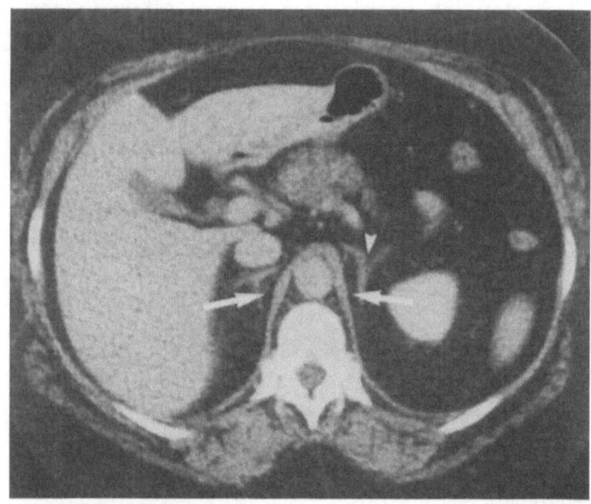

Abb. 10.3. Topographie der Nebennieren. Medial beider Nebennieren liegen die Zwerchfellschenkel *(Pfeile)*, die die Aorta ventral umgreifen. Die Nebennieren *(Pfeilspitze)* erscheinen Y-förmig

Nebennierenerkrankungen

In den Tabellen 10.1 und 10.2 sind die verschiedenen Nebennierenerkrankungen zusammengefaßt. Diese beiden Tabellen verdeutlichen die klassische Feststellung, daß es sich bei den Nebennierenerkrankungen im wesentlichen um endokrin aktive oder endokrin inaktive Tumoren handelt.

Tabelle 10.1. Nebennierentumoren

Ursprungs-gewebe	Tumortyp	Klinik
Bindegewebe	Zyste, Lipom, Myelolipom, Myom, Fibrom, Angiom	Raumforderung. Oft nicht symptomatisch
Nebennieren-rinde	Hyperplasie, Adenom, Adenokarzinom, Cushing-Syndrom	Selten nicht hormonaktiv. Meist Virilisation. Hyperaldosteronismus
Nebennieren-mark	Ganglioneuroblastom, Neuroblastom, Phäochromozytom	Oft nicht hormonaktiv. Gelegentlich Katecholaminausschüttung
Andere	Lymphom, Metastase	Oft nicht symptomatische Raumforderung

Tabelle 10.2. Zystische Nebennierenläsionen

Art der Zyste	Entstehung
Zystische Lymphangiome	Endotheliales Gewebe
Epitheliale Zysten	Embryonale Residuen
Pseudozysten	Verflüssigte Hämatome beim Neugeborenen oder beim Erwachsenen (Streß)

Angefügt werden muß lediglich die Nebenniereninsuffizienz, bei der die bildgebende Diagnostik keine Rolle spielt.

Kleine Tumoren der rechten Nebenniere liegen, wie die topographische Anatomie schon vermuten läßt, retrokaval. Wenn diese Tumoren an Größe zunehmen, entwickeln sie sich nach lateral und lateroventral, wobei das Lebergewebe verdrängt wird.

Endokrin nicht-aktive Nebennierentumoren

Metastasen

Bei Metastasen handelt es sich um die häufigsten Nebennierentumoren. Die Computertomographie der Nebennieren wird zum Staging bei Bronchialtumoren, Nierentumoren, Prostatatumoren, Mammakarzinomen oder malignen Melanomen vorgenommen. Eine weitere Indikation zur Computertomographie stellt der sonographische Befund eines Nebennierentumors dar. Metastasen manifestieren sich häufig bilateral. Sie stellen sich als rundliche, gewebedichte Raumforderungen dar, die nach Kontrastmittelinjektion keine oder nur

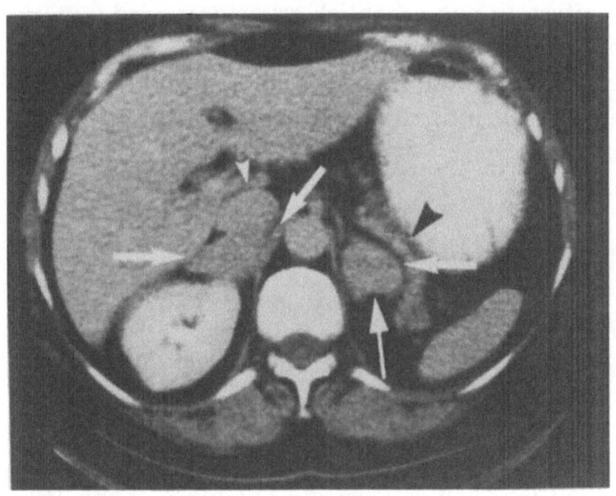

Abb. 10.4. Bilaterale Nebennierenmetastasen eines Mammakarzinoms. Zwischen V. cava inferior und rechter Niere liegt eine Raumforderung *(weiße Pfeile)*. Links verdrängt die Metastase *(Pfeile)* die V. lienalis *(schwarze Pfeilspitze)*

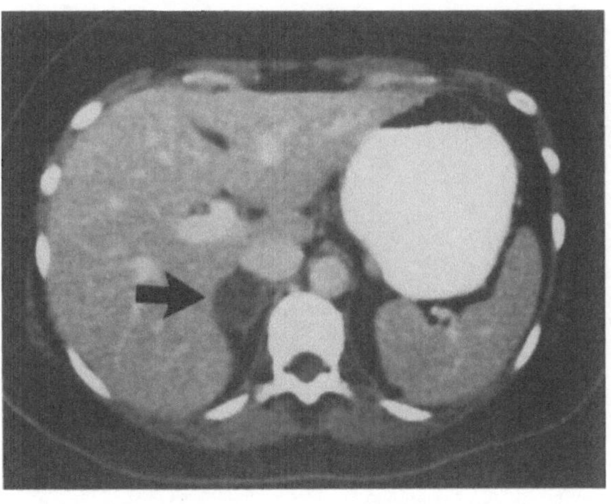

Abb. 10.6. Nekrotisierte Nebennierenmetastase. Bei dieser zystischen retrokavalen Formation *(Pfeil)* handelt es sich um eine nekrotisierte Nebennierenmetastase eines malignen Melanoms

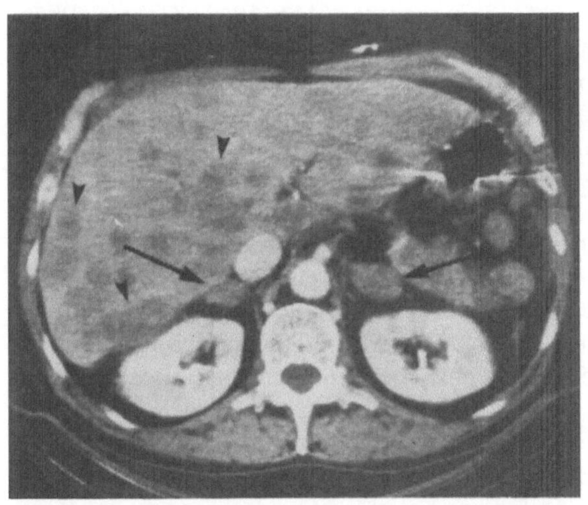

Abb. 10.5. Bilaterale Nebennierenmetastasen *(Pfeile)* bei einem kleinzelligen Bronchialkarzinom. Daneben liegen multiple Lebermetastasen vor *(Pfeilspitzen)*. Nach Kontrastmittelinjektion weisen die Metastasen keine Dichteanhebung auf

Maligne Nebennierenrindentumoren

Diese Tumoren sind sehr selten. Gelegentlich finden sie sich als Ursache eines schlechten Allgemeinzustandes. Sehr große Nebennierentumoren lassen sich anhand einer Abdomennativaufnahme vermuten. Die meisten dieser Tumoren sind sonographisch gut erkennbar, besonders auf der rechten Seite im Sagittalschnitt durch Leber und Niere. Computertomographisch findet sich auf den Nativschnitten eine gut abgegrenzte Raumforderung, die sich von den benachbarten Organen gut abgrenzen läßt. Nach Kontrastmittelinjektion stellt sich der Tumor heterogen strukturiert dar (Abb. 10.7). Manche Tumoren weisen ein nekrotisches Areal auf. Wichtig ist die Beurteilung der lokoregionären Ausbreitung des Tumors in Richtung Niere, Nierenloge und Leber. Manchmal wird die Leber durch diese Tumoren erheblich verdrängt, so daß der Ursprung des Tumors nicht genau zu erkennen ist (Abb. 10.7). Diese Tumoren können dann mit Leberzellkarzinomen verwechselt werden. Manchmal kann die Diagnose nur durch eine geführte Punktion gesichert werden. Große Nebennierentumoren, die die Leber verdrängen, stellen sich übrigens ganz anders als Lebermetastasen dar, die gleichzeitig vorliegen können (Abb. 10.5). Die Tumoren können zu einer Invasion der V. cava führen (Abb. 10.7). Die Ätiologie der Kavainfiltration wird im nächsten Kapitel zusammengefaßt (s. S. 120).

Die anderen Tumoren der Nebennieren werden hier nur angeführt (Tabelle 10.1): Fibrome,

eine sehr geringe Dichteanhebung zeigen (Abb. 10.4 und 10.5). Große Nebennierenmetastasen weisen ein zentral hypodenses Areal auf, das einer Nekrose entspricht (Abb. 10.6). Die Konturen der Nebennierenmetastasen lassen sich gut erkennen, so daß selbst bei großen Metastasen eine gute Abgrenzbarkeit zu den benachbarten Organen vorhanden ist. Lymphommanifestationen in den Nebennieren lassen sich computertomographisch nicht von Nebennierenmetastasen unterscheiden.

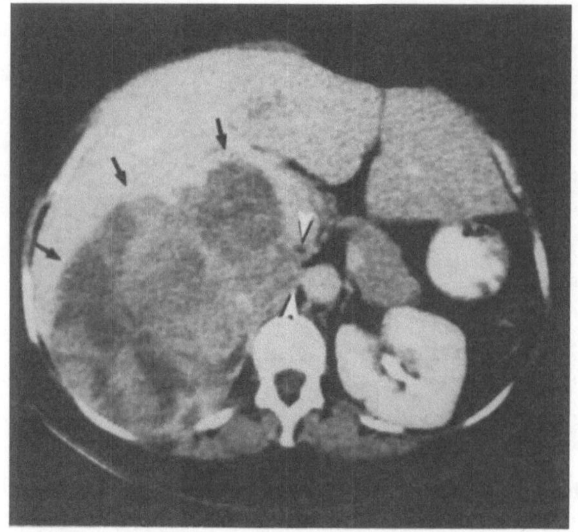

Abb. 10.7. Maligner Nebennierentumor. Es findet sich eine riesige, heterogen strukturierte Raumforderung *(Pfeile)*, die den rechten Leberlappen verdrängt. Trotz Kontrastmittelinjektion ist das Lumen der V. cava inferior *(Pfeilspitzen)* nicht abzugrenzen, während die Aorta normal kontrastiert ist. Der Befund spricht für eine Tumorinvasion der V. cava inferior

Angiome usw. Ein Hämangiom der Nebenniere weist eine ausgeprägte und langanhaltende Dichteanhebung nach Kontrastmittelinjektion auf. Lipome und Angiomyolipome zeigen zumindest teilweise Fettwerte bei der Dichtemessung.

Endokrin nichtaktive Adenome

Endokrin nichtaktive Adenome können im Rahmen einer Metastasensuche entdeckt werden. In diesem Fall ist die Differentialdiagnose sehr schwierig. Diese Adenome werden meist als Zufallsbefund bei computertomographischen Untersuchungen aus anderer Indikation entdeckt. Wenn klinische oder laborchemische Malignitätskriterien fehlen, reichen Kontrolluntersuchungen in regelmäßigen Abständen (oder eine geführte Punktion zur zytologischen/histologischen Diagnose) aus.

Endokrin aktive Nebennierentumoren

Bei diesen Tumoren bestehen eindeutige klinische und laborchemische Hinweise, die Anlaß für die computertomographische Untersuchung sind. Angeschlossen werden sollten szintigraphische Untersuchungen mit Metajodbenzylguanidin, da damit die Lokalisationsdiagnostik extraadrenaler

Manifestationen erheblich erleichtert wird (ektope Phäochromozytome). Die Indikation zur etagenweisen Blutabnahme ist durch Computertomographie und Szintigraphie erheblich seltener geworden.

Phäochromozytome

Diese Tumoren, die vom Nebennierenmark ausgehen, werden klinisch vermutet, wenn eine paroxysmale arterielle Hypertonie mit vasomotorischen Phänomenen vorliegt. Erhöhte Konzentrationen von Vanillinmandelsäure und Katecholaminen im Urin sichern die Diagnose. Zehn Prozent der Phäochromozytome manifestieren sich bilateral. Weitere 10% sind ektop lokalisiert. Schließlich sind 10% der Phäochromozytome maligne.

Phäochromozytome stellen sich computertomographisch als hypervaskularisierte, hyperdense Raumforderungen dar (Abb. 10.8). Kleinere Phäochromozytome sind homogen strukturiert, während größere ein heterogenes Aussehen mit zentral nekrotischen Arealen aufweisen. Da die Zufuhr jodhaltigen Röntgenkontrastmittels eine lebensbedrohliche hypertensive Krise auslösen kann, sollte diese Untersuchung nur in Anwesenheit eines Intensivmediziners durchgeführt werden.

Unregelmäßige Begrenzung und Obliteration des peritumoralen Fettsaums lassen an ein malignes Phäochromozytom denken, bei dem nach einer intrahepatischen und retroperitonealen Meta-

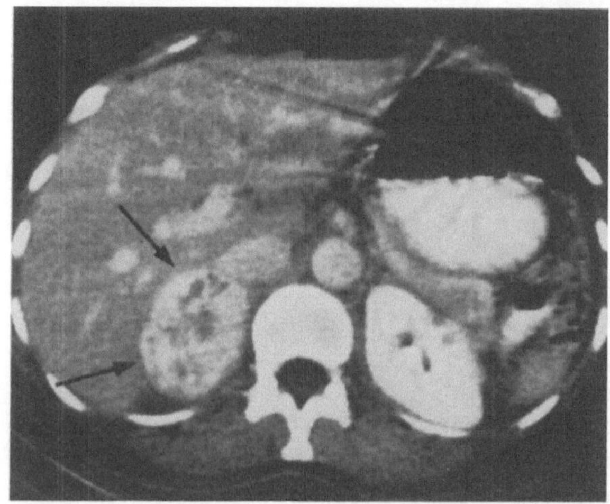

Abb. 10.8. Phäochromozytom der rechten Nebenniere. Zu erkennen ist eine große retrokaval gelegene Raumforderung, die eine kräftige Dichteanhebung nach Kontrastmittelinjektion zeigt und heterogen strukturiert ist

stasierung und einer Invasion der V. cava gesucht werden muß. Wie schon gesagt, manifestieren sich 10% der Phäochromozytome extraadrenal (paraaortal am Ursprung der A. mesenterica inferior und an den Nierenhili). Eine mediastinale oder intrapelvine Lokalisation muß bei weiterbestehendem dringenden klinischen und laborchemischem Verdacht computertomographisch ausgeschlossen werden. Wie schon gesagt, erleichtert bei extraadrenalen Phäochromozytomen, bei denen die Nebennierenlogen normal erscheinen, die Szintigraphie die Lokalisation erheblich. Unglücklicherweise beträgt die Sensitivität dieses Verfahrens nicht 100%.

Cushing-Syndrom

Wenn dem Cushing-Syndrom ein Morbus Cushing zugrundeliegt, handelt es sich entweder um einen Nebennierenrindentumor oder eine Nebennierenrindenhyperplasie. Bei der Nebennierenrindenhyperplasie (Abb. 10.9) sehen die Nebennieren computertomographisch entweder normal aus oder stellen sich als diffuse Organvergrößerung dar. Manchmal liegen noduläre Hypertrophien vor, bei denen sich computertomographisch knotige Verdickungen des Organs finden. Beim Nebennierenadenom findet sich eine kleine rundliche, isodense, regelmäßig begrenzte Raumforderung, die eindeutig der Nebenniere zuzuordnen ist. Größere Adenome sind heterogen strukturiert. Sie weisen ein nekrotisches Zentrum auf.

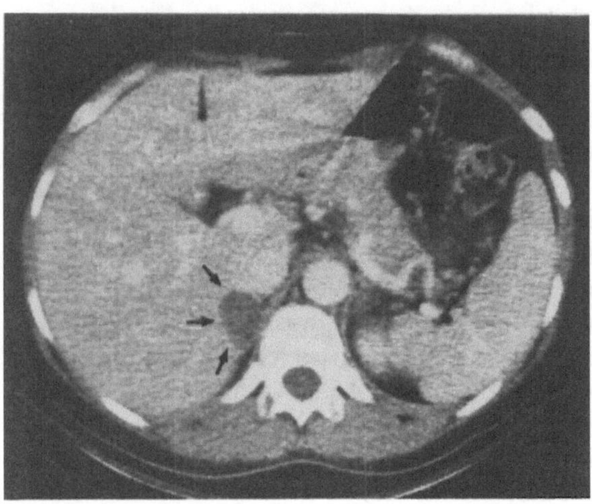

Abb. 10.10. Conn-Adenom. Unmittelbar retrokaval findet sich ein hypodenser Tumor *(Pfeile)*, der einem Conn-Adenom entspricht

Conn-Syndrom

Das Conn-Syndrom ist durch einen primären Hyperaldosteronismus gekennzeichnet. Die Computertomographie ist hierbei nicht immer positiv, da dieses Adenom sehr klein ist (Abb. 10.10). Auch das Conn-Syndrom kann – wie das Cushing-Syndrom – auf einer Nebennierenhyperplasie beruhen (Abb. 10.9). Auch in diesem Fall hilft die Szintigraphie nach Suppression mit Dexamethason oft weiter. Wenn Computertomographie und Szintigraphie diskrepante Befunde ergeben, können Nebennierenphlebographie und etagenweise Blutentnahme durchgeführt werden.

Nebennierenzysten (Tabelle 10.2)

Echte Nebennierenzysten stellen sich als flüssigkeitsdichte Strukturen mit dünner Wand dar, die kein Kontrastmittel aufnehmen. Zystische Lymphangiome sind multilokulär strukturiert und weisen oft eine beträchtliche Größe auf.

Auch Pseudozysten weisen Flüssigkeitsdichte auf. Die Differentialdiagnose zwischen den verschiedenen Zystenarten beruht vor allem auf der geführten Punktion, die bei Nebennierenzysten mit einer computertomographischen Steuerung durchgeführt wird.

Nekrotische Tumoren weisen unregelmäßige Begrenzungen des verflüssigten, nekrotischen Areals auf. Die Dichte der Tumoren ist höher als die Dichte des Nekroseinhalts. Die relativ dichte und unregelmäßig begrenzte Wand der „Tumorzy-

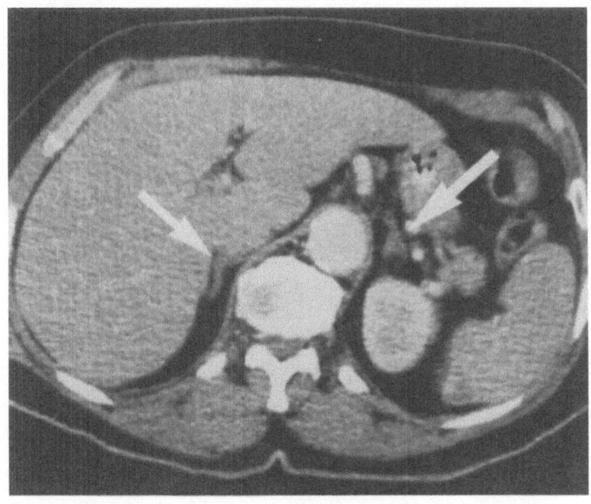

Abb. 10.9. Nebennierenhyperplasie *(Pfeile)* bei primärem Hyperaldosteronismus. Die linke Nebenniere stellt sich dreieckförmig dar, nicht wie normal Y-förmig

ste" zeigt nach Kontrastmittelgabe eine heterogene Kontrastmittelanhebung (Abb. 10.6).

Nebenniereninsuffizienz

Hier hat die Computertomographie nur eine Indikation, wenn die Nebenniereninsuffizienz akut aufgetreten ist: In diesem Fall muß ein bilaterales Nebennierenhämatom ausgeschlossen werden. Bei der chronischen Nebenniereninsuffizienz (M. Addison) kann die Computertomographie Verkalkungen in beiden Nebennieren aufweisen. Dieser Befund ist jedoch meist ein Zufallsbefund ohne Krankheitswert.

Untersuchungsstrategie

Sonographisch lassen sich normale Nebennieren und kleine Tumoren ohne weiteres darstellen. Aus diesem Grunde ist es nicht gerechtfertigt, die Computertomographie als Erstuntersuchung bei Nebennierenerkrankungen einzusetzen. Die Sonographie kann auch zur Metastasensuche eingesetzt werden. Andererseits wird bei sonographischen Untersuchungen des Abdomens aus anderer Indikation gelegentlich ein – manchmal nur sehr kleiner – Nebennierentumor entdeckt. Hier spielt die Computertomographie eine Rolle zur Beurteilung der lokoregionalen Ausdehnung des Tumors. Mit Hilfe der Computertomographie lassen sich die meisten extraadrenalen Phäochromozytome – vor allem mit thorakaler Lokalisation – darstellen.

Wie schon gesagt, spielt hier auch die MIBG-Szintigraphie eine hervorragende Rolle, während die Angiographie ihre Indikation nur noch bei einem Versagen der anderen bildgebenden Verfahren findet.

Ein besonderes Problem stellen die asymptomatischen Raumforderungen dar: Zysten, Pseudozysten und endokrin nichtaktive Adenome bedürfen keiner Therapie. Es ist daher wichtig, eine exakte Diagnose zu stellen. Hierzu ist oft die geführte Punktion erforderlich.

Kapitel 11   Retroperitonealraum

G. COCHE, F. S. WEILL

Computertomographische Anatomie

Die Grenzen des Retroperitonealraums:

- *Ventral* wird der Retroperitonealraum durch das dorsale parietale Peritoneum begrenzt.
- *Dorsal* bilden die Wirbelsäule zwischen BWK 12 und Steißbein sowie M. psoas und M. quadratus lumborum mit ihren Faszien die Begrenzung.
- Die *kraniale* Begrenzung stellt das Zwerchfell dar.
- *Kaudal* wird der Retroperitonealraum vom Beckenboden begrenzt.
- Die *laterale* Begrenzung bildet die Fascia transversalis.

Der Retroperitonealraum wird durch Faszien in 3 Kompartimente geteilt:

- vorderer pararenaler Raum,
- Perirenalraum,
- hinterer pararenaler Raum.

Diese Einteilung, die im Zusammenhang mit dem Pankreas (s. S. 73) schon erwähnt wurde, erfolgt durch die Fascia perirenalis und ihre laterale Fortsetzung, die Fascia lateroconalis (Abb. 11.1 und 11.2).

Der *Perirenalraum* wird von der perirenalen Faszie vollständig umgeben. Er enthält die Nieren und das perirenale Fettgewebe. Der linke und der rechte Perirenalraum stehen über den mittleren Anteil des Retroperitonealraums miteinander in Verbindung. Hier liegen die großen Gefäße mit ihren renalen Ästen sowie wichige lymphatische Strukturen.

Die perirenale Faszie setzt sich nach lateral bis zur Bauchwand als Fascia lateroconalis fort, die sich an der Bauchwand mit der Fascia transversalis verbindet (Abb. 11.1).

Der *vordere Pararenalraum* liegt ventral des vorderen Blattes der perirenalen Faszie und ventral der Fascia lateroconalis. Ventral wird dieser Raum vom Peritoneum begrenzt. Er enthält Duo-denum, Pankreas, Colon ascendens und descendens sowie Fettgewebe.

Der *dorsale Pararenalraum* liegt dorsal des hinteren Blattes der Fascia perirenalis und dorsal der Fascia lateroconalis. Nach dorsal reicht er bis zur hinteren Rumpfwand mit ihren knöchernen und muskulären Elementen. Er enthält Fettgewebe, Gefäße und Nerven.

Diese verschiedenen Kompartimente sind nach kaudal nicht geschlossen, so daß sie hier miteinander in Verbindung stehen. Wie schon in Kap. 5 angeführt, steht der Retroperitonealraum über die Zwerchfellöffnungen der großen Gefäße und des Ösophagus mit dem Thorax in Verbindung.

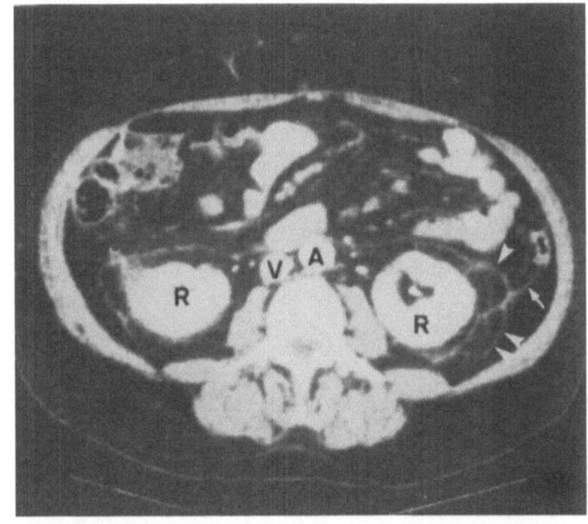

Abb. 11.1. Schnittbildanatomie der perirenalen Faszien. Der Perirenalraum wird nach ventral vom vorderen Blatt der perirenalen Faszie *(Pfeilspitze)*, nach dorsal durch das hintere Blatt der perirenalen Faszie *(doppelte Pfeilspitze)* begrenzt. Nach lateral vereinigen sich die beiden Faszien und verlaufen als lateroconale Faszie *(Pfeil)* zur Bauchwand *(A* Aorta, *V* V. cava inferior). Zu beachten sind die „Septen", die den Perirenalraum weiter zu unterteilen scheinen

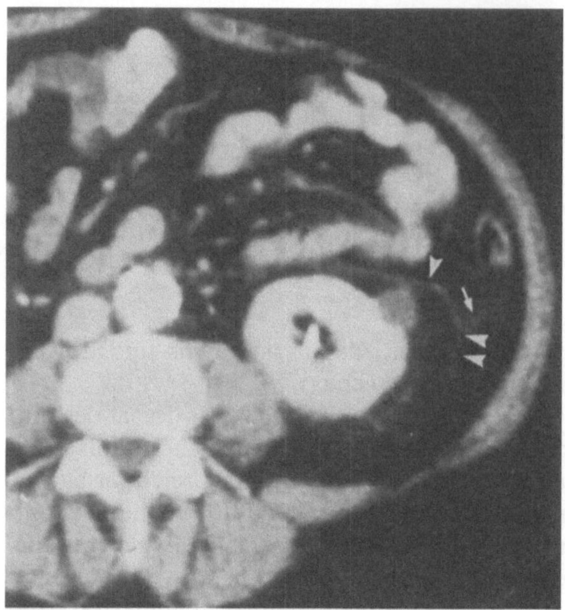

Abb. 11.2. Schnittbildanatomie der perirenalen Faszien. Dieser vergrößerte Schnitt zeigt das vordere Blatt der perirenalen Faszie *(Pfeilspitze)*, die lateroconale Faszie *(Pfeil)* und das hintere Blatt der perirenalen Faszie *(doppelte Pfeilspitze)*. Der Perirenalraum liegt zwischen der Niere und den beiden Blättern der perirenalen Faszie. Der vordere Pararenalraum liegt ventral des vorderen Blattes der perirenalen Faszie; der hintere Pararenalraum befindet sich dorsal des hinteren Blattes der perirenalen Faszie. Zu beachten ist eine kleine Nierenzyste

Schnitte durch das obere Retroperitoneum, die durch die Zwerchfellschenkel gehen, zeigen gleichzeitig (s. Abb. 11.4):

- den Thorax mit kaudalen Anteilen des Mediastinums dorsal der Zwerchfellschenkel sowie den Pleuralraum dorsal des Zwerchfells,
- den Retroperitonealraum ventral der Zwerchfellschenkel und des Zwerchfells.
- intraperitoneale Organe (Leber- und Milzkuppel).

Erkrankungen des Retroperitonealraumes

Vergrößerte Lymphknoten

Die computertomographische Abklärung eines Tumors mit Lymphknotenmetastasen wird in der Regel nach der sonographischen Untersuchung durchgeführt, wobei entweder die Ausdehnung eines Primärtumors (Verdauungstrakt, Nieren, Bekken, Hodentumoren) oder eines malignen Lymphoms beurteilt werden soll.

Computertomographischer Befund

Vergrößerte retroperitoneale Lymphknoten finden sich am häufigsten paraaortal und parakaval. Ein isoliertes Lymphom stellt sich als ovaläre Struktur im Fettgewebe neben den großen retroperitonealen Gefäßen dar. Im Abdomen werden Lymphknoten mit einem Durchmesser von mehr als 2 cm als pathologisch bewertet. Vor Kontrastmittelinjektion stellen sich die transversal angeschnittenen Lymphknoten gelegentlich ähnlich wie quer angeschnittene Gefäße dar. Aus diesem Grunde ist die Untersuchung nach Kontrastmittelapplikation unverzichtbar.

Nicht selten finden sich ausgedehnte Lymphknotenvergrößerungen, die die prävertebralen Gefäße manschettenartig umgeben. Benachbarte Strukturen (Dünndarm, Nieren, Pankreas, Ureter, Gefäße) können verdrängt werden. Die V. mesenterica superior und die Milzvene mit dem Pankreas werden nicht selten nach ventral verlagert (Abb. 11.3). Auf Schnitten durch das obere Abdomen lassen sich gelegentlich vergrößerte Lymphknoten im kaudalen Mediastinum darstellen (Abb. 11.4), die dorsal der Zwerchfellschenkel liegen (retrokrurale Lymphknoten). Der Maximaldurchmesser normaler Lymphknoten beträgt hier 6 mm.

Die Beurteilung iliakaler Lymphknoten ist wegen des geringer ausgeprägten Fettgewebeanteils und der bachbarten Darmabschnitte schwieriger. Von besonderer Bedeutung sind hier eine asymmetrische Anordnung der Strukturen oder „überzählige Gefäßanschnitte".

Bei der Beurteilung der retroperitonealen Lymphknoten sollten auch die intraperitonealen Strukturen beachtet werden: In der Umgebung von V. und A. mesenterica superior liegen mesenteriale Lymphknoten, im Lig. hepatoduodenale periportale Lymphknoten.

Die Dichte vergrößerter Lymphknoten entspricht der Dichte soliden Gewebes. Nach Kontrastmittelinjektion tritt nur eine geringe Dichteanhebung ein. In der Peripherie der Lymphknoten kann die Dichte jedoch gelegentlich beträchtlich ansteigen. Vergrößerte Lymphknoten stellen sich manchmal hypodens dar, insbesondere wenn es sich um Lymphome handelt (Abb. 11.5). Abgesehen von der Größe gibt es jedoch kein morphologisches oder densitometrisches Kriterium, das eine sichere Aussage zur Dignität zuläßt. Mikrometastasen in normal großen Lymphknoten entgehen der Untersuchung: Die computertomographische Diagnose von Metastasen beruht also allein auf

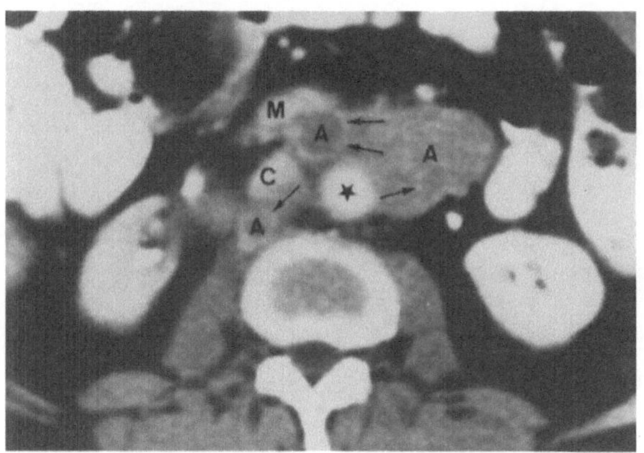

Abb. 11.3. Vergrößerte Lymphknoten bei einem Adenokarzinom unbekannter Primärlokalisaton (gleicher Patient wie in Abb. 12.13). Zu erkennen sind zahlreiche solide Raumforderungen *(A)*, die die Aorta *(*)* und die V. cava inferior *(C)* umgeben. Der Tumor verdrängt die Mesenterialgefäße *(M)*. Nach Kontrastmittelinjektion sind periphere Dichteanhebungen der einzelnen, konglomerierten Metastasen zu erkennen

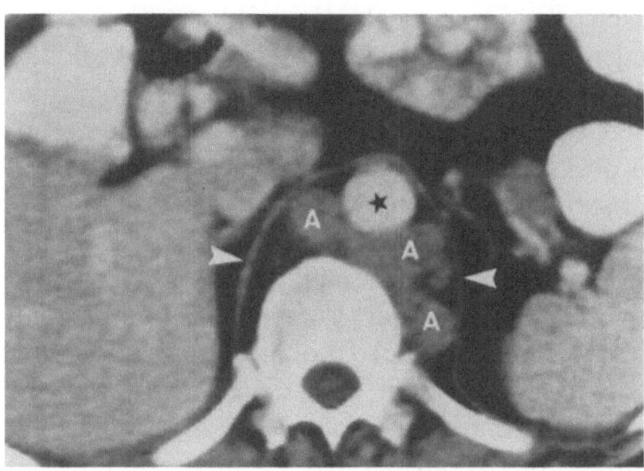

Abb. 11.4. Vergrößerte Lymphknoten bei einem Non-Hodgkin-Lymphom. Dieser Schnitt zeigt gleichzeitig Anteile des Thorax (retrokrural) und des Abdomens (ventral der Zwerchfellschenkel). Retrokrural finden sich multiple vergrößerte Lymphknoten *(A)*, die im Vergleich zur kontrastierten Aorta hypodens erscheinen

der Vergrößerung der Lymphknoten. Zu beachten ist, daß eine Lymphknotenvergrößerung gelegentlich auf eine Entzündung zurückzuführen ist, auch wenn eine Tumorerkrankung vorliegt.

Die Differentialdiagnose vergrößerter Lymphknoten soll hier nicht angeführt werden (Darmschlingen, Gefäße, Zwerchfellschenkel). Betont werden soll jedoch der unspezifische Charakter der Bilder. In Zweifelsfällen muß eine computertomographisch oder sonographisch geführte Feinnadelpunktion durchgeführt werden, um zu einer exakten Diagnose zu gelangen.

Wenn multiple vergrößerte Lymphknoten vorliegen, handelt es sich in der Regel um ein malignes Lymphom. Hier sollte nach Splenomegalie, viszeralen Manifestationen (Verdauungstrakt, Niere, Leber) sowie thorakalen Manifestationen gesucht werden. Gelegentlich findet sich auch bei Nierenkarzinomen, Ovarialkarzinomen und hepatozellulären Karzinomen ein ausgedehnter Lymphknotenbefall. Bei jungen Männern sollten vergrößerte retroperitoneale Lymphknoten stets an einen Hodentumor denken lassen. Diese Tumoren sind manchmal okkult, so daß sie nur durch eine systematische sonographische Untersuchung der Hoden zu erfassen sind.

Die Retroperitonealfibrose verursacht ähnliche Bilder wie ausgedehnte, perivaskuläre, manschettenförmig angeordnete vergrößerte Lymphknoten. Diese Erkrankung führt zu Ureter- und Gefäßstenosen, die bei Lymphknotenerkrankungen niemals angetroffen werden.

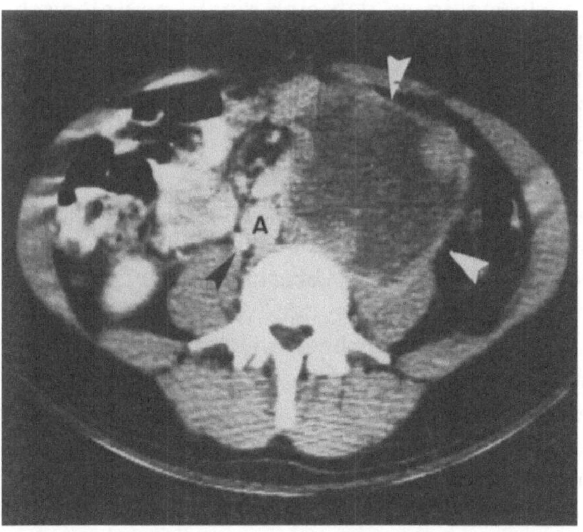

Abb. 11.5. Vergrößerte Lymphknoten bei einem embryonalen Hodentumor. Dieser Schnitt durch LWK 3 zeigt eine voluminöse retroperitoneale Raumforderung *(Pfeilspitzen)*, die heterogen strukturiert ist und die Aorta *(A)* nach rechts verdrängt. Die *schwarze Pfeilspitze* markiert den rechten Ureter

Untersuchungsstrategie bei vergrößerten Lymphknoten

Vergrößerte Lymphknoten lassen sich sonograpisch leicht darstellen. Für mesenteriale und periportale Lymphknotenvergrößerungen ist die Sonographie oft aussagekräftiger als die Computertomographie. Dafür lassen sich computertomogra-

phisch retroperitoneale Lymphknotenvergrößerungen in Höhe von LWK 3 und LWK 4 leichter
erkennen, einer Region, die sich der sonographischen Untersuchung durch Darmgasüberlagerun-
gen oft entzieht. Auch retrokrurale Lymphknoten
sind sonographisch schwierig zu erfassen.

Die Indikation zur Lymphographie besteht in
der Diagnostik kleiner metastatischer Herde bei
Zervix-, Ovarial- oder Prostatakarzinomen und
beim M. Hodgkin. Bei Hodentumoren und Non-
Hodgkin-Lymphomen wird dieses Verfahren nur
noch wenig eingesetzt, da die Diagnose multipler
Lymphknotenvergrößerungen genügt und auf eine
exakte Lokalisationsdiagnostik verzichtet werden
kann.

Retroperitoneale Primärtumoren

Die verschiedenen retroperitonealen Tumoren
sind in Tabelle 11.1 zusammengefaßt. Insgesamt
sind diese Tumoren selten. Ihre Symptomatologie
ist vielgestaltig, so daß eine renale, neurologische
oder zirkulatorische Manifestation im Vordergrund stehen kann. Auch Schmerzen oder Symptome einer Raumforderung in Abdomen oder
Becken sind möglich (Abb. 11.6 und 11.7).

Computertomographisch findet sich eine retroperitoneale Raumforderung. Die Zuordnung zum
Retroperitoneum kann bei sehr großen Tumoren
problematisch sein. Zu beachten ist hier, ob lediglich eine Verdrängung der Nieren, Nebennieren,
Milz oder Leber vorliegt oder ob Zeichen einer
Invasion dieser Organe, der Knochen (Neurinome) oder Muskeln vorliegen.

Gelegentlich ist keine sichere Zuordnung des
Tumors möglich. Ein Tumor, der die großen Gefä-

Tabelle 11.1. Retroperitoneale Primärtumoren (mit Ausnahme von malignen Lymphomen, Lymphknotenmetastasen, Nieren-, Nebennieren-, Pankreastumoren)

Weichteiltumoren
  Mesenchymal: malignes Mesenchymom
  Fibrös: Fibrom oder Fibrosarkom
  Histiozytär: benignes oder malignes fibröses Histiozytom
  Lipomatös: Lipom oder Liposarkom
  Muskulär:
    Glatte Muskulatur: Leiomyom oder Leiomyosarkom
    Quergestreifte Muskulatur: Rhabdomyosarkom

Tumoren des Nervengewebes
  Sympathoblastom
  Neuroblastom
  Ganglioneuroblastom
  Ganglioneurom

Teratom

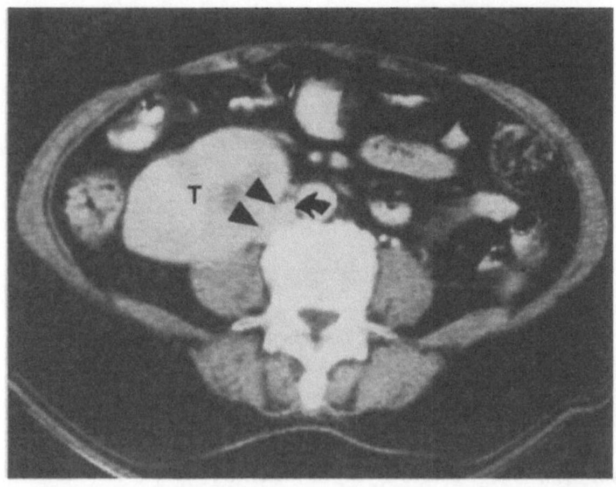

Abb. 11.6. Leiomyosarkom. Nach Kontrastmittelinjektion
stellt sich ein inhomogen strukturierter, kräftig kontrastierter Tumor *(T)* dar, der die V. cava inferior *(gekrümmter Pfeil)*
verdrängt. Das zwischen Tumor und V. cava inferior liegende Fettgewebe *(doppelte Pfeilspitze)* ist nicht aufgebraucht,
so daß eine Tumorinvasion des Gefäßes nicht anzunehmen
ist

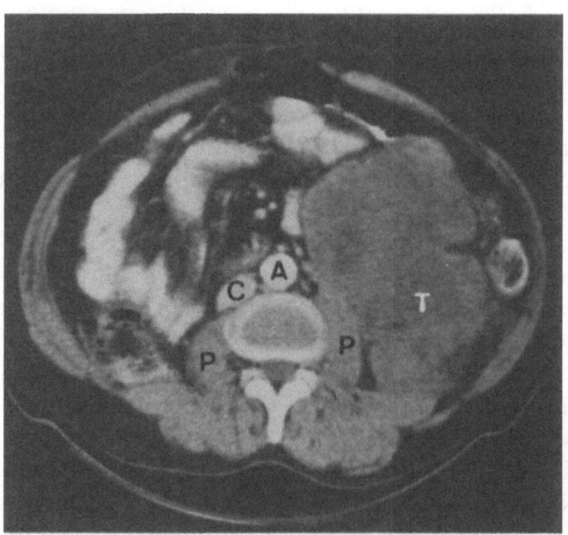

Abb. 11.7. Rhabdomyosarkom des M. psoas. Vom linken
M. psoas *(P)* ausgehend findet sich eine große heterogen
strukturierte Raumforderung *(T)*, die den ganzen linken
Beckenbereich einnimmt. Die Zuordnung eines derartigen
Tumors kann sehr schwierig sein. Wenn diéser Schnitt isoliert betrachtet wird, kann ein großer vom unteren Nieren-
pol ausgehender Tumor nicht sicher ausgeschlossen werden. *A* Aorta, *C* V. cava inferior

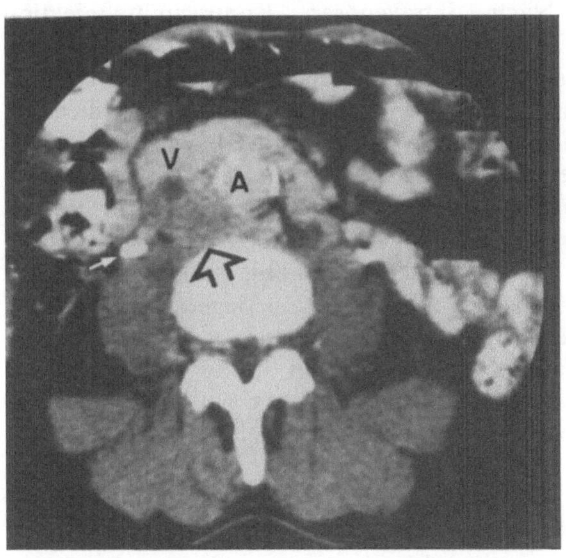

Abb. 11.8. Immunoblastom. Multiple vergrößerte Lymphknoten *(offener Pfeil)* befinden sich zwischen Ureter *(Pfeil)*, Aorta *(A)* und V. cava inferior *(V)*, die nach ventral verdrängt ist

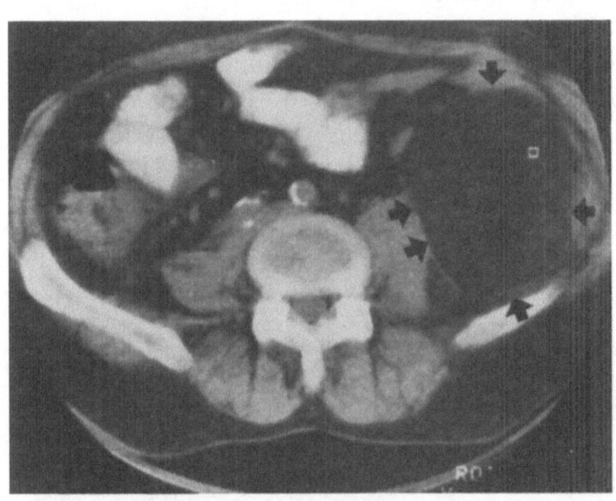

Abb. 11.9. Liposarkom. In der linken Fossa iliaca findet sich eine hypodense Raumforderung *(Pfeile)*, die kein Kontrastmittel aufnimmt. Die Dichtewerte dieser Raumforderung liegen etwas unter 0 HE, so daß die Diagnose eines Lipoms oder eines Liposarkoms gestellt werden kann

ße umgibt, ist oft lymphatischen oder mesenchymalen Ursprungs (Abb. 11.8) (Liposarkom, Lipom). Das heißt, daß als 2. Stufe der computertomographischen Untersuchung die Gewebeanalyse durchgeführt werden muß: Vorhandensein von Fett (Abb. 11.9) oder Verkalkungen; massive Dichteanhebung nach Kontrastmittelinjektion (bei Sympathoblastomen und Neuroblastomen).

Meist kann nach diesen beiden Untersuchungsschritten eine Diagnose gestellt werden.

Wenn selten einmal eine topographische Zuordnung nicht gelingt, kann eine Arteriographie angeschlossen werden, um die zuführenden Gefäße darzustellen. Allerdings liegt eine Teilversorgung des Tumors durch die Lumbalarterien gelegentlich auch dann vor, wenn der Tumor nicht von der dorsalen Bauchwand ausgeht. Wenn die Diagnose unklar bleibt, muß eine geführte Punktion angeschlossen werden. Im Retroperitonealraum ist die computertomographische Steuerung der Punktion vorzuziehen, da damit unter Umgehung der Transversalfortsätze ein dorsaler Zugang möglich ist. Computertomographisch sind schließlich auch die lokoregionale Ausbreitung des Tumors und die Auswirkungen auf Nachbarorgane (Ureter, Niere, Harnblase, Darmschlingen) zu beurteilen.

Retroperitoneale Flüssigkeitsansammlungen

Abszesse

Im vorderen Pararenalraum können Abszesse lokalisiert sein, die von Pankreas, Duodenum, Colon ascendens oder descendens oder retrozökaler Appendix ausgehen.

Abszesse im Perirenalraum entstehen in der Regel auf dem Boden infektiöser Erkrankungen der Nieren. Abszesse im dorsalen Pararenalraum entstehen in der Folge einer postoperativen Komplikation, nach einer Sigmaperforation oder bei Niereninfektionen.

Bei der Diagnose eines Abszesses ist die klinische und laborchemische Symptomatik in Betracht zu ziehen (Schmerzen, Fieber, Leukozytose). Allerdings kann diese Symptomatik bei schwerkranken Erwachsenen oft nur spärlich ausgebildet sein, insbesondere im Verlauf postoperativer Komplikationen. Es empfiehlt sich daher, bei allen unklaren postoperativen fieberhaften Erkrankungen eine Computertomographie durchzuführen (Abb. 11.10).

Wie auch in anderen Körperregionen stellt sich der Abszeß als flüssigkeitsdichte Struktur mit mittlerer Dichte dar (Abb. 11.10 und 11.11). Wenn Gasblasen im Abszeß zu erkennen sind, handelt es sich entweder um eine Anaerobierinfektion oder um eine Kommunikation zwischen Abszeß und Verdauungstrakt. Hier kann es sich als nützlich erweisen, den Intestinaltrakt mit wasserlöslichem Kontrastmittel darzustellen: Wenn das Kontrastmittel in der Flüssigkeitsansammlung zu erkennen ist, handelt es sich um eine Fistel.

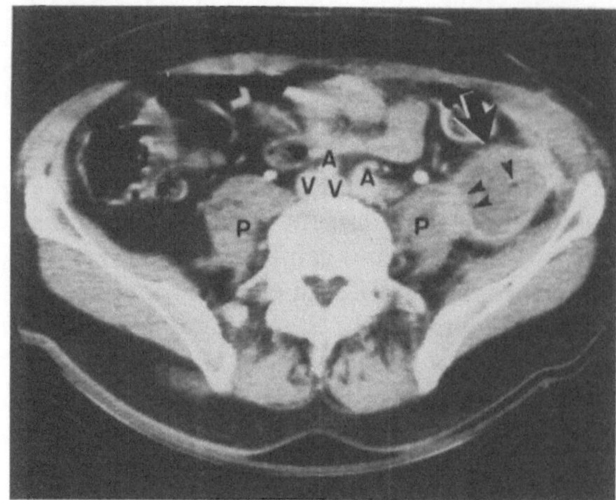

Abb. 11.10. Retroperitonealer Abszeß. In der linken Fossa iliaca findet sich eine Flüssigkeitsansammlung *(Pfeil)*, die mit dem M. psoas *(P)* in Kontakt steht. Die Dichte dieser Struktur ist relativ hoch. Nach Kontrastmittelinjektion findet sich eine deutliche Dichteanhebung des peripheren Randsaums *(doppelte Pfeilspitze)*. Im Zentrum der Raumforderung liegt eine Gasblase *(Pfeilspitze)*, was auf eine Anaerobierinfektion hinweist. Der Abszeß entstand nach einem chirurgischen Eingriff wegen eines Ureterkonkrements links. *A* Aa. iliacae communes, *V* Vv. iliacae communes

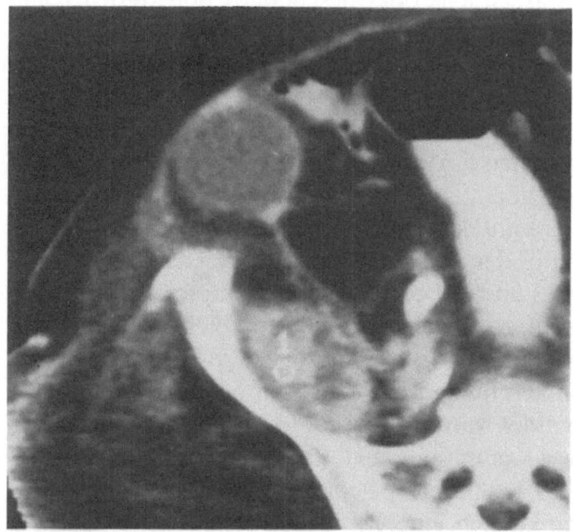

Abb. 11.11. Abszeß des M. iliacus. Dieser Schnitt durch die rechte Beckenschaufel zeigt einen verdickten M. iliacus, der nach Kontrastmittelgabe sehr heterogen erscheint. Es handelt sich um ein superinfiziertes Hämatom, das unter Antikoagulantientherapie aufgetreten war

Abb. 11.12. Posttraumatisches retroperitoneales Hämatom. ▶ Im linken hinteren Pararenalraum ist eine Flüssigkeitsansammlung zu erkennen *(H)*, die die linke Niere *(R)* nach ventral verdrängt. Die Flüssigkeitsansammlung ist heterogen strukturiert. Die dichteren Anteile entsprechen frischem Blut, die hypodenseren Areale lysiertem Gerinnsel

Nach intravenöser Kontrastmittelinjektion zeigt sich eine periphere Dichteanhebung des Abzesses, da eine entzündliche Reaktion des benachbarten Gewebes vorliegt (Abb. 11.10), die sich auch in einer Verdickung der benachbarten Faszien äußert. Um die Ursache des Abszesses zu finden, müssen Kolon, Pankreas und Harnwege untersucht werden (Abb. 12.10).

Die Computertomographie ist der Sonographie in diesem Bereich stark überlegen, da Gasblasen die Ultraschalluntersuchung vereiteln können. Manche Abszesse liegen in der Nachbarschaft knöcherner Strukturen, was die sonographische Beurteilbarkeit ebenfalls erheblich erschwert.

Hämatome

Die Ätiologie von Hämatomen ist unterschiedlich: Sie treten nach Traumen auf (Abb. 11.12) aber auch unter Antikoagulantientherapie, bei Hämophilie, nach Aortenruptur und nach translumbaler Aortographie (Abb. 11.13).

Wie schon gesagt, stellen sich frische Hämatome hyperdens dar. Diese Hämatome finden sich vor allem im posterioren Pararenalraum, im M. psoas und M. iliacus. Diese Muskeln weisen bei den meist einseitig vorhandenen Hämatomen eine Asymmetrie auf (Abb. 11.11). Die retroperitonealen Hämatome breiten sich selten bis in das

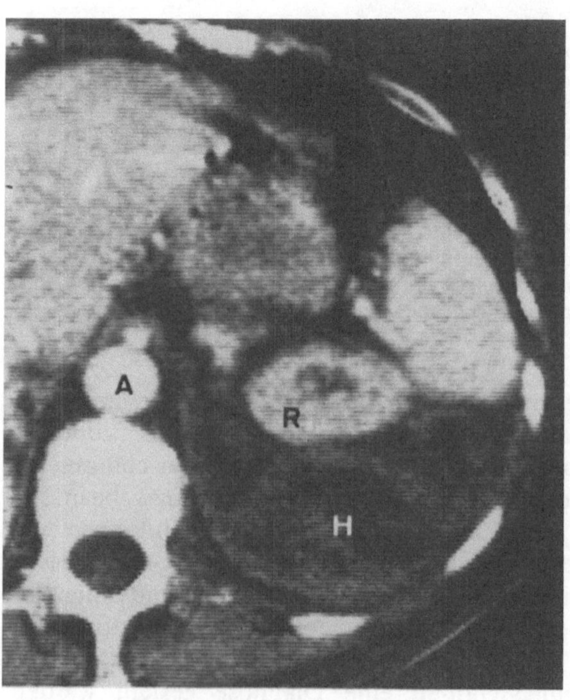

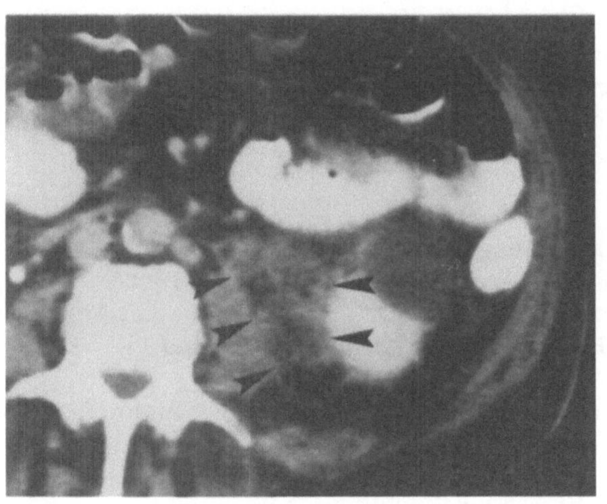

Abb. 11.13. Iatrogenes retroperitoneales Hämatom. Der Retroperitonealraum ist lateral des linken M. psoas infiltriert *(Pfeilspitzen)*. Die Untersuchung wurde einige Tage nach translumbaler Aortographie durchgeführt. Klinisch war das Hämatom asymptomatisch

kleine Becken aus. Man findet sie auch ventral der Harnblase, im Retziusraum. Mit dem Retziusraum kommunizieren auch die Rektusscheidenhämatome.

Urinome

Urinome beruhen auf einem akzidentellen oder iatrogenen Trauma des harnableitenden Systems oder auf einer akuten Obstruktion eines Ureters. Sie treten sowohl bei gesunden als auch bei erkrankten Nieren auf (Abb. 11.14). Computertomographisch finden sich Flüssigkeitsansammlungen

mit Dichtewerten um 0 HE. Nach Kontrastmittelinjektion kommt es zu einer Dichteanhebung, wenn die Urinome mit dem Pyelon oder den Nierenkelchen kommunizieren. Urinome können lange Zeit bestehen bleiben. Bei älteren Urinomen ist die Verbindung mit dem harnableitenden System nicht mehr nachweisbar. Urinome können mit Hämatomen vergesellschaftet sein (Urohämatome). Hier finden sich manchmal Flüssigkeits-Flüssigkeits-Spiegel. Sehr große Urinome können die großen Gefäße umgeben. Die beste Behandlung stellt hier die gesteuerte Drainage dar.

Pankreatogene Flüssigkeitsansammlungen

Diese Flüssigkeitsansammlungen sind auf S. 80 dargestellt. Betont werden soll noch einmal, daß aufgrund der Häufigkeit pankreatogener Flüssigkeitsansammlungen stets an eine Pankreatitis gedacht werden sollte, ehe eine Flüssigkeitsansammlung als unklar abgestempelt wird: Notwendig ist daher, Pankreas und Faszien exakt zu beurteilen, u. U. auch eine gesteuerte Punktion zur Bestimmung der Amylasekonzentration vorzunehmen.

Lymphozelen

Hierbei handelt es sich um postoperative Flüssigkeitsansammlungen (meist nach Nierenoperationen oder retroperitonealer Lymphknotenchirurgie). Lymphozelen können punktiert und drainiert werden (Abb. 11.15).

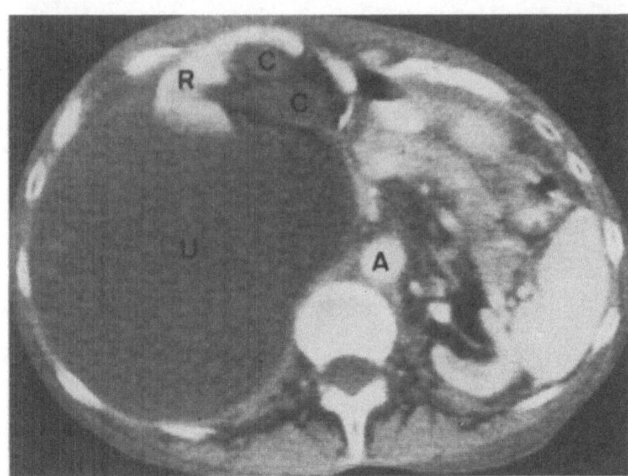

Abb. 11.14. Urinom. Im rechten hinteren Pararenalraum ist eine große Flüssigkeitsansammlung *(U)* zu erkennen, die die rechte Niere *(R)* nach ventral verdrängt. Ursache dieses Urinoms war eine Ruptur des Hohlraumsystems wegen eines abflußbehindernden Konkrementes *(C)*

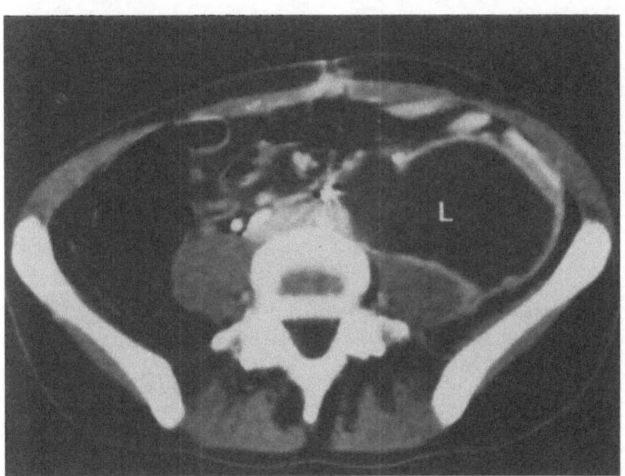

Abb. 11.15. Lymphozele. In der linken Fossa iliaca ist eine große Flüssigkeitsansammlung *(L)* zu erkennen. Der Befund trat nach Therapie eines Hodenseminoms mit Lymphknotendissektion auf

Retroperitonealfibrose

Bei dieser Erkrankung handelt es sich um das Auftreten fibrosierten Gewebes in der Umgebung der großen retroperitonealen Gefäße (Abb. 11.16). In der Regel manifestiert sich diese Erkrankung in Höhe von LWK 4 bis LWK 5; sie kann sich jedoch auch weiter nach kranial oder kaudal erstrecken. Meist handelt es sich um eine idiopathische Erkrankung. Ursache können jedoch auch Medikamente (Methysergid- oder Ergotaminabusus), ältere Hämatome (Aortenaneurysma, Trauma) und Tumoren sein.

Klinisch manifestiert sich die Retroperitonealfibrose in der Regel als Ureterstenose mit Harnstauung oder Pyelonephritis. Manchmal macht sie sich auch als Ödem der unteren Körperhälfte durch eine Stenose der V. cava oder mit Schmerzen in der Lumbalregion bemerkbar.

Die Diagnose kann sonographisch oder urographisch vermutet werden, wenn bei einer ein- oder beidseitigen Harnabflußstörung eine Verlagerung der Ureteren nach medial vorliegt. Computertomographisch kann die Diagnose durch eine prävertebrale, perivaskulär gelegene Manschette fibrosierten Gewebes nachgewiesen werden, das sich häufig gut abgrenzen läßt. Die Differentialdiagnose zu ausgeprägten Lymphomen ist manchmal schwierig. Der Fettsaum zwischen Aorta und V. cava ist bei dieser Erkrankung nicht mehr nachweisbar (Abb. 11.16). Das Lumen der V. cava ist in der Regel eingeengt; zu erkennen ist nicht selten ein Kollateralkreislauf mit Einschluß der V. lumbalis ascendens (Plexus vertebralis). Gelegentlich kann sich ein völliger Verschluß der V. cava ausbilden.

Ausbreitung benachbarter Prozesse ins Retroperitoneum

Erkrankungen der dorsalen Bauchwand

Knochenmetastasen, neurogene Tumoren und muskuläre Tumoren (M. psoas, M. quadratus lumborum) können sich bis in den Retroperitonealraum ausbreiten.

Die unspezifische oder tuberkulöse Spondylodiszitis verursacht eine Verdickung der Faszien. In fortgeschritteneren Fällen sind Flüssigkeitsansammlungen zu erkennen, die bis ins Retroperitoneum und vor allem bis in die Psoasloge reichen (Abb. 11.17).

Intraperitoneale Erkrankungen

Erkrankungen des Verdauungstraktes (Magen, Duodenum, Kolon) können sich bis in den Retroperitonealraum ausbreiten. Wenn der Tumor sehr groß ist, ist es oft schwierig zu entscheiden, ob der Tumor seinen Ursprung intra- oder extraperitoneal hat.

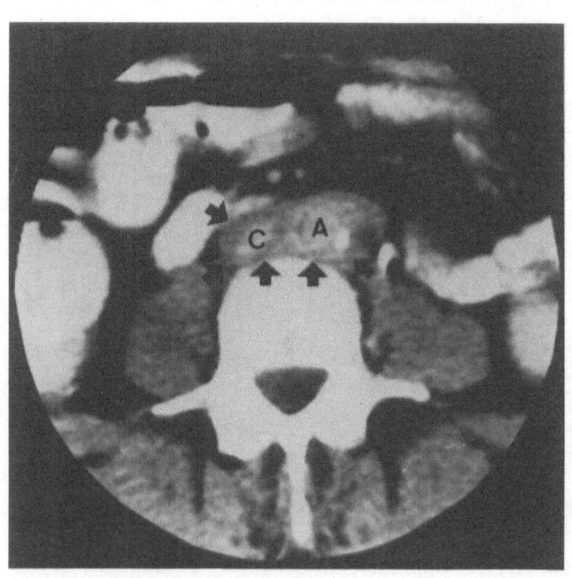

Abb. 11.16. Retroperitonealfibrose. Fibröses Gewebe *(Pfeile)* umgibt die Aorta *(A)* und die V. cava inferior *(C)* manschettenförmig. Das Lumen der großen Gefäße ist verengt

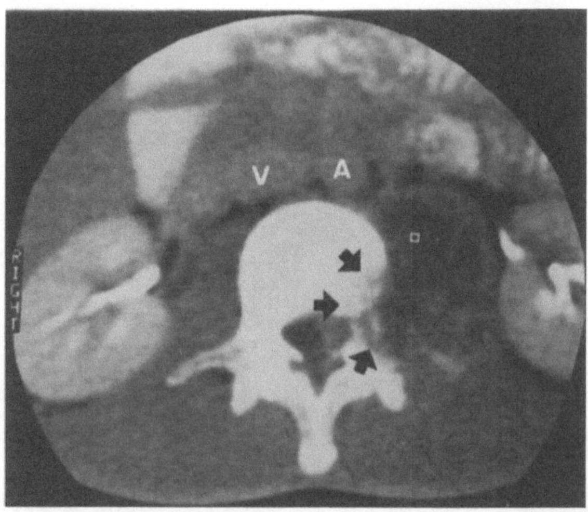

Abb. 11.17. Ausbreitung einer Spondylodiszitis auf den linken M. psoas. Im Bereich des linken M. psoas stellt sich eine heterogen strukturierte Raumforderung dar, die nach Kontrastmittelinjektion keine Dichteanhebung zeigt. Die Osteolyse der linken Bogenwurzel und des dorsalen Wirbelkörpers *(Pfeile)* ist gut erkennbar

Gefäßerkrankungen

Aortenaneurysma

Das infrarenale Segment der Aorta abdominalis ist in 95% aller Aneurysmafälle betroffen. Bei der Aneurysmose liegen Gefäßerweiterungen in multiplen Lokalisationen vor.

Die Ätiologie der Aortenaneurysmen ist in Tabelle 11.2 zusammengefaßt.

Tabelle 11.2. Ursachen des Bauchaortenaneurysmas

Atheromatose
Aortitis
– bakteriell:
    Salmonellose
    Brucellose
    Syphilis
– nichtbakteriell:
    Takayashu-Syndrom
    Riesenzellarteriitis
Posttraumatisch

Unabhängig davon, ob es sich um sackförmige oder spindelförmige Aneurysmen handelt, findet sich computertomographisch eine lokalisierte Erweiterung der Aorta (Abb. 11.18). Manchmal liegen Aortenwandverkalkungen vor. Nicht selten sind auch murale Thromben zu erkennen, deren Dichte niedriger als die Dichte des Blutes ist. Ein Thrombus kann zirkulär angeordnet sein

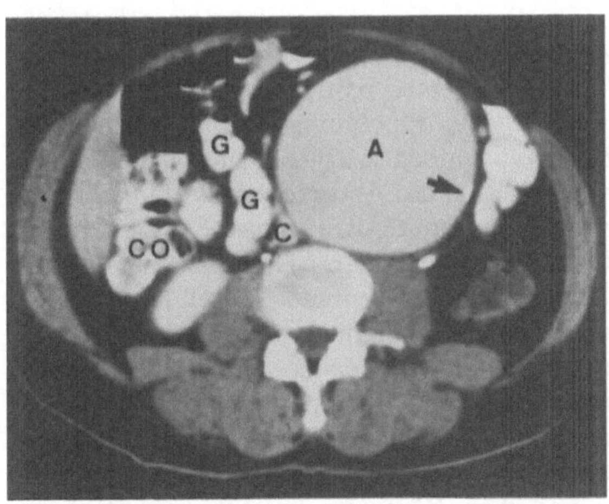

Abb. 11.18. Infrarenales Bauchaortenaneurysma. Nach Kontrastmittelgabe ist das erweiterte Lumen der Aorta *(A)* gut zu erkennen. Die V. cava inferior *(C)* und die Darmschlingen *(G)* werden verdrängt. In der dünnen Wand des Aneurysmas ist eine kleine Verkalkung *(Pfeil)* zu erkennen. Ein intraluminaler Thrombus liegt nicht vor. *CO* Colon

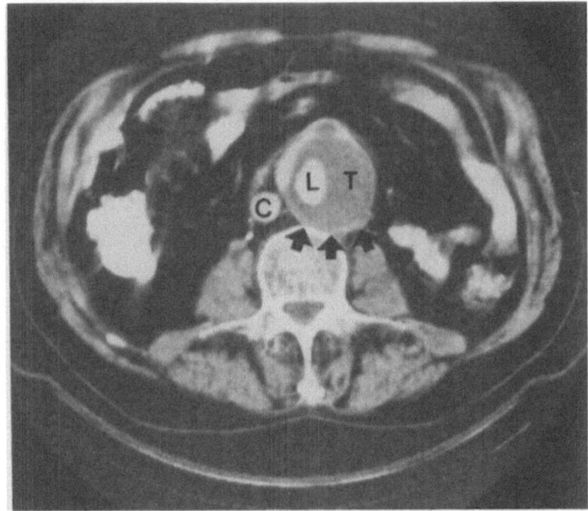

a

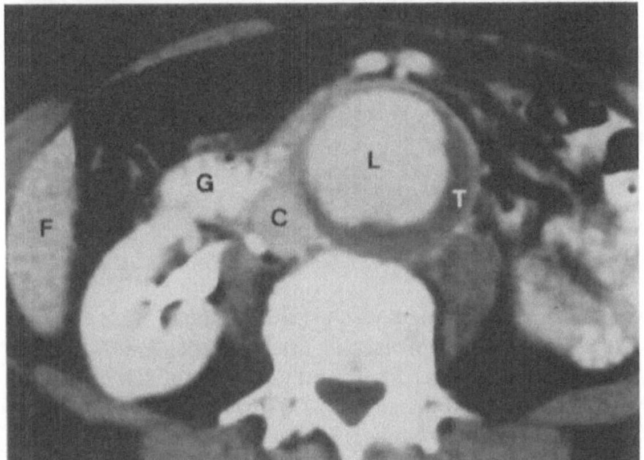

b

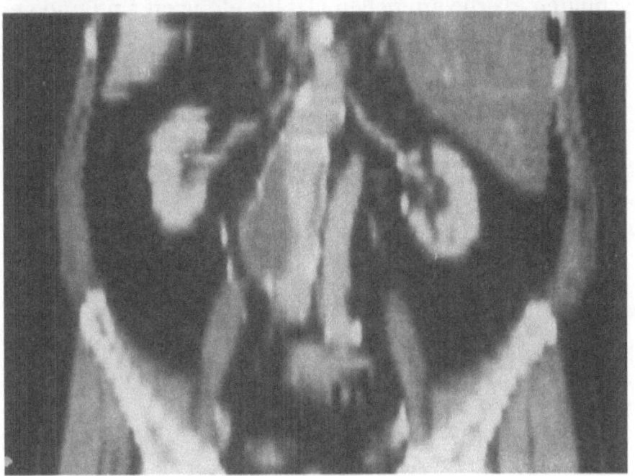

c

Abb. 11.19 a–c. Partiell thrombosiertes Aortenaneurysma. **a** Der größte Teil des Aneurysmas wird von einem Thrombus *(T)* eingenommen. Das verbleibende Lumen *(L)* ist nach Kontrastmittelgabe gut zu erkennen *(C* V. cava inferior). **b** Bei einem anderen Patienten findet sich ein thrombotisch *(T)* ausgekleidetes Aneurysma mit sehr großem Lumen *(L)*. V. cava inferior *(C)* und Dünndarmschlingen *(G)* werden verdrängt *(F* Leber). In beiden Fällen handelt es sich um infrarenale Aortenaneurysmen. **c** Frontale Rekonstruktion des Aneurysmas. Die Lagebeziehung zu den Nierenarterien ist gut erkennbar

(Abb. 11.19 a) oder nur einem Teil der Zirkumferenz anliegen (Abb. 11.19 b). In der Thrombenschicht können bandförmige Zonen herabgesetzter Dichte nachweisbar sein, die durch eine – manchmal schmerzhafte – Einblutung mit Ausdehnung des Aneurysmas zustande kommen. Früher hat man angenommen, daß es sich dabei um eine drohende Ruptur des Aneurysmas handelt.

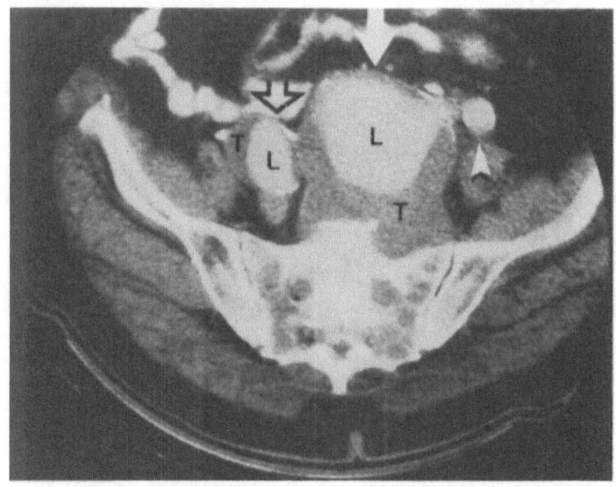

Abb. 11.20. Aortenaneurysma mit Ausdehnung auf die rechte A. iliaca. Die infrarenale Bauchaorta *(Pfeil)* und die A. iliaca dextra *(offener Pfeil)* sind aneurysmatisch erweitert. Die A. iliaca communis sinistra *(Pfeilspitze)* ist normal weit (*L* Lumen des Aneurysmas, *T* parietale Thromben). Aorta und Iliakalarterien sind auf diesem Schnitt gleichzeitig angeschnitten, da die arteriellen Gefäße elongiert sind und geschlängelt verlaufen

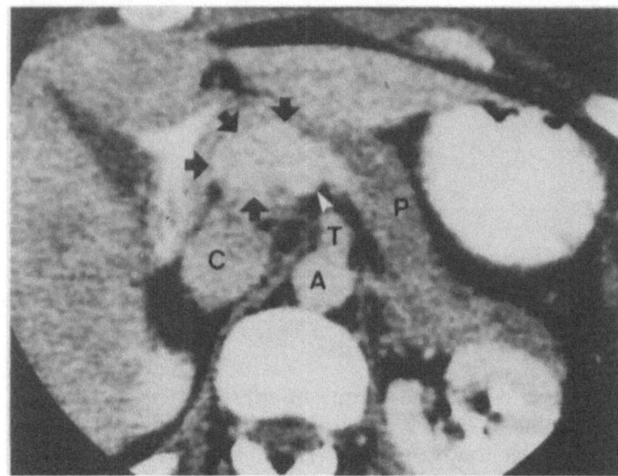

Abb. 11.21. Aneurysma der A. mesenterica superior. Dorsal des Pankreas *(P)* findet sich eine rundliche Struktur *(Pfeile)*, die die gleiche Dichte wie die Aorta *(A)* aufweist (*C* V. cava inferior). Es handelt sich um ein Aneurysma der A. mesenterica superior. Die V. mesenterica superior ist durch eine *Pfeilspitze* markiert. Zu beachten ist die ungewöhnliche Weite des Truncus coeliacus *(T)*

Bei der computertomographischen Beurteilung eines Aortenaneurysmas ist auf folgendes zu achten:

- kraniokaudale Ausdehung,
- Durchmesser,
- Wandbeschaffenheit (Verkalkungen, Thromben, Weite des verbliebenen Lumens),
- Relation des Aneurysmas zu den Organarterien, wobei sich die Durchführung einer Rekonstruktion anbietet (Abb. 11.19 c),
- Nachweis oder Ausschluß eines perianeurysmalen Hämatoms,
- Vorhandensein von Begleitzeichen wie Verdrängung benachbarter Strukturen (Ureter, V. cava inferior), Knochenerosionen, Einblutung.

Aneurysmen der Aortenäste sind kleiner als Aortenaneurysmen. Sie weisen ansonsten die gleichen Charakteristika auf (Abb. 11.20 und 11.21).

Komplikationen der Aortenaneurysmen

Drohende Ruptur des Aortenaneurysmas. Von einer drohenden Ruptur spricht man, wenn eine Vergrößerung des Aneurysmas auftritt, ohne daß es zu einer Ruptur kommt. Klinisch kann die Diagnose vermutet werden, wenn ein neuer Schmerzschub einsetzt. Zwei Zeichen erlauben die Sicherung der Diagnose: Das 1. Zeichen ist die Ablösung der Intima und die Ausbildung eines 2. Lumens. Nach Kontrastmittelinjektion kommt es im falschen Lumen zwar ebenfalls zu einer Dichteanhebung; diese ist jedoch manchmal verzögert. Differentialdiagnostisch ist wichtig, daß diese Dichteanhebung bei einer partiellen Verflüssigung des Thrombus oder Einblutung ebenfalls fehlt. Das 2. Zeichen ist noch wichtiger und häufiger: Es handelt sich um das Auftreten eines Hämatoms in der Umgebung des Aneurysmas. Selbst wenn es sich dabei um ein kleines Hämatom handelt, ist die Prognose ernst. Wenn der Prozeß fortschreitet, vergrößert sich das Hämatom, das sich schließlich um das gesamte Aneurysma, entlang der Wirbelsäule und bis in alle Kompartimente des Retroperitonealraums ausdehnen kann. Wenn eine Kommunikation zwischen dem Lumen des Aneurysmas und dem Hämatom besteht, kommt es im Hämatom – zumindest partiell – zu einer Dichteanhebung nach Kontrastmittelinjektion (Abb. 11.22).

Sehr selten treten Rupturen ins Duodenum oder in die V. cava inferior auf. Eine Ruptur liegt mit Sicherheit vor, wenn ein entsprechender Kon-

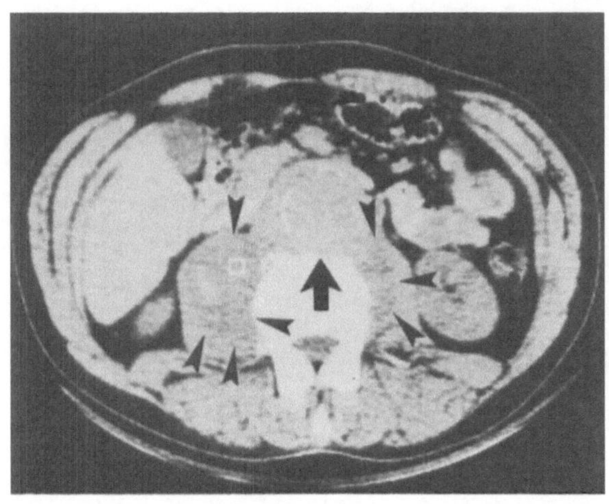

Abb. 11.22. Gedeckte Ruptur eines Bauchaortenaneurysmas. In den Psoasregionen liegen hypodense Areale *(Pfeilspitzen)*, die zu einer Deformierung der Psoaskonturen geführt haben, insbesondere rechts. Es handelt sich um Hämatome durch eine gedeckte Aortenruptur

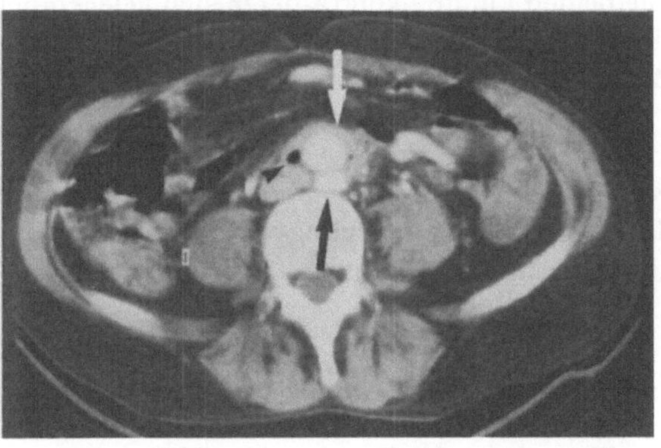

Abb. 11.23. Paraprothetischer Abszeß. Die aortoiliakale Prothese *(weißer Pfeil)* liegt ventral des verbliebenen Aortenstumpfes *(schwarzer Pfeil)*, der nach Kontrastmittelinjektion ebenfalls kontrastiert ist. In der Umgebung dieser beiden Lumina ist eine manschettenförmige Struktur zu erkennen, die eine Gasblase *(Pfeilspitze)* aufweist. Dieser Befund deutet auf einen paraprothetischen Abszeß hin

trastmittelübertritt nachzuweisen ist. Die Rupturgefahr der Aneurysmen hängt stark von deren Größe ab. Aneurysmen von weniger als 5 cm Durchmesser haben ein Rupturrisiko von 2%; bei einem Durchmesser von über 7 cm liegt das Rupturrisiko bei 70 bis 80%.

Eigentlich ist es klar, daß nach Sonographie und Computertomographie eine Angiographie beim Aortenaneurysma durchgeführt werden sollte. Die Erfahrung zeigt jedoch, daß man oft nicht sicher sein kann, daß dazu noch genügend Zeit besteht. Wenn eindeutig ein klinischer Notfall vorliegt, werden die Patienten mit Aortenaneurysma direkt nach sonographischer Sicherung der Diagnose operiert.

Infektion des Aortenaneurysmas. Diese Komplikation tritt – außer bei Aneurysmen bakterieller Genese (mykotische Aneurysmen) – selten auf. Sie manifestiert sich vor allem in der Umgebung von Gefäßprothesen, wo sie sich unter dem Bild eines Abszesses darstellt (Abb. 11.23).

Akute Thrombose und Embolie der Aortenbifurkation. Zu einer Thrombose kann es kommen, wenn zuvor schon stenosierende atheromatöse Gefäßveränderungen der Iliakalgefäße vorliegen, so daß abgegangene Fragmente des Thrombus zu einer vollständigen Verlegung des Gefäßlumens führen können.

Aortendissektion

Hierbei handelt es sich um die Dissektion einer nicht aneurysmatisch veränderten Aorta. Die Computertomographie des Abdomens wird hier nach der Untersuchung der Thoraxorgane durchgeführt. Klinisch stehen das klassische Syndrom mit Thoraxschmerzen und Kollaps („Infarkt ohne Infarkt") oder Komplikationen durch einen Verschluß von Aortenästen im Vordergrund. Computertomographisch findet sich nach Kontrastmittelinjektion ein Streifen abgelöster Intima, die den Gefäßquerschnitt in 2 Lumina teilt (Abb. 11.24).

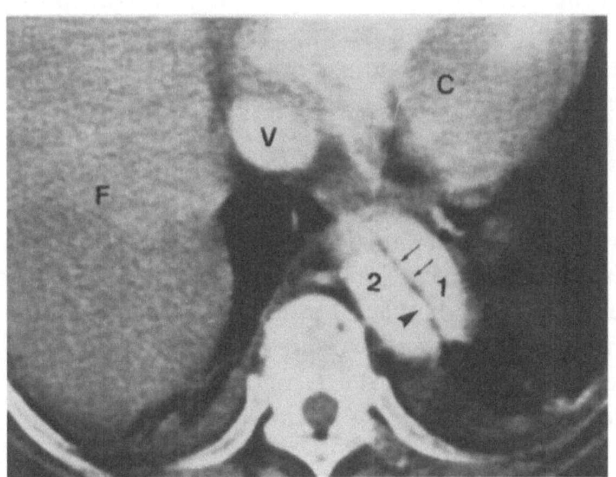

Abb. 11.24. Aortendissektion. Im vergrößerten Aortenlumen ist eine Membran *(Pfeile)*, die z. T. verkalkt ist *(Pfeilspitze)*, zu erkennen. Das echte Lumen *(1)* wird dadurch vom falschen Lumen *(2)* getrennt. *V* V. cava inferior, *C* Herz, *F* Leber

Die beiden Lumina kontrastieren sich gelegentlich simultan, gelegentlich auch nacheinander. Diese Bilder entgehen der Sonographie oft.

Zur kompletten Untersuchung der Aorta und ihrer Äste bietet sich die Arteriographie an. Im Notfall stellt jedoch die Computertomographie das bessere Untersuchungsverfahren zur Diagnose der thorakoabdominalen Dissektionen dar.

Thrombose der V. cava inferior

Die Thrombose der V. cava zeigt sich computertomographisch an der Obliteration des Gefäßlumens (Abb. 11.25 und 11.26). Die computertomographischen Kriterien der Thrombosen wurden weiter oben im Detail beschrieben (Abb. 9.9).

Zur Beurteilung der Durchgängigkeit von arteriellen Gefäßprothesen und zur Kontrolle von Kavafiltern kann die Computertomographie ebenfalls eingesetzt werden.

Untersuchungsstrategie

Die Computertomographie wird oft erst nach der Sonographie, manchmal auch nach der Ausscheidungsurographie eingesetzt. Sie stellt jedoch zur Beurteilung retroperitonealer Erkrankungen das beste Verfahren dar: Computertomographisch lassen sich Raumforderungen, die oft eine beträchtliche Größe haben, vollständig darstellen. Durch die Darstellung der Faszien, Muskeln und knöchernen Elemente ist eine eindeutige Lokalisation möglich. Ursprung, Lagebeziehungen und Ausdehnung eines Tumors sind eindeutig zu erkennen. Schließlich ist gelegentlich durch die Densitometrie und die Möglichkeit, Gefäße und Gewebe zu kontrastieren, eine Artdiagnose möglich (Lipom, hypervaskularisierter Tumor, Aortenläsion). Lediglich in der Diagnostik von Lymphomen weist die Sonographie vergleichbare Ergebnisse auf. Manchmal muß die Computertomographie durch ein weiteres Verfahren ergänzt werden: z. B. durch die Urographie, wenn es um die Auswirkung einer Erkrankung auf die Urete-

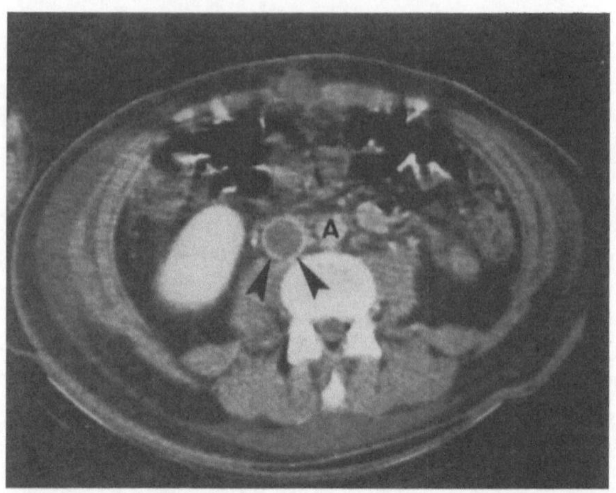

Abb. 11.25. Kavathrombose bei ausgedehnter Beinvenenthrombose. Der Durchmesser der V. cava inferior *(Pfeilspitzen)* ist vergrößert. Das Gefäßlumen ist hypodens. Nach Kontrastmittelinjektion kommt es nicht zu einer Dichteanhebung. *A* Aorta

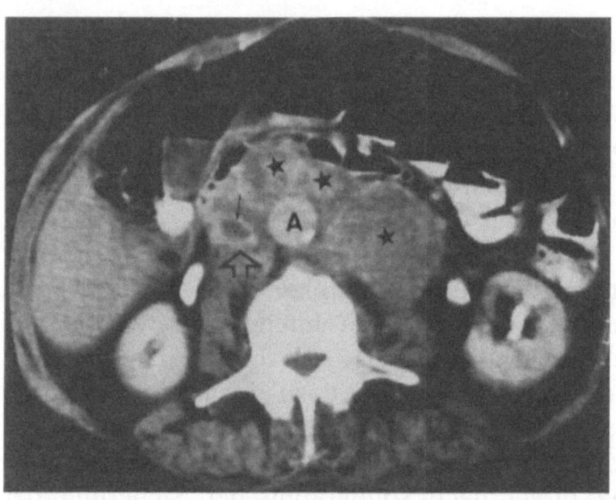

Abb. 11.26. Thrombose der V. cava inferior durch komprimierende vergrößerte Lymphknoten. Die Aorta *(A)* und die V. cava inferior *(offener Pfeil)* sind von manschettenartig angeordneten, vergrößerten Lymphknoten umgeben. Grunderkrankung ist ein Hodenseminom. Die V. cava inferior ist komprimiert, ihr Lumen durch einen hypodensen Thrombus obliteriert

ren geht, durch die Kavographie, wenn dieses Gefäß beeinträchtigt wird, durch die Arteriographie, wenn es um die topographische Zuordnung eines Tumors oder die vollständige Beurteilung eines Aneurysmas geht.

Kapitel 12 Becken

J. WATRIN, T. CONSTANTIN, F. S. WEILL

Computertomographische Anatomie

Harnblase, Rektum und Genitalorgane (Abb. 12.4 und 12.5) liegen im kleinen Becken, wo sie zusammen mit ihren versorgenden Gefäßen und Nerven von Fettgewebe und Faszien umgeben sind (Abb. 12.1). Die recht komplexe Schnittbildanatomie ist in Abb. 12.1–12.5 dargestellt. Das weibliche Becken mit Uterus und Ligg. lata haben wir bereits weiter oben kennengelernt (Abb. 8.7; vgl. Abb. 12.5).

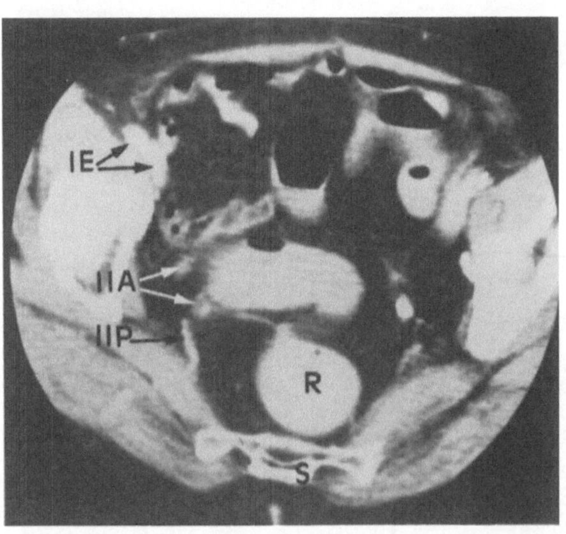

Abb. 12.2. Schnittbildanatomie der Gefäße. Nach Kontrastmittelinjektion stellen sich die Gefäße dar: *IE* A. und V. iliacae externae, *II* A. und V. iliacae internae. Die internen iliakalen Gefäße teilen sich in: *IIA* ventrale Äste und *IIP* dorsale Äste. *R* Rektum, *S* Sakrum

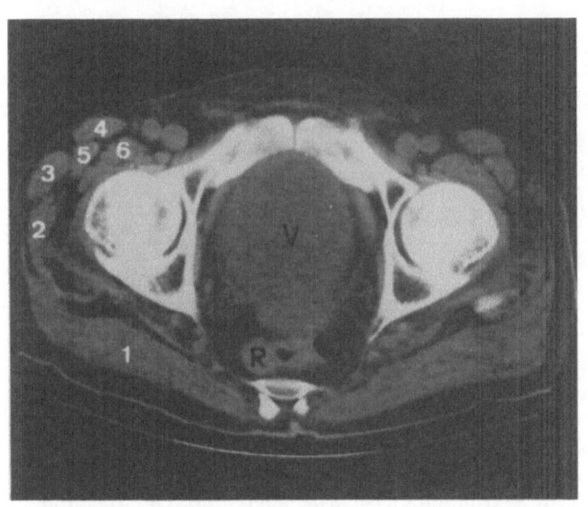

Abb. 12.1. Schnittbildanatomie der Beckenmuskeln. *1* M. glutaeus maximus, *2* M. glutaeus medius, *3* M. tensor fasciae latae, *4* M. sartorius, *5* M. rectus anterior, *6* M. iliopsoas. Zu beachten sind ventral der Muskeln A. und V. femorales communes. *V* Harnblase, *R* Rektum

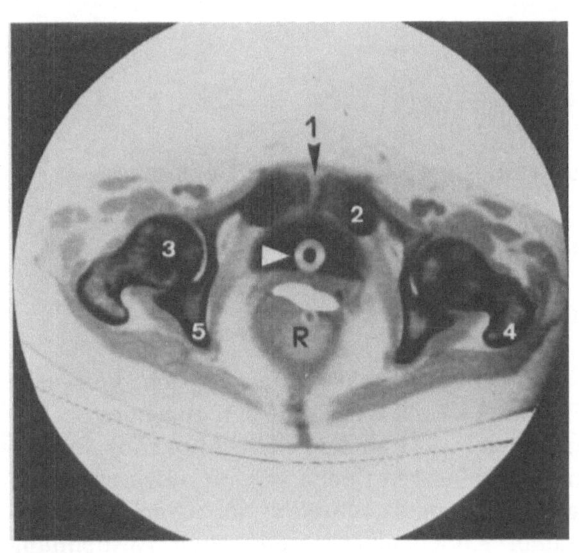

Abb. 12.3. Schnittbildanatomie des knöchernen Beckens. ▶ Dieser Schnitt durch die Symphyse ist mit umgekehrter Dichteskala dargestellt: Der Knochen erscheint schwarz. *1* Symphyse, *2* Os pubis, *3* Femurkopf, *4* Trochanter major, *5* Os ischii, *R* Rektum. Die *Pfeilspitze* markiert den Ballon eines Harnblasenkatheters

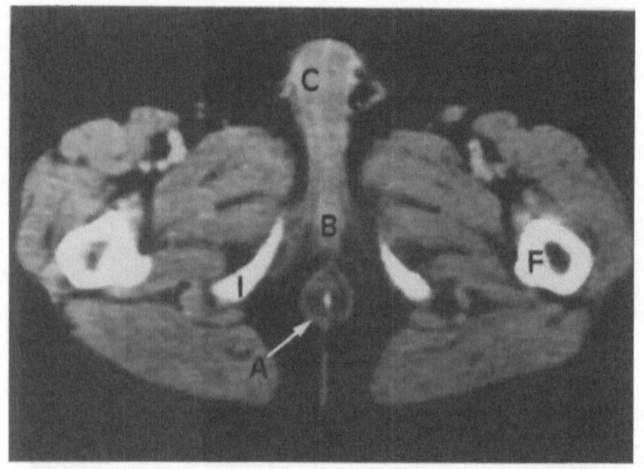

Abb. 12.4. Schnittbildanatomie des männlichen Beckens. Schnitt durch das Perineum: *A* Analsphinkter, *B* Bulbus, *C* Corpus cavernosum, *F* Femurdiaphyse, *I* Os ischii

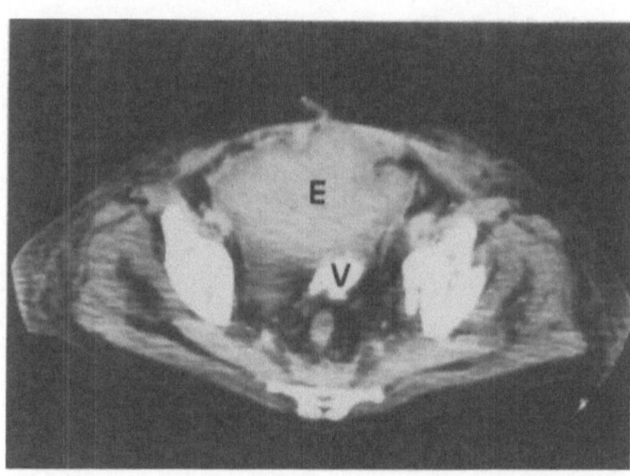

Abb. 12.6. Infiziertes Hämatom im Retzius-Raum. Auf diesem Schnitt bei einem polytraumatisierten Patienten mit Beckenfraktur ist eine prävesikale Flüssigkeitsansammlung *(E)* mit einer Dichte von 90 HE zu erkennen. Die Harnblase *(V)* wird nach dorsal verdrängt

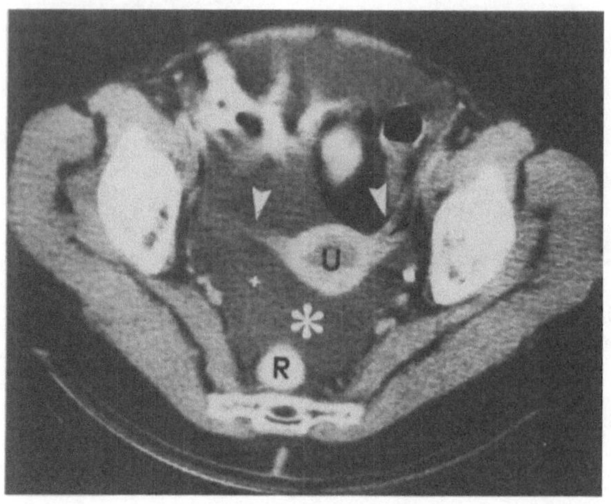

Abb. 12.5. Schnittbildanatomie des weiblichen Beckens. *U* Uterus, *R* Rektum. Aufgrund des Aszites lassen sich die Ligg. lata *(Pfeilspitzen)* abgrenzen. Der Douglasraum *(*)* liegt zwischen Uterus *(U)* und Rektum *(R)*

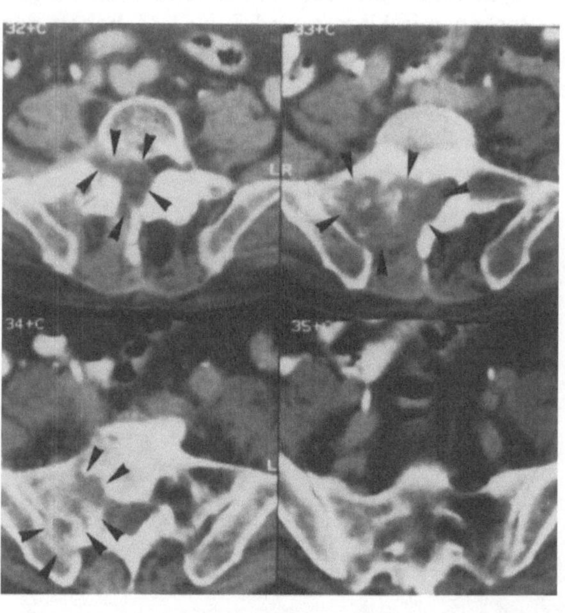

Abb. 12.7. Ossäre Manifestation eines malignen Lymphoms im Sakrum. Bei diesem 78jährigen Patienten läßt sich im Sakrum eine Osteolyse abgrenzen. Die Massa lateralis rechts ist teilweise durch weichteildichtes Gewebe ersetzt *(Pfeilspitzen)*. Histologisch handelt es sich um ein malignes Lymphom

Erkrankungen des kleinen Beckens

Bewegungsapparat und Bindegewebe

Knochen

Computertomographisch lassen sich komplexe Frakturen des Beckens mit den zugehörigen Hämatomen im Detail darstellen (Abb. 12.6). Bei Tumorerkrankungen finden sich oft, noch ehe klinische Symptome auftreten, im Computertomogramm Knochenmetastasen, deren Ausdehnung in die umgebenden Weichteile exakt dargestellt werden kann (Abb. 12.7). Seltener liegen Primärtumoren vor: Osteosarkome, Chondrome, Chordome (Abb. 12.8). Die Beckenorgane können durch eine nach ventral entwickelte Meningomyelozele komprimiert werden.

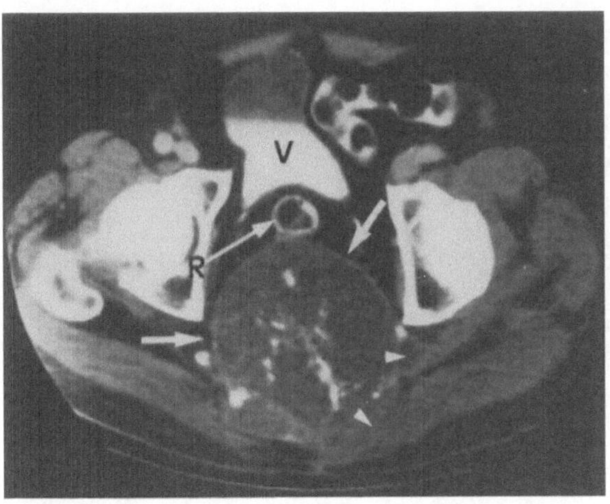

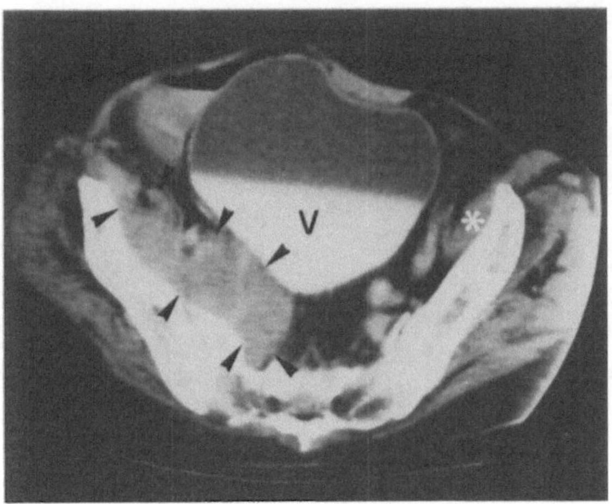

Abb. 12.8. Chordom. Die heterogen strukturierte Raumforderung *(Pfeil)* ist teilweise verkalkt. Sie verdrängt das Rektum *(R)* nach ventral. Der Tumor infiltriert die Glutaeusmuskulatur und hat zur Osteolyse des Sakrums geführt

Abb. 12.9. Muskuläre Manifestation eines lymphoplasmozytoiden Lymphoms. Der M. iliacus sinister *(*)* erscheint normal, während der M. iliacus dexter ungewöhnlich dick aussieht *(Pfeilspitzen)*. Ursache ist das lymphoplasmozytoide Lymphom. Der infiltrierte Muskel verdrängt die Harnblase *(V)*. Zu beachten ist das durch Kontrastmittel bedingte Unterschichtungsphänomen in der Harnblase

Muskeln (Abb. 12.1)

Es kommen sowohl primäre Tumoren der Muskulatur vor (s. Abb. 11.7) als auch muskuläre Metastasen (Abb. 12.9). Diese Tumoren stellen sich als Raumforderung dar, die sich nicht vom Muskel abgrenzen läßt. Je nach Primärtumor wird nach Kontrastmittelinjektion eine mehr oder weniger ausgeprägte Dichteanhebung beobachtet. Nach Kontrastmittelinjektion resultiert in der Regel ein heterogenes Bild. Die häufigste Erkrankung der Muskulatur ist das Hämatom (s. Abb. 11.22), das bereits auf S. 140 beschrieben wurde.

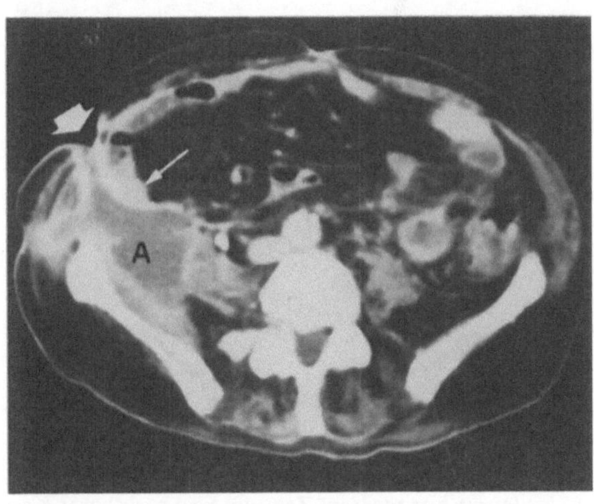

Abb. 12.10. Abszeß in der Fossa iliaca dextra. Nach Appendektomie findet sich bei diesem febrilen Patienten eine Flüssigkeitsansammlung in der Fossa iliaca dextra *(A)*. Die Peripherie dieses Prozesses zeigt nach Kontrastmittelgabe eine deutliche Dichteanhebung *(dünner Pfeil)*. Zu erkennen ist eine kutane Fistel *(dicker Pfeil)*

Binde- und Fettgewebe

Bei der Beckenlipomatose finden sich computertomographisch multiple noduläre Strukturen, die die Beckenorgane – vorwiegend die Harnblase – verdrängen. Densitometrisch läßt sich der Fettgehalt des Prozesses eindeutig nachweisen.

Andere pathologische Beckenprozesse stellen die Hämatome dar – vor allem das Hämatom im Retziusraum (Abb. 12.6) – und die Abszesse: perityphlitischer Abszeß (Abb. 12.10) und perisigmoidaler Abszeß nach Perforation eines Sigmadivertikels. Diese Erkrankungen haben in der Beckenetage die gleichen Charakteristika, wie sie bereits für Abszesse im Retroperitonealraum beschrieben wurden (s. S. 139).

Manche Gefäßerkrankungen lassen sich auch im Becken computertomographisch erkennen: arterielle Aneurysmen (Abb. 12.11), venöse Thrombosen (Abb. 12.19) oder arterielle Thrombosen. Die fehlende Dichteanhebung des Gefäßlumens nach Kontrastmittelinjektion und die Kollateralzirkulation sind die diagnostisch hinweisenden Befunde für eine Thrombose.

Ein wichtiges Kapitel stellen auch die vergrößerten Lymphknoten in der Beckenetage dar. Aufgrund ihrer geringen Größe sind normale

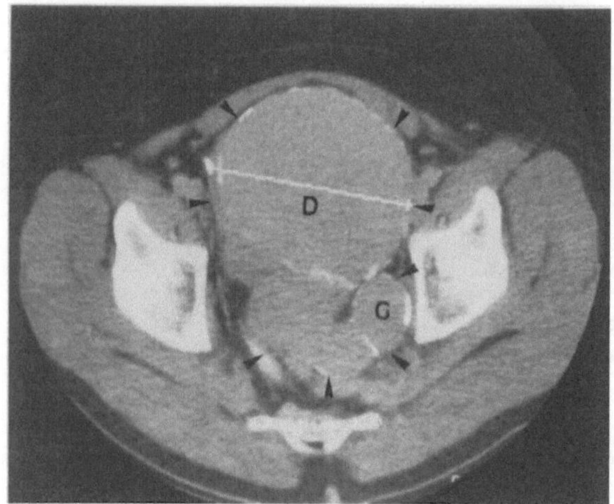

Abb. 12.11. Aneurysma der A. iliaca. Im Becken ist eine homogene, lobulierte Raumforderung *(D, Pfeilspitzen)* mit verkalkter Wand zu erkennen. Es handelt sich um ein nicht thrombosiertes Aneurysma der A. iliaca dextra. Die A. iliaca sinistra *(G)* ist ektatisch erweitert

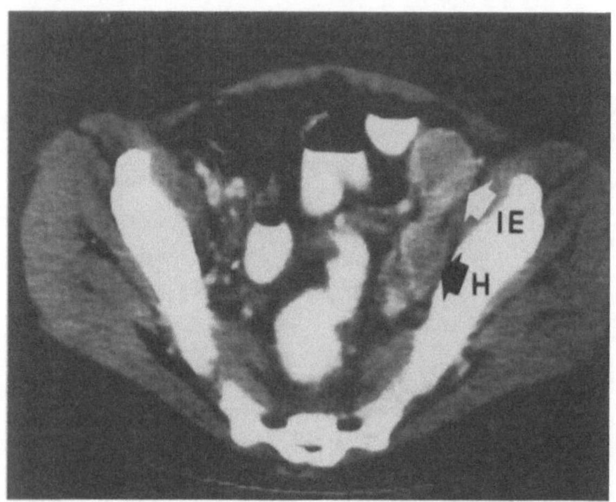

Abb. 12.12. Vergrößerte Lymphknoten bei Non-Hodgkin-Lymphom. Zu erkennen sind polyzyklische Raumforderungen *(Pfeile)* mit hypodensem Zentrum und peripherer Kontrastmittelaufnahme in Höhe der externen iliakalen *(IE)* und der intern iliakalen *(H)* Lymphknotengruppe

Lymphknoten sehr schwierig zu identifizieren, wenn nicht eine Lymphographie vorausgegangen ist. Vergrößerte Lymphknoten finden sich in der Umgebung der Gefäße. Sie weisen die Dichte soliden Gewebes auf und zeigen nach Kontrastmittelinjektion nur eine geringe Dichteanhebung. Lediglich die Peripherie der Lymphknoten zeigt manchmal größere Dichteanhebungen (Abb. 12.12 und 12.13).

Im Binde- und Fettgewebe des Beckens ist gelegentlich eine Infiltration epithelialer Tumoren (Uterus, Prostata usw.) zu erkennen.

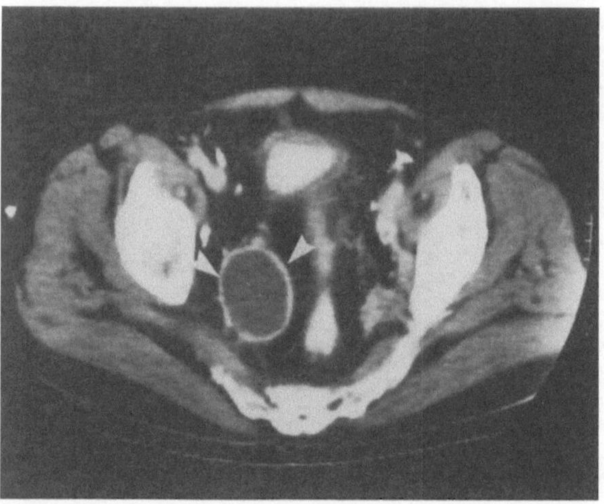

Abb. 12.13. Vergrößerte Lymphknoten der internen iliakalen Lymphknotengruppe bei einem undifferenzierten Adenokarzinom unbekannter Primärlokalisation (gleicher Patient wie Abb. 11.3). Das Aussehen dieses Lymphknotens ist ungewöhnlich *(Pfeilspitzen):* Aufgrund der Kontrastmittelaufnahme in der Peripherie und des homogenen flüssigkeitsähnlichen Inhaltes (50 HE) muß differentialdiagnostisch eine Nekrose in Betracht gezogen werden

Urogenitalsystem

Harnblase

Wenn die Harnblase gefüllt ist, nimmt sie den vorderen Teil des Beckens ein (Abb. 12.1). Nach Kontrastmittelinjektion kommt es zu einer Dichteanhebung, wobei ein Unterschichtungsphänomen durch den langsam zufließenden kontrastierten Urin zu beobachten ist (Abb. 12.9). Manche Untersucher ziehen es vor, die Harnblase retrograd mit hypodensen, öligen Substanzen aufzufüllen, um Harnblasentumoren besser abgrenzen zu können.

Neben der Darstellung von Konkrementen, Divertikeln und Blasendeformierungen durch Tumoren der Umgebung wird die Computertomographie vor allem zur Beurteilung der Ausdehnung von Harnblasentumoren eingesetzt (Abb. 12.14 und 12.15; Tabelle 12.1). Die endovesikale Tumorausdehnung kann computertomographisch ebenso gut wie endoskopisch abgeschätzt werden. Computertomographisch kann daneben die Ausbreitung des Tumors in die Peripherie beurteilt werden. Eine Tumorinfiltration der Umgebung führt zu einer Obliteration des perivesikalen Fettgewebes. Streifenförmige Verdichtungen im perivesikalen Fettgewebe können jedoch auch entzündungsbedingt sein. Die Invasion benachbarter Organe (Gefäße, Muskeln) ist zu erkennen. Hier

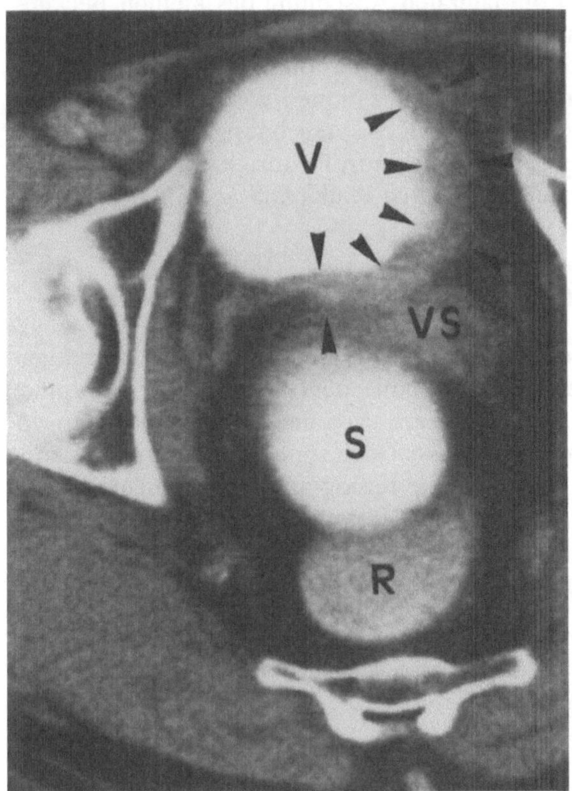

Abb. 12.14. Infiltrierendes Harnblasenkarzinom (T4 N1). Verdickung der linksseitigen posterolateralen Harnblasenwand *(Pfeilspitzen)*. Eine Infiltration des perivesikalen Fettgewebes liegt nicht vor. Das vergrößerte Samenbläschen *(VS)* läßt allerdings an eine Tumorinvasion denken. Der Befund wurde operativ bestätigt. *S* kontrastiertes Sigma, *R* Rektum

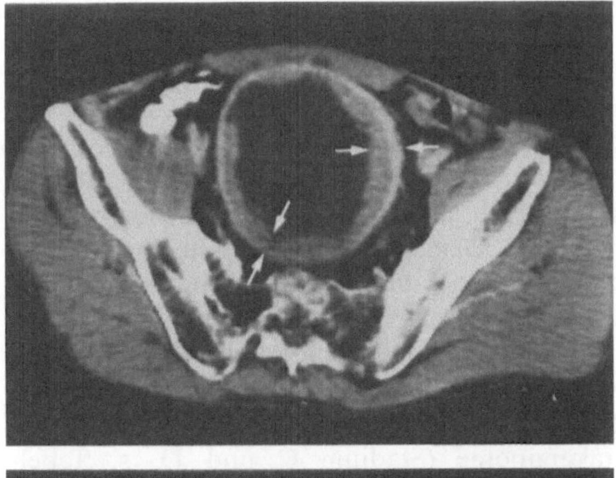

a

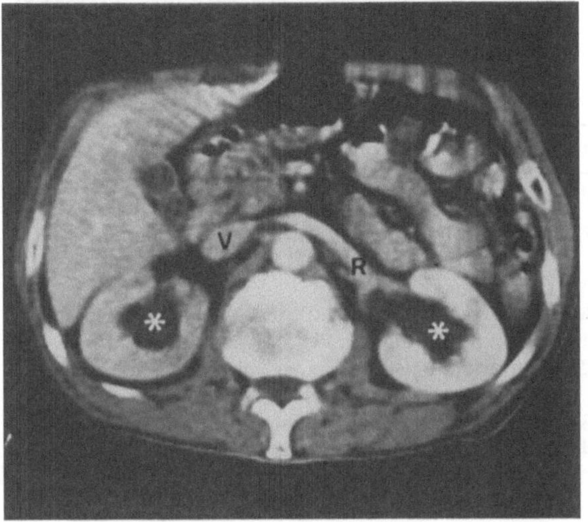

b

Abb. 12.15. a, b. Harnblasenkarzinom (T3 N0). **a** Durch eine diffuse Infiltration erscheint die Harnblasenwand erheblich verdickt *(Pfeile)*. **b** Ein Schnitt in Höhe der Nierenhili zeigt erheblich erweiterte Nierenbecken *(*)*. Die Harnstauung wurde durch eine Tumorinfiltration der Uretermündung bedingt. *V* V. cava inferior, *R* linke Nierenvene

Tabelle 12.1. Klassifikation der Harnblasentumoren

Tis	Carcinoma in situ
Ta	Nichtinvasives papilläres Karzinom
T1	Tumor infiltriert subepitheliales Bindegewebe
T2	Tumor infiltriert oberflächliche Muskulatur (innere Hälfte)
T3	Tumor infiltriert tiefe Muskulatur oder perivesikales Fettgewebe
T4	Tumor infiltriert Prostata oder Uterus oder Vagina oder Bauchwand
N1	Homolateraler Befall einer Lymphknotengruppe
N2	Befall multipler Lymphknotengruppen oder kontra- oder bilateraler Lymphknotenbefall
N3	Fixierte regionale Lymphknotenmetastasen
N4	Lymphknotenfernmetastasen

gibt es allerdings eine Schwierigkeit: Es ist unmöglich, eine einfache Adhärenz von einer echten Tumorinfiltration zu unterscheiden. Weiter muß nach vergrößerten Lymphknoten im Verlauf der Gefäße gesucht werden (A. iliaca externa, A. obturatoria). Wie schon gesagt, sind kleine Metastasen in normal großen Lymphknoten computertomographisch nicht zu erkennen, so daß die Lymphographie ihre Berechtigung behält.

Schließlich läßt sich das Harnblasendach auf Transversalschnitten nur schlecht beurteilen. Eine Invasion des Peritoneums ist oft schwierig darzustellen. Die Beurteilung der Tumorinvasion des Detrusors und der unmittelbar benachbarten Strukturen ist zweifellos mit der endovesikalen und endorektalen Sonographie exakter als mit der Computertomographie möglich.

Prostata

Die Prostata läßt sich mit Hilfe der endorektalen Sonographie hervorragend darstellen. Dieses Verfahren erlaubt es nicht nur, Volumenmessungen vorzunehmen oder kleinste Knoten darzustellen, sondern auch eine gezielte Punktion durchzuführen und die Samenbläschen zu untersuchen. Die Computertomographie ist dagegen nicht in der Lage, das Drüsengewebe detailliert darzustellen. So hat die Computertomographie bei Prostataerkrankungen ihre einzige Berechtigung in der Beurteilung der Ausbreitung fortgeschrittener Prostatakarzinome (Stadium C und D, s. Tabelle 12.2). Wie bei den Harnblasenkarzinomen kön-

nen die lateralen Abschnitte des kleinen Beckens computertomographisch hervorragend beurteilt werden. Die Computertomographie wird bei anderen Tumorlokalisationen vor perkutaner Strahlentherapie zur Dosisberechnung eingesetzt. Auch in der Therapiekontrolle fortgeschrittener Karzinome hat sie ihren Platz (Abb. 12.16).

Uterus

Die Beurteilung von Schleimhautveränderungen bleibt eine Domäne der Hysterosalpingographie. Intrauterinpessare, Myome sowie Veränderungen der Adnexe lassen sich sonographisch beurteilen.

Die Computertomographie wird eingesetzt zur Beurteilung der extrauterinen Ausbreitung von Endometrium- und Zervixkarzinomen. Bei Tumoren dieser Lokalisation im fortgeschrittenen Stadi-

Tabelle 12.2. Klassifikation der Prostatakarzinome

T0	Kein Anhalt für Primärtumor
T1	Tumor ist ein zufälliger histologischer Befund
T2	Tumor klinisch feststellbar, auf die Drüse begrenzt
T3	Tumor infiltriert in Apex der Prostata, Prostatakapsel, Blasenhals oder Samenbläschen, ist jedoch nicht fixiert
T4	Tumor ist fixiert oder infiltriert Nachbarstrukturen
N1	Regionaler, homolateraler Lymphknotenbefall
N2	Kontra- oder bilateraler Lymphknotenbefall oder Befall mehrerer Lymphknotenstationen
N3	Fixierte regionale Lymphknotenmetastasen
N4	Lymphknotenfernmetastasen

Tabelle 12.3. Klassifikation der Endometriumkarzinome

Stadium		
0		Carcinoma in situ
I		Begrenzt auf Corpus uteri
	I a	Cavum uteri 8 cm oder weniger in der Länge
	I b	Cavum uteri mehr als 8 cm in der Länge
II		Tumor infiltriert Zervix
III		Tumor breitet sich jenseits des Uterus aus, verbleibt aber innerhalb des kleinen Beckens
IV		
	IV a	Tumor infiltriert die Mucosae der Harnblase oder des Rektums und/oder überschreitet die Grenze des kleinen Beckens
	IV b	Fernmetastasen

Tabelle 12.4. Klassifikation der Zervixkarzinome

Stadium		
0		Carcinoma in situ
I		Begrenzt auf Zervix
	I a	Diagnose nur durch Mikroskopie
	I b	Läsionen > 5 mm
II		Ausdehnung jenseits des Uterus, aber nicht zur Beckenwand und nicht zum unteren Drittel der Vagina
	II a	Parametrien frei
	II b	Parametrien befallen
III		Ausdehnung zum unteren Drittel der Vagina oder zur Beckenwand
	III a	unteres Drittel der Vagina
	III b	Beckenwandinfiltration oder Hydronephrose
IV		
	IV a	Ausdehnung auf Schleimhaut von Harnblase, Rektum oder Ausdehnung auf Organe außerhalb des kleinen Beckens oder
	IV b	Fernmetastasen

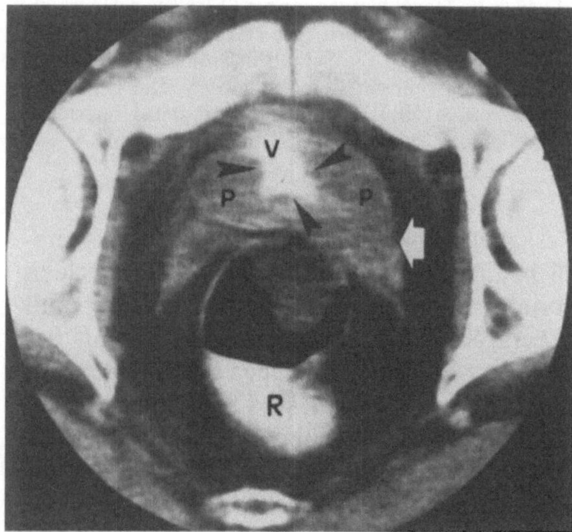

Abb. 12.16. Adenokarzinom der Prostata (T4). Deutliche Hypertrophie der Prostata *(P)*, insbesondere im Bereich des linken Lappens *(Pfeil)*. Der Blasenboden *(V)* weist eine unregelmäßige Begrenzung auf *(Pfeilspitzen)*, so daß eine Infiltration anzunehmen ist. Zu beachten ist die Obliteration des Fettgewebes zwischen dem linken Prostatalappen und der vorderen Rektumwand *(R)*. Dieser Befund muß den Verdacht auf eine Rektuminfiltration richten

Abb. 12.17. Endometriumtumor (Stadium III). Zu erkennen ist eine heterogen strukturierte Raumforderung, die das rechte Parametrium bis zum M. obturatorius internus *(Pfeilspitze)*, die Harnblase *(V, doppelte Pfeilspitze)*, die rechte laterale Rektumwand *(R, dreifache Pfeilspitze)* und das Fettgewebe infiltriert

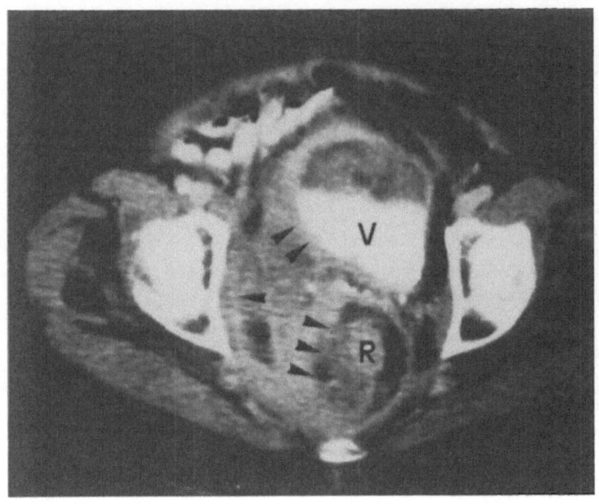

um (Stadium III und IV) (s. Tabellen 12.3 und 12.4) findet man eine Verdickung einer oder beider Ligg. lata, wobei allerdings bedacht werden muß, daß auch entzündliche Veränderungen zu einer Verbreiterung dieser Ligamente führen können. Daneben ist eine Invasion des umgebenden Fettgewebes und der Muskulatur zu erkennen. Vergrößerte Lymphknoten, eine Erweiterung des Ureters und eine Tumorinvasion der Harnblase lassen sich ebenfalls erkennen. Letztere stellt sich als unregelmäßig begrenzte Verdickung der Harnblasenwand dar (Abb. 12.17). Die computertomographische Untersuchung umfaßt auch die Suche nach vergrößerten retroperitonealen Lymphknoten und nach Tumormanifestationen in der Wirbelsäule.

Ovarialkarzinome

Computertomographisch findet sich eine manchmal ausgedehnte intrapelvine Raumforderung, die stets sehr schwierig von der oft begleitend vorhandenen Karzinomatose des Beckens abzugrenzen ist (Abb. 12.18–12.20; Tabelle 12.5). Zu achten ist auf freien und gekammerten Aszites und auf Peritonealmetastasen (s. Kap. 8).

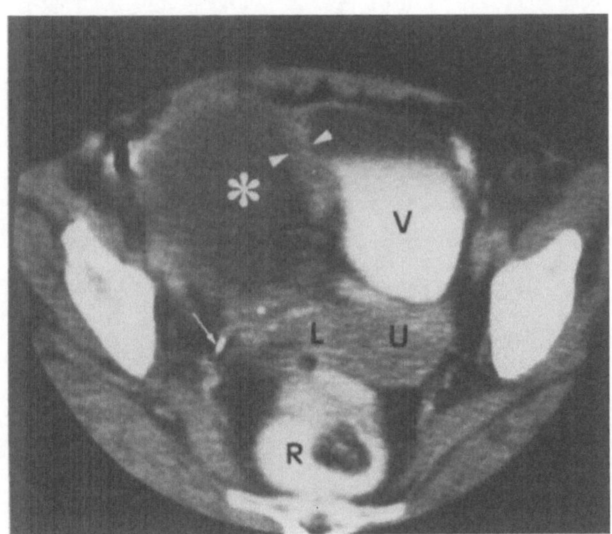

◄ **Abb. 12.18.** Ovarialkarzinom (Stadium II b). Raumforderung im Becken von 10 cm Durchmesser *(*)*. Die Wand des Tumors ist verdickt *(Pfeilspitzen)* und unregelmäßig. Sie verdrängt die Harnblase *(V)*. Infiltration des rechten Lig. latum *(L)* und des Uterus *(U)* *(R* kontrastiertes Rektum). Der Ureter *(Pfeil)* erscheint unauffällig

Tabelle 12.5. Klassifikation der Ovarialkarzinome

Stadium		
I		Tumor begrenzt auf Ovarien
	I a	Tumor auf ein Ovar begrenzt; Kapsel intakt, kein Tumor auf der Oberfläche des Ovars
	I b	Tumor auf beide Ovarien begrenzt, Kapsel intakt, kein Tumor auf der Oberfläche der beiden Ovarien
	I c	Tumor begrenzt auf 1 oder beide Ovarien mit Kapseldurchbruch. Tumor an Ovaroberfläche oder maligne Zellen im Aszites oder bei Peritonealspülung
II		Tumor befällt 1 oder beide Ovarien und breitet sich im Becken aus
	II a	Ausbreitung auf und/oder Implantate an Uterus und/oder Tuben
	II b	Ausbreitung auf andere Beckengewebe
	II c	Ausbreitung im Becken und maligne Zellen im Aszites oder bei Peritonealspülung
III		Tumor befällt 1 oder beide Ovarien mit mikroskopisch nachgewiesenen Peritonealmetastasen außerhalb des Beckens und/oder regionären Lymphknotenmetastasen
IV		Fernmetastasen (ausschließlich Peritonealmetastasen)

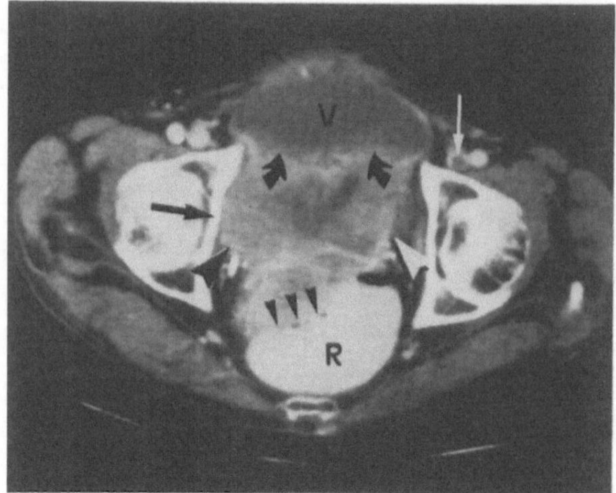

Abb. 12.19.   Ovarialkarzinom (Stadium III). Heterogen strukturierte Raumforderung *(Pfeilspitzen)* mit unscharfer Begrenzung. Dieser Tumor nimmt nahezu das gesamte kleine Becken ein. Er infiltriert die dorsale Harnblasenwand *(gekrümmte Pfeile, V)*, den Vorderrand des Rektums *(dreifache Pfeilspitzen)*, lateral die Parametrien bis zur knöchernen Beckenwand *(schwarzer Pfeil)*. Zu beachten ist die fehlende Kontrastaufnahme der V. femoralis communis sinistra *(weißer Pfeil)*. Dieser Befund kommt durch eine ausgedehnte Beinvenenthrombose links zustande

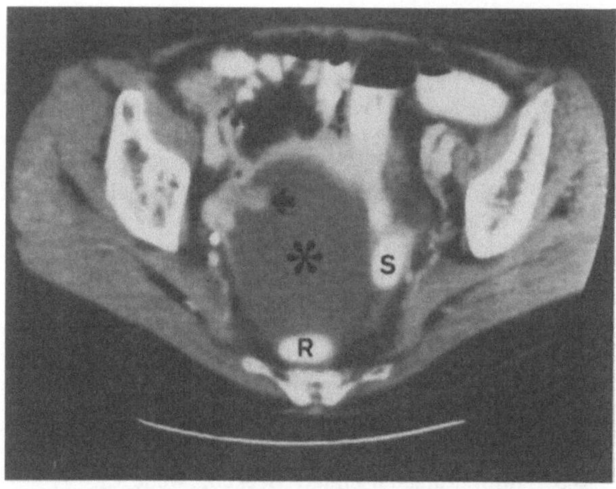

Abb. 12.20. Ovarialkarzinom (Stadium I a). Große zystische Raumforderung *(*)* oberhalb der Harnblase mit unregelmäßiger Wand und endozystischer Aussprossung *(Pfeil)*. Rektum *(R)* und Sigma *(S)* werden durch den Tumor verdrängt

Abb. 12.21.   Infiltrierendes Rektumkarzinom. Große, heterogen strukturierte Raumforderung *(Pfeilspitzen)* mit unscharfer Begrenzung und Infiltration der Rektumloge. Das perirektale Fettgewebe ist aufgebraucht. Die Ligg. sacrotuberalia *(schwarze Pfeilspitzen)* sind durch die Infiltration nicht mehr abzugrenzen. Die Samenbläschen *(Pfeile)* sind nicht infiltriert. *V* Harnblase

Verdauungstrakt

Die abszedierte Sigmadivertikulitis wurde bereits erwähnt (s. Kap. 7, S. 106).

Die wichtigste Indikation zur Untersuchung des Beckens im Rahmen von Erkrankungen des Verdauungstraktes stellt das Rektumkarzinom dar. Die Diagnose dieses Tumors wird klinisch und endoskopisch gestellt. Die endorektale Sonographie erlaubt, die submuköse Darmwandinfiltration zu beurteilen. Computertomographisch lassen sich zusätzlich perirektale Strukturverdichtungen erkennen, die sowohl einer Tumorinvasion als auch einer begleitenden Entzündung entsprechen können.

Nach Rektumamputation müssen in regelmäßigen Abständen (etwa alle 6 Monate) computertomographische Kontrolluntersuchungen durchgeführt werden, um ein Rezidiv rechtzeitig zu erkennen. Manche Rezidive sind so klein, daß sie mit guten Heilungsaussichten reseziert werden können. Rezidive stellen sich computertomographisch als Raumforderungen mit der Dichte solider Gewebe dar. Ihre Begrenzung ist unregelmäßig. Regelmäßige Begrenzungen sprechen eher für eine entzündliche Genese. Allerdings ist dieses Kriterium unspezifisch, so daß eine Punktion unter sonographischer Kontrolle zur zytologischen Diagnosesicherung manchmal unverzichtbar ist. Manche Rezidive sind unglücklicherweise ausgedehnter (Invasion der Beckenwand oder der Harnblase), so daß sie für die Diagnostik kein Problem darstellen (Abb. 12.21) (s. Kap. 7).

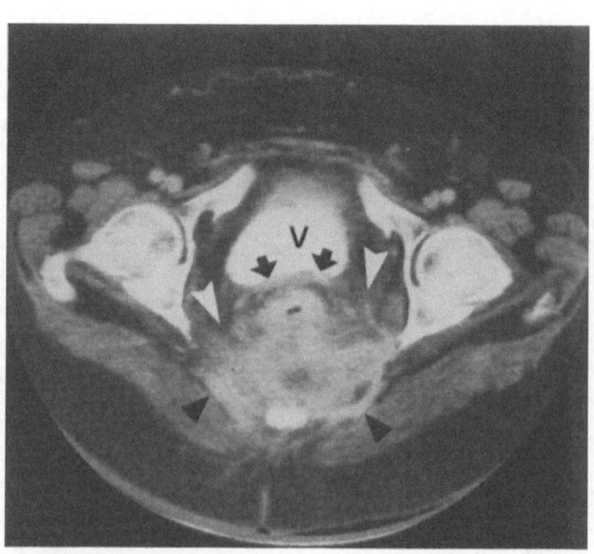

Untersuchungsstrategie

Da das Becken sowohl klinisch als auch durch die perkutane transvesikale Sonographie oder die transrektale Sonographie leicht zu untersuchen ist, spielt die Computertomographie in den meisten Fällen nur eine ergänzende Rolle. Ihre wichtigste Aufgabe ist die Beurteilung der Ausbreitung von Karzinomen im Beckenbereich, wozu auch die Lymphographie einen wichtigen Beitrag liefert. Daneben ist die Computertomographie ein wichtiges Verfahren, um ungünstig lokalisierte Abszesse gezielt zu drainieren oder Tumoren zu punktieren: Einige Zugänge - z. B. das Foramen ischiadicum - sind nur mit Hilfe der Computertomographie problemlos zu passieren.

Schließlich soll an die Rolle der Computertomographie im Rahmen der Bestrahlungsplanung von Beckentumoren erinnert werden. Bei den Karzinomen im Beckenbereich hat die Magnetresonanztomographie, die frontale und sagittale Schnitte ermöglicht, eine große Zukunft.

Kapitel 13   Interventionelle Computertomographie
Perkutane Strahlentherapie

G. COCHE

Eine rationelle Therapie gründet sich auf eine exakte Diagnose. Letztere beruht manchmal auf der Computertomographie (charakteristische Dichte eines Lipoms, typisches Dichteverhalten eines Hämangioms nach Kontrastmittelinjektion). Meist ist ein computertomographisches Bild jedoch unspezifisch. Wie bereits bei den einzelnen Organen erwähnt, spielt die gezielte Punktion zur zytologischen Diagnostik eine wichtige Rolle, so daß der Mangel an Spezifität der reinen Abbildung ausgeglichen werden kann. Manchmal stellt die Punktion den ersten Schritt zur Anlage eines Drainagekatheters dar (Drainage von Abszessen, Hämatomen, pankreatogener Flüssigkeitsansammlung). Die Steuerung der Punktion kann sonographisch einfach durchgeführt werden. In einigen schwieriger zugänglichen Regionen (verdeckende knöcherne Strukturen oder Strukturen des Verdauungstraktes) muß die Steuerung computertomographisch vorgenommen werden.

Die Punktion wird unter Lokalanästhesie vorgenommen. Nur selten muß eine leichte Neuroleptanalgesie durchgeführt werden.

Technik

Die Punktion wird mit einer Feinnadel durchgeführt (22 oder 20 Gauge, d. h. 0,8 bis 1 mm Durchmesser). Mit sukzessiven Schnitten wird die korrekte Lage der Nadel beim Vorschieben verifiziert (Abb. 13.1–13.3). Die Zellentnahme wird durchgeführt, indem mit einer Punktionsvorrichtung ein Unterdruck in der Nadel erzeugt wird. Das gewonnene Material wird je nach Gewohnheit des Zytologen fixiert oder luftgetrocknet.

Nach Punktion tubulärer Strukturen oder Zysten kann röntgendichtes Kontrastmittel injiziert werden, so daß diese Strukturen auf konventionellen Röntgenaufnahmen zu erkennen sind (Ductus Wirsungeanus, Gallenwege, Pankreaszysten). Neben der diagnostischen Indikation gibt es zur

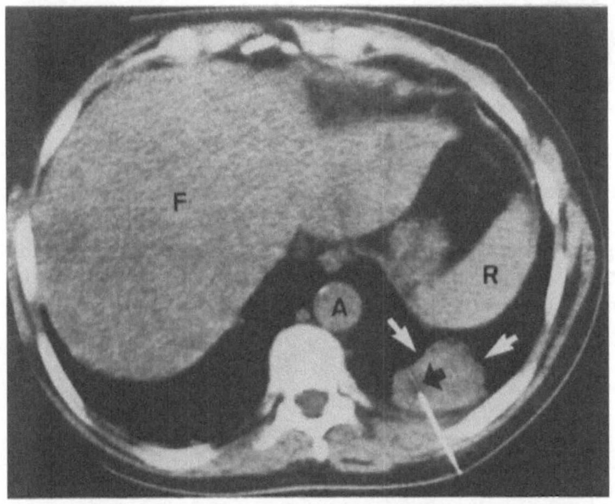

Abb. 13.1. Perkutane Punktion eines peripheren Lungentumors. Diese im dorsalen kostophrenischen Winkel gelegene Raumforderung *(weiße Pfeile)* wird von Lungengewebe umgeben. Die von dorsal eingeführte Nadel ist gut zu erkennen. An der Nadelspitze liegt ein Dichteartefakt vor *(schwarzer Pfeil).* Es handelte sich um ein Plattenepithelkarzinom. *F* Leber, *R* Milz, *A* Aorta

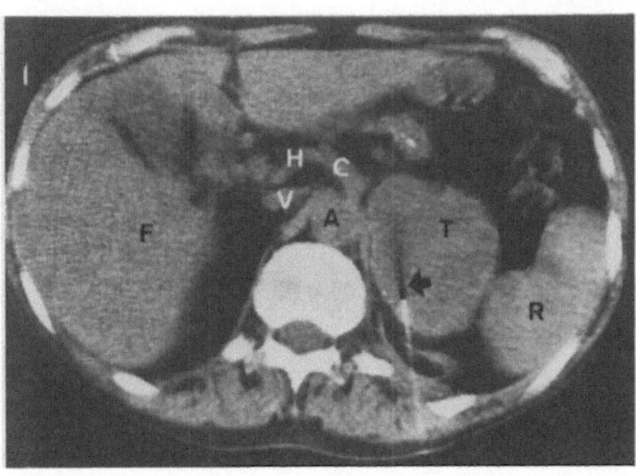

Abb. 13.2. Punktion eines Nebennierentumors links bei bekanntem Bronchialtumor (Adenokarzinom). Der Dichteartefakt der Nadel ist auch hier gut zu erkennen *(Pfeil).* Die Nadel wurde von dorsal in den Tumor *(T)* vorgeschoben. Es handelte sich um eine Metastase des Bronchialtumors. *F* Leber, *R* Milz, *A* Aorta, *C* Truncus coeliacus, *H* A. hepatica, *V* V. cava inferior

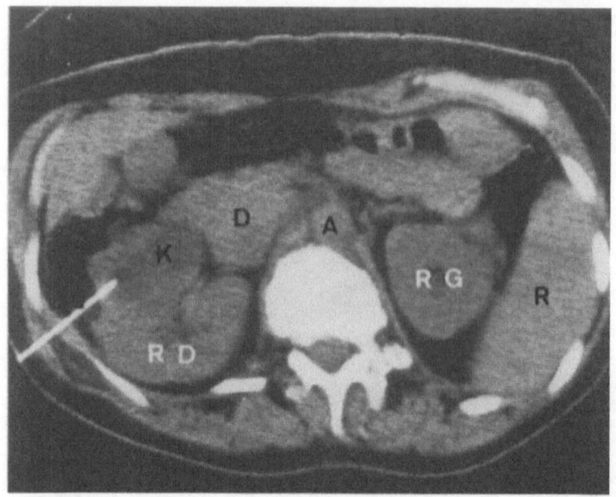

Abb. 13.3. Perkutane Punktion einer atypischen Zyste *(K)* der rechten Niere *(RD)*. Der Artefakt durch die Nadelspitze ist innerhalb der Zyste gut zu erkennen. Die Punktion erfolgte von posterolateral. Maligne Zellen konnten nicht nachgewiesen werden. *A* Aorta, *R* Milz, *RG* linke Niere, *D* nicht kontrastiertes Duodenum

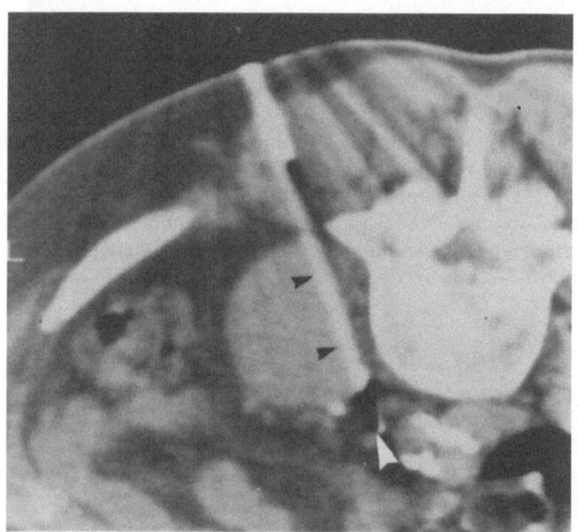

Abb. 13.4. Alkoholverödung des lumbalen Truncus sympathicus. Die Nadel *(schwarze Pfeilspitzen)* wird unter computertomographischer Kontrolle vorgeschoben. Die richtige Lage wird durch die Injektion einer Luftblase *(weiße Pfeilspitze)* verifiziert

Punktion allerdings auch die therapeutische Indikation (Abb. 13.4).

Das Einlegen eines Drainagekatheters wird entweder in modifizierter Seldinger-Technik (über einen Führungsdraht) oder mit einem Trokarsystem (Nadel mit umgebenden Katheter) durchgeführt.

Eine Feinnadelpunktion ist transintestinal möglich. Bei der Anlage eines Drainagekatheters müssen die Hohlorgane allerdings unbedingt vermieden werden. Die Feinnadelpunktion zur Aspirationszytologie kann ambulant vorgenommen werden.

Komplikationen

Die Feinnadelpunktion wird bemerkenswert gut vertragen. Blutungen, Austritt von Galle oder anderer physiologischer Flüssigkeiten und Infektionen sind außergewöhnlich selten – auch nach einer transintestinalen Punktion. Thorakale und abdominale Punktionen in der Nähe des Zwerchfells können zum Pneumothorax führen.

Alle größeren Serien weisen kein signifikantes Risiko einer Tumoraussaat auf. Da zur Katheterdrainage großlumigere Nadeln oder Katheter verwendet werden, ist das Komplikationsrisiko hier höher.

Bei der Feinnadelpunktion zur Aspirationszytologie ist die Gewinnung diagnostisch ungenügenden Materials möglich, so daß die Punktion wiederholt werden muß. Abszeßdrainagen können sich als ungenügend erweisen, wenn abgekapselte Abszeßanteile vorliegen. In diesem Fall müssen mehrere Katheter gelegt werden. Manchmal ist ein ergänzender chirurgischer Eingriff nicht zu umgehen.

Kontraindikationen

Hierher gehören: Gerinnungsstörungen; Verdachtsdiagnose einer Echinokokkose; Phäochromozytom, dessen Punktion eine schwere hypertensive Krise auslösen kann. Eine relative Kontraindikation gilt für Thoraxpunktionen bei hohem Pneumothoraxrisiko (z. B. Emphysemblasen). Eine schwere respiratorische Insuffizienz oder eine funktionslose Lunge auf der Gegenseite stellen eine absolute Kontraindikation für eine Thoraxpunktion dar.

Computertomographie
in der Strahlentherapie

Die moderne Bestrahlungsplanung ist eine wichtige Voraussetzung, um im Zielvolumen eine maximale Dosis und in den benachbarten gesunden Geweben eine möglichst geringe Dosis zu erreichen. Die Strahlenbelastung der einzelnen Gewebe wird durch Isodosenkurven dargestellt (Abb. 13.5), die lange Zeit durch Physiker in einem sehr aufwendigen Verfahren nach Anfertigung von Körperumrissen berechnet wurden. Computertomographische Schnitte sind natürlich viel exakter als diese auf äußeren Messungen beruhenden Schemata des Körperquerschnittes. Wichtig ist allerdings, daß diese Schnitte mit der gleichen Lagerung des Patienten wie zur Bestrahlung angefertigt werden: In Seitenlagerung liegen natürlich ganz andere Lagebeziehungen der inneren Organe als in Rückenlage vor. Mit spezieller Software können die Isodosen berechnet und dargestellt werden.

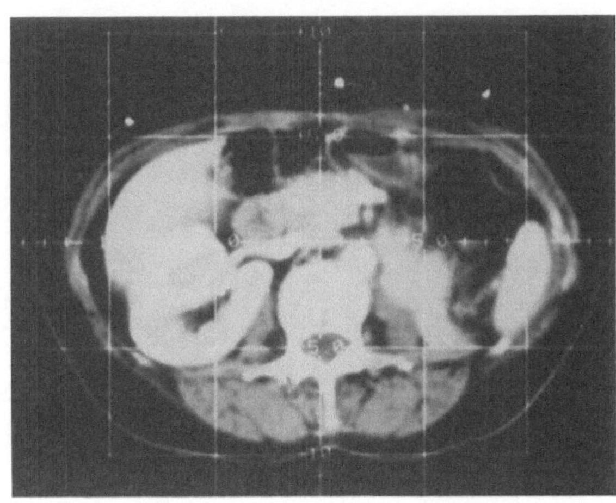

a

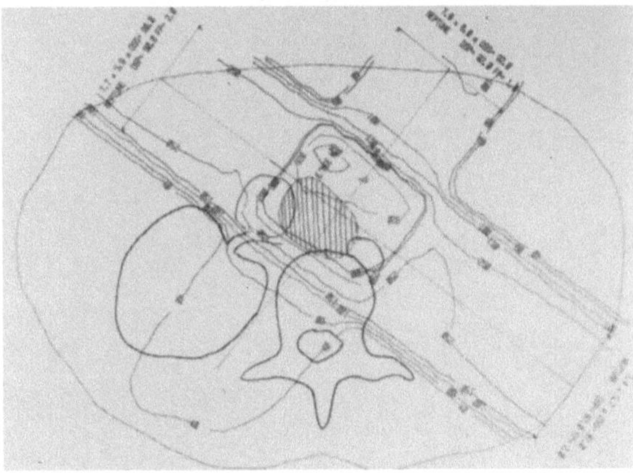

b

Abb. 13.5a, b. Computertomographie in der Bestrahlungsplanung. **a** Computertomographischer Schnitt bei einem Pankreaskarzinom. **b** Festlegung des Zielvolumens und der Strahlenfelder. Darstellung der Isodosen (Dr. Schraub, Besançon)

Sachregister

F. S. Weill, University of Besançon

Ultrasound Diagnosis of Digestive Diseases

Foreword by F. Winsberg

Translated from the French by F. Winsberg

3rd rev. ed. 1989. Approx. 680 pp. 942 figs. in 2591 illus. Hardcover DM 200,– ISBN 3-540-19059-7

(Originally published by The C. V. Mosby Company, St. Louis, MO. 1978, 1982)

This book, now available in its third English edition, reflects twenty years of valuable experience in ultrasonography. It appears at a time when the development of abdominal ultrasound has never been so rapid, despite the emergence of alternative modalities such as CT and MRI. The first part of the book features an anatomical and technical introduction, including the basic principles of equipment and the study of artifacts. The second part then studies step-by-step the techniques of examination, sonoanatomy, the ultrasonic features of pathologic processes, the way to differential diagnosis, interventional sonology and finally, multiprocedural strategies. The limitations as well as the advantages of ultrasound are discussed.

In such a fast-moving field, this detailed, extensively illustrated book will help both the experienced clinician and those in training to consolidate their knowledge of ultrasound in daily practice.

Springer-Verlag
Berlin Heidelberg
New York London
Paris Tokyo Hong Kong

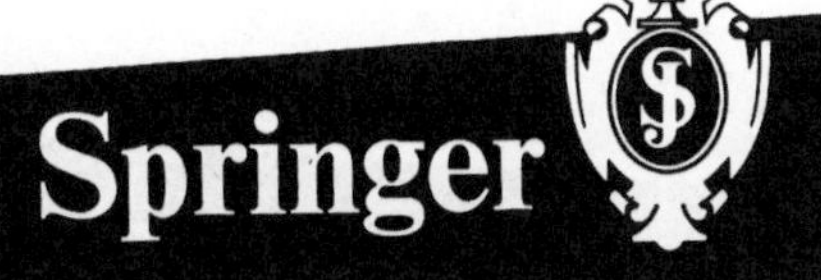